"十二五"高职高专院校规划教材(食品类)

Shipin Yingyang Yu Weisheng

食品营养与卫生

夏　红　周建俭　主编

中国质检出版社
中国标准出版社

北　京

图书在版编目（CIP）数据

食品营养与卫生/夏红，周建俭主编. —北京：中国
质检出版社，2013.7（2023.8 重印）
"十二五"高职高专院校规划教材（食品类）
ISBN 978 - 7 - 5026 - 3829 - 0

Ⅰ.①食…　Ⅱ.①夏…②周…　Ⅲ.①食品营养—高等
学校—教材②食品卫生—高等学校—教材　Ⅳ.①R15

中国版本图书馆 CIP 数据核字（2013）第 101226 号

内 容 提 要

本书包括绪论、人体对能量和营养素的需要、人体对食物的消化和吸收、各
类食品的营养价值、合理膳食与营养平衡、食品卫生管理、食品安全监督与管理
六章内容，第七章为相关实训项目。

本书适用的学时数为 60～68 学时。本书主要适用对象为职业技术学院食品
类专业的学生，包括食品营养与检测、食品加工技术、食品药品监督管理、食品
生物技术等专业，也可供中专学生及相关人员参考使用。

中国质检出版社
中国标准出版社 出版发行

北京市朝阳区和平里西街甲 2 号　（100029）
北京市西城区三里河北街 16 号　（100045）
网址：www. spc. net. cn
总编室：（010）68533533　发行中心：（010）51780238
读者服务部：（010）68523946
中国标准出版社秦皇岛印刷厂印刷
各地新华书店经销

*

开本 787×1092　1/16　印张 15.5　字数 381 千字
2013 年 7 月第一版　　2023 年 8 月第四次印刷

*

定价：35.00 元

本 书 编 委 会

主　编　夏　红（苏州农业职业技术学院）

　　　　周建俭（苏州农业职业技术学院）

副主编　张　红（上海市农林职业技术学院）

　　　　宿　时（河南农业职业学院）

参　编　李　超（吉林农业科技学院）

　　　　何笑丛（上海市贸易学校）

序 言

伴随着经济的空前发展和人民生活水平的不断提高，人们对食品安全的关注度日益增强，食品行业已成为支撑国民经济的重要产业和社会的敏感领域。近年来，食品安全问题层出不穷，对整个社会的发展造成了一定的不利影响。为了保障食品安全，规范食品产业的有序发展，近期国家对食品安全的监管和整治力度不断加强。经过各相关主管部门的不懈努力，我国已基本形成并明确了卫生与农业部门实施食品原材料监管、质监部门承担食品生产环节监管、工商部门从事食品流通环节监管的制度完善的食品安全监管体系。

在整个食品行业快速发展的同时，行业自身的结构性调整也在不断深化，这种调整使其对本行业的技术水平、知识结构和人才特点提出了更高的要求，而与此相关的职业教育正是在食品科学与工程各项理论的实际应用层面培养专业人才的重要渠道，因此，近年来教育部对食品类各专业的职业教育发展日益重视，并连年加大投入以提高教育质量，以期向社会提供更加适应经济发展的应用型技术人才。为此，教育部对高职高专院校食品类各专业的具体设置和教材目录也多次进行了相应的调整，使高职高专教育逐步从普通本科的教育模式中脱离出来，使其真正成为为国家培养生产一线的高级技术应用型人才的职业教育，"十二五"期间，这种转化将加速推进并最终得以完善。为适应这一特点，编写高职高专院校食品类各专业所需的教材势在必行。

针对以上变化与调整，由中国质检出版社牵头组织了"十二五"高职高专院校规划教材（食品类）的编写与出版工作，该套教材主要适用于高职高专院校的食品类各相关专业。由于该领域各专业的技术应用性强、知识结构更新快，因此，我们有针对性地组织了江苏食品职业技术学院、河南农业职业学院、苏州农业职业技术学院、江苏农林职业技术学院、江苏畜牧兽医职业技术学院、吉林农业科技学院、广东环境保护工程职业学院、广西农业职业技术学院、河北师范大学以及上海农林职业技术学院等 40 多所相关高校、职业院校、科研院所以及企业中兼具丰富工程实践和教学经验的专家学者担当各教材的主编与主审，从而为我们成功推出该套框架好、内容新、适应面广的高质量教材提供了必要的保障，以此来满足食品类各专业普通高等教育和职业教育的不断发展和当前全社会对建立食品安全体系的迫切需要；这也对培养素质全面、适应性强、有创新能力的应用型技术人才，进一步提高食品类各专业高等教育和职业教育教材的编写水平起到了积极的推动作用。

针对应用型人才培养院校食品类各专业的实际教学需要，本系列教材的编写尤其注重了理论与实践的深度融合，不仅将食品科学与工程领域科技发展的新理论合理融入教材中，使读者通过对教材的学习，可以深入把握食品行业发展的全貌，而且也将食品行业的新知识、新技术、新工艺、新材料编入教材中，使读者掌握最先进的知识和技能，这对我国新世纪应用型人才的培养大有裨益。相信该套教材的成功推出，必将会推动我国食品类高等教育和职业教育教材体系建设的逐步完善和不断发展，从而对国家的新世纪人才培养战略起到积极的促进作用。

教材审定委员会

2013 年 6 月

前 言
• FOREWORD •

民以食为先，食以安为先。"安全卫生、含有营养素及具备一定的色香味等感官品质"是食品的基本条件。人们对食品的要求从最初的"果腹"到现在的"营养与安全"，反映了社会经济的发展、生活水平的提高。

营养学是一门综合性的学科，食品营养学是其中的一个分支。食品营养学主要研究食品中的热能和营养素，它与人体生理学、生物化学、食品化学、食品加工工艺学等学科密切相关，并与食物的生产有关。食品卫生学主要研究食品中可能存在的、威胁人体健康的有害因素及其预防措施，提高食品的卫生质量。

"食品营养与卫生"是许多高职院校食品类专业的必修课程，本书综合了食品营养学和食品卫生学的基本内容，根据职业教育人才培养的目标，在保持一定的理论深度的前提下，突出应用性和实践性。本书内容以"食品"为核心、以"人"为本，围绕"营养"与"卫生"两大主题，介绍人体的营养需要及营养利用、食品的营养价值、平衡膳食的原则、食品卫生监管的基本内容。通过学习使学生了解人体对能量和营养素的需要、人体对食物的消化和吸收过程、合理膳食与营养平衡的要点、食品卫生管理和安全监督的主要内容，并根据职业教育的特点，附设了相关实训项目。

本书由中国质检出版社规划，经专门会议研讨，由主编初拟编写提纲，在听取相关院校建议意见的基础上于 2011 年 4 月编写提纲经审定后进行分工编写。本书由全国五所职业院校多年从事食品专业教学与科研工作的教师合力编写，由夏红、周建俭主编。前言、绪论、实训项目由苏州农业职业技术学院夏红编写，第一章的第一节～第三节及第二章由河南农业职业学院宿时编写，第一章的第四节～第八节由上海市农林职业技术学院张红编写，第三章和第六章由上海市贸易学校何笑丛编写，第四章由苏州农业职业技术学院周建俭编写，第五章由吉林农业科技学院李超编写。全书由夏红、周建俭统稿。

在本书编写过程中，曾得到许多同行的热心帮助和指导，在此深表谢意。此外，由于编写人员业务水平有限，书中内容难免有不妥之处，敬请读者批评指正，更希望与我们进行探讨与交流。

编者

2013 年 2 月

目 录
•CONTENTS •

绪　论

[学习目标]

1. 理解营养素、营养、食品营养学、食品卫生学的概念。

2. 了解营养学和食品卫生学的发展历史。

3. 了解食品营养与卫生学的研究内容及方法。

一、食品营养与卫生的概念

(一)营养素、营养与营养学的概念

人类的生存和生活离不开食物,食物是人类赖以生存的基础,是人类生命活动所需能量及营养素的来源。

食物中所含有的、能维持人体正常的生长发育、新陈代谢所必需的营养物质,称为营养素。碳水化合物、蛋白质、脂类、矿物质、维生素和水被称为六大类基本营养素。膳食纤维由于能维持人体肠道的正常功能,而称为第七类营养素。营养素在人体内都具有一定的生理功能,如:供给生命活动所需的能量;构成机体组织和供给机体生长、发育和组织更新所需的原料;调节机体的生理过程。如果长期摄入过多或摄入不足,都会影响人体的正常代谢,损害健康。目前已知的营养素有四五十种。一部分营养素不能在体内合成,必须直接从食物中获得,这样的营养素称为"必需营养素";另一部分营养素可以在体内由食物中的成分转化生成,不一定需要由食物中直接获得,这样的营养素称为"非必需营养素"。人体对有些营养素的需要量较多,在膳食中所占比重也较大,这些营养素称为宏量营养素,如蛋白质、碳水化合物、油脂;人体对另一些营养素的需要量较少,在膳食中所占的比重也较少,这些营养素称为微量营养素,如矿物元素、维生素等都属于微量营养素。

人类摄取食物,经过消化、吸收等代谢过程,利用其中的营养素,并将其转变成人体所需的其他物质的过程,称为营养。

人类在对"营养"这一过程进行总结、研究的过程中,逐渐形成了营养学这一学科。营养学是研究人体营养规律及其改善措施的科学。人体营养规律包括人类在一般生活条件下、特殊生理条件下或在特殊环境因素条件下的营养规律。改善措施包括生物科学的措施和社会性措施,既包括措施的依据也包括措施的效果评估。随着科学研究的进展及实际的需要,营养学又有许多分支,如公共营养学、社会营养学、临床营养学、妇幼营养学、特殊营养学、老年营养学、食品营养学等。

食品营养学是研究食品营养与人体健康以及与食品贮藏加工关系的学科。

(二)食品卫生学的概念

人类的生存环境存在许多危害人体健康的因素,比如细菌、病毒、寄生虫以及其他害虫、工

业"三废"等物质,这些有害因素大多不是食品的正常成分,而是通过一定的途径进入食品,污染食品后对人体的健康造成伤害,因此又称为食品污染。根据污染食品的有害物质的性质不同,食品污染可以分为生物性污染、化学性污染和物理性污染。

细菌、病毒、寄生虫等微生物对食品可以造成生物性污染,由于食品富含营养成分,因此这些微生物污染食品后可以在其中生存并繁殖,造成食品的腐败变质、食用品质下降、营养价值降低,产生的毒素如果进入人体还可造成机体损伤,传播传染病和寄生虫病。食品的生物性污染中最常见的是细菌性污染。外来化学物质可以造成食品的化学性污染,常见的化学污染物包括环境污染物、食品生产中产生的有毒有害物质、无意添加或有意添加的污染物。环境污染物主要是工业废水、废气、废渣以及生活污染源,可以直接污染食品,也可以通过水体和土壤进入食品,它们可能通过生物富集提高在食品中的浓度,造成对人体的危害。油炸、高温处理等加工手段也会产生有害物质,如苯并芘等多环芳烃。食品加工过程中会使用一定量的食品添加剂,如果使用不当也会造成食品的化学性污染。如果在食品生产过程中管理不当,还可能在食品中产生金属、硬物等物理性污染,也会对食用者产生健康危害。

原则上食品应该安全、无毒,但由于上述原因,食品的绝对安全卫生是不可能的,对于人类的生存来说也是没有必要的。但我们应该尽量减少食品中的危害因素,尽可能地使食品达到卫生、安全的要求,保障人类的健康。食品卫生学就是研究食品中可能存在的、威胁人体健康的有害因素及其预防措施,提高食品卫生质量,保护消费者安全的一门科学。它应用食品化学分析、微生物学、毒理学和流行病学的方法研究食品中可能出现的有害物质及作用机理,为提高食品卫生质量,采取相应的预防措施,以及制定食品卫生质量标准提供依据。主要的内容为:食品添加剂及其卫生;食物污染物的来源、性质、对人体危害及其机理、有关的预防措施;食物中毒及其预防;食品卫生质量鉴定和制订食品卫生质量标准;主要食品和主要食品企业卫生管理等。

二、营养学的形成和发展

营养学是一门既古老又具有生命力的学科。人类为了生存和繁衍、生活和劳动,必须摄入食物,获得必要的营养。可以说对饮食营养的探索随人类之始就开始了。在漫长的实践中,人类对饮食营养的认识由感性到理性,从而形成了营养学。随着科学技术和社会经济的发展,营养学也得到了不断的进步和完善。

人类历史上,18世纪欧洲的文艺复兴及工业革命推动了人文科学和自然科学的空前发展。从法国的拉瓦锡发现氧开始,一大批化学工作者陆续发现了其他一些元素及蛋白质、脂肪、碳水化合物,并证明了它们是人体必需的物质。在寻求一些疾病的治疗方法时,也发现了一些物质对维持健康的作用。这些工作都为现代营养学的形成奠定了基础。19世纪和20世纪初期是发现和研究各种营养素的鼎盛时期。1842年,德国化学家、农业化学和营养化学奠基人之一的李比希提出,机体的营养过程是对蛋白质、脂肪、碳水化合物的氧化,并开始进行有机分析,建立了碳、氢、氮的定量测定方法,并由此确立了食物组成与物质代谢的概念。在1909～1914年间,人们认识到色氨酸是维持动物生命的基本营养素,还发现一些植物蛋白不能维持小鼠的生长,除非补充其他的氨基酸。1912年,芬克发现第一种维生素——硫胺素,到第二次世界大战结束,科学家们共发现了14种脂溶性和水溶性维生素。在此期间,科学界接受了坏血病、脚气病、佝偻病、癞皮病、干眼病等致残、致死性疾病是营养缺乏性疾病的观点。1934年,美国营养学会成立,营养学正式被承认为一门学科。到 20 世纪 50 年代,40 多种营养素被识别及定性,并对其功能进行系统的探讨;到 20 世纪 60 ～ 70 年代,由于化学分析技术灵敏度和精密度的提高,陆续发现一些微量元素对人体健康的重要意义。1973 年,世界卫生组织专家委员会根据动物研究的成果,将当时发现的 14 种微量元素确定为动物必需的微量元素,并提出了它们的日摄入量范围。1990 年,联合国粮农组织、国际原子能机构、世界卫生组织联合委员会确定 8 种元素是人体必需的微量元素,对防治贫血、地方性甲状腺肿及克山病等疾病起了重要作用。20 世纪中后期,营养学的研究工作日益深入,从营养素的消化、吸收、代谢、生理功能、需要量等问题进展到用分子生物学手段从微观水平阐明营养素生理功能的机制,进一步探索各种营养素缺乏病的发病机制和防治手段。20 世纪 70 年代以来,人们开始研究膳食纤维及其他植物化学物的特殊生理功能。目前营养学已经进入了重视和深入研究膳食中各种化学成分与预防疾病特别是某些慢性病的关系的新时期。营养学研究在微观领域深入发展的同时,宏观营养研究也取得很大的进展,出现了专门研究群体营养的公共营养学,包括营养调查、监测与各种人群的干预研究等。1943 年,美国学者首次提出推荐营养素供给量的概念和一系列的数量建议。随后欧洲和亚洲许多国家也提出了自己国家的营养素供给量建议。许多国家还编制了本国的《膳食指南》,用以指导民众合理地选择食物。在各国政府改善国民健康的决策中,营养科学的宏观研究起着不可或缺的作用。

我国早在 3000 多年以前就有了关于人类营养的论述。西周时期,官方医政制度将医学分为四大类:食医、疾医、疡医和兽医。食医是专事饮食营养的医生,排在诸医之首,也可以说是世界上最早的营养师。在我国最早的医书《黄帝内经·素问》中就有"五谷为养、五果为助、五畜为益、五菜为充"的论述,实际上是当时的"膳食平衡"概念,也可以认为是世界上最早的膳食指南。中医食疗的历史源远流长。在《神农本草经》和《本草纲目》等中医学经典著作中记载有数百种食物的性质和对人体的影响。此外,历史上的《食经》、《千金食治》等书籍,都反映了我国古代在营养学方面的成就。

我国的现代营养学初创于 20 世纪早期,专家们认为其发展可以分为四个历史阶段。这些阶段的形成既受到国际上营养学和其他相关科学发展的影响,也和我国不同时期的政治、经济和社会生活密切相关。

20 世纪初到 1923 年为萌芽时期。我国营养研究最早开始于医学院及医院,主要有当时齐鲁大学的阿道夫进行了山东膳食调查以及大豆产品的营养价值研究;协和医院的瑞德对荔枝进行分析;威尔逊进行了中国食物初步分析等。虽然这一时期实验设备简陋,成就不大,但却开创了我国现代营养学的研究。

1924 ～ 1937 年为成长时期。在此时期内,中国的营养学、生物化学及其他各门科学都有很大发展。北京协和医学院生化系主任吴宪等人对营养研究起了带头作用,同时燕京大学化学系、上海雷斯德医学研究所、北京大学农学院营养室等机构也都相继建立。1927 年,中国生理学杂志问世,开始刊载营养论文。此外,中华医学杂志、中国化学会会志,以及北平农学院的营养专报、中国科学社生物研究所论文丛刊等刊物也间或有营养论文发表,营养研究在此期间有了长足的进步。

1938 ～ 1949 年是动荡时期。此时,日本入侵,我国各学术机关纷纷西迁,设备器材大多简陋,图书资料无法补充,研究队伍也不整体。但由于营养科学工作者多能刻苦奋斗,克服种种困难后,仍取得了许多营养学研究成果。各营养研究机构在抗日战争中均曾积极努力致力于食物营养的研究,成都的前中央大学医学院生化科、华西大学医学院生化科、四川大学农学院营养研究室等都作出了突出的贡献,推进了营养学在此期间的发展。1939年,中华医学会提出了我国第一个营养素供给量——中国人民最低营养素需要量的建议。1941年和1945年,中央卫生实验院先后召开了全国第一次、第二次营养学会议,并于第一次全国营养学会议上酝酿组织成立中国营养学会刊,但该会刊出版两卷后停刊。此后,由于时局动荡,经济衰退,人心不定,所以直到1949年无较大成绩可言。

1949年新中国成立以后,中国营养学进入一个空前发展的时期。在建立专业机构队伍、进行科学研究、防治营养缺乏病等方面做了大量工作,取得显著成绩。营养学研究经过长期的发展,已经形成了一个系统的、包含多个研究领域的独立学科。在宏观和微观两个方面,研究工作都得到不断的扩展和深入。新中国成立初期,营养工作主要针对当时比较紧迫的实际问题展开,先后进行了"粮食适宜碾磨度""军粮标准化""5410豆制代乳粉"以及"野菜营养"等研究。1952年,我国出版第一版《食物成分表》,至今已多次更新和改进;1956年,创刊了《营养学报》;1959年,对全国26省市的50万人进行了四季膳食调查;1962年,提出了新中国成立后第一个营养素供给量建议;1982~2002年,每隔十年进行一次全国性营养调查;1988年,中国营养学会修订了每人每日膳食营养素供给量,并于1989年又提出我国居民膳食指南。在此期间,我国的营养工作者进行了一些重要营养素缺乏病的防治研究,包括癞皮病、脚气病、碘缺乏病及佝偻病等,并结合对克山病及硒中毒的防治研究,提出了人体硒需要量,得到了各国营养学界的认可和采用。中国营养学会在1997年修订了膳食指南,并发布《中国居民平衡膳食宝塔》,广泛开展了营养知识的普及宣传。2000年,公布了我国第一部《膳食营养素参考摄入量(DRIs)》,标志着我国营养学在理论研究和实践运用的结合方面又迈出了重要的一步。我国营养工作者也开展了广泛和深入的理论研究工作。在宏观研究方面,对营养素生理功能的认识逐步趋于完善和系统化。一方面对营养素缺乏造成的身体和智力损害有了更深入的了解;另一方面对膳食成分和营养素摄入在预防慢性病、提高机体适应能力以及延缓衰老等方面的意义有诸多发现。在微观方面,对营养素生理作用的认识已由器官组织水平推进到亚细胞结构及分子水平。叶酸、维生素 B_{12}、维生素 B_6 与出生缺陷及心血管疾病相关联的研究,肥胖等慢性疾病的发病机制研究已深入到分子水平;维生素 E、维生素 C、胡萝卜素及硒、锌等在机体内的抗氧化作用及有关细胞机制和分子机制的研究也都有新的进展。

从营养学学科发展的简况不难看出,营养学的起源与发展以其他学科,如化学、生物科学、医学等为基础,并与现代化学分析技术等科学技术的发展密切相关,同时又与人类经济社会的发展需求密不可分。

人们通过食品获取所需的营养素,而农业生产为人类提供各种食物及食品原料,食品工业为人类的食物增加品种,食品加工过程中会发生与营养素相关的许多变化,食物新资源的开发利用也与食物营养有着不可分割的关系。所以,食品营养与农业科学、食品科学、营养科学是有机结合的,这也使食品营养具有多学科基础、多方面应用的特点。

三、食品卫生学的起源及发展

人类的食品卫生知识源于对食品和自身健康关系的观察和思考。在我国,早在3000多年前的周朝,人们就知道通过控制一定的条件,可以酿出酒、醋、酱油等产品,而且设置了"凌人",专门负责食品的冷藏和防腐,说明当时人们已经知道低温可以延缓食品的腐败变质。春秋时期,人们已经知道食物是否新鲜清洁、食物的取材是否成熟、烹饪的方法等都与人体的健康有关,如《论语·乡党》中有"食不厌精,脍不厌细。食饐而餲,鱼馁而肉败,不食。色恶,不食。臭恶,不食。失饪,不食。不时,不食"。到了唐代,更有《唐律疏议》规定了处理腐败变质食品的法律准则,如"脯肉有毒,曾经病人,有余者速焚之,违者杖九十;若故与人食并出卖,令人病者,徒一年;以故知死者,绞"。说明当时已认识到腐败变质的食品能导致人的食物中毒并可能引起死亡。在古代的医学典籍中,也有不少关于食品卫生方面的论述,如在《千金翼方》中,孙思邈对鱼类引起的组胺中毒就有很深刻而准确的描述。"食鱼面肿烦乱,芦根水解"不仅描述了食物中毒的症状,而且指出了治疗的对策。国外也有类似的记述,如公元前400年古希腊医生Hippocrate的《饮食论》;中世纪古罗马和意大利设置的专管食品卫生的"市吏"等;16世纪俄国古典文学作品《治家训》;18世纪法国记者Mercier撰写的《巴黎景象》等,这些都是关于食品卫生经验性的认识和管理方面的例证。直到19世纪,由于自然科学的长足进步才给现代食品卫生学的建立奠定了基础。1833年,德国化学家Liebig建立了食品成分化学分析法;1837年,德国动物学家Schwann首次提出了微生物引起食品腐败变质的看法;1863年,法国微生物学家Pasteur等人提出巴斯德消毒理论和应用;1885年,美国病理学家Salmon和Gaetner发现了引起食物中毒的沙门氏菌,这些都是现代食品卫生学早期发展的里程碑。

随着资本主义市场经济的发展,食品掺假伪造相当猖獗,所以在发达的资本主义各国最早进行了食品卫生立法。如1851年法国的《取缔食品伪造法》,1860年英国的《防止饮食掺假法》,1906年美国提出《联邦食品药品与化妆品法》等。总之,在第二次世界大战之前,从世界范围看食品卫生学的基本内容就是食品腐败变质、细菌性食物中毒、食品掺假伪造以及对这些食品卫生问题的研究、检测和监督管理。

在第二次世界大战之后,全球经济的复苏使现代工业有了飞速的发展,使人类生活水平有了很大的提高。基础学科与关联学科的进步直接促进了食品卫生学向高、精、尖方向发展,如引入新概念、新理论,应用新技术、新方法。但与此同时,由于盲目发展生产,造成的环境污染问题日益突出,引起了几次震惊世界的"公害事件"。如1956年发生在日本的"水俣病"和1958年同样发生在日本的"痛痛病"都是由于环境污染造成重金属通过食物进入人体后引起的。公害泛滥导致食品的严重污染,使人们不得不竭尽全力开展相关的调查和研究,如食品中危害因素、种类、来源的调查,危害物性质的研究,含量水平的检测以及各种监督管理与控制措施的建立和完善等。食品化学、食品微生物学、食品毒理学、卫生统计学以及现代食品生产和贮运技术的不断发展,各种分析仪器设备精密度的提高,使原先食品中无法检测的污染物也能被检测出来,使过去难以开展的科学研究和调查评估工作能够大力开展,其结果大大丰富了食品卫生学的内容,同时还出现了食品安全的概念。

四、食品营养与卫生学的研究内容及方法

从广义上讲,营养学与食品卫生学二者有共同的研究对象:食物和人体,即研究食物与人体健康的关系。区别在于从狭义上讲,二者在具体研究目标、研究目的、研究方法和理论体系等方面各不相同。营养学是研究食物中的有益成分与健康之间的关系,食品卫生学是研究食物中的有害成分与健康之间的关系。

综合而言,食品营养与卫生研究的主要内容包括:食物的营养价值、营养与人体生长发育及健康的关系、提高食品营养价值的方法、食物资源的开发;人体的营养需要量、各种人群的特

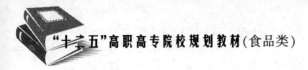

殊营养需要、公共营养;以及食物的污染问题、各类食品的卫生问题、食物中毒等食源性疾病及其防治、食品卫生监督管理等。

　　研究和解决食品营养学的理论和实际问题的方法有:食品分析技术和生物学实验方法,营养调查方法,生物化学、食品化学和食品微生物学的方法,食品毒理学方法以及新营养食品设计研究方法等。食品卫生学研究的方法有:实验研究法及人群调查方法,包括离体实验、整体实验的方法,自愿参与的人群调查,人体流行病学调查,意外事故或突发事件的人群研究等。

 复习思考题

1. 营养素、营养、营养学和食品营养学的概念。
2. 什么是食品卫生学?
3. 食品营养与卫生研究的主要内容是什么?
4. 通过查阅资料,谈一谈食品营养与卫生和其他学科的关系。

第一章 人体对能量和营养素的需要

[学习目标]

1. 了解基础代谢及其计算；熟悉影响人体基础代谢、体力活动、食物热效应的因素。

2. 知道人体能量供给量选择依据（儿童、成人、老人）；能够计算人体能量需要量。

3. 掌握氨基酸的营养分类、氨基酸模式及应用、食物蛋白质营养分类的依据及分类。

4. 了解蛋白质在机体内的作用及供能作用；理解蛋白质的主要营养功能与营养不良的表现。

5. 掌握脂肪酸的营养分类、食物来源以及人体对其的需要。

6. 掌握人体对碳水化合物、矿物质、维生素、水分的需要。

7. 掌握不同人群的营养需要特点。

第一节 能 量

一、能量概述

（一）能量概念和能量单位

能量在做功的同时也有热的释放。营养学中的能量指热和能两种，也合称为热能。能量的单位，国际上通用焦耳（joule，J）。营养学上，使用最多的是其 1000 倍的单位，即千焦耳（kJ）；另外，还有兆焦耳（MJ），即 1000 倍 kJ。卡（cal）和千卡（kcal）在我国是非法定计量单位，其换算关系为：$1cal = 4.184J$；$1J = 0.239cal$。

食物中生热营养素在体内实际产热多少，叫做营养素的生热系数或能量系数。一些物质的生热系数为：1g 碳水化合物→16.7kJ（4.0kcal），1g 脂肪→37.6kJ（9.0kcal），1g 蛋白质→16.7kJ（4.0kcal），1g 乙醇→29.3kJ（7.0kcal）。

（二）能量代谢和能量来源

1. 能量代谢

能量代谢指人体与外界环境之间的能量交换和人体内能量转移的过程。能量代谢是伴随着物质代谢过程进行的。人体生命活动所需的能量来自食物中含有丰富能量的糖类、脂肪和蛋白质。

2. 能量来源

机体体温、心跳、呼吸和肠蠕动等过程的维持以及其他生命活动所需的能量只能来源于食物中的能量物质，如糖、脂肪和蛋白质，因为机体不能直接利用太阳的光能，也不能直接利用外部供给的能量。这些能量物质分子结构中的碳氢键蕴藏着化学能，在氧化过程中碳氢键断裂，

生成 CO_2 和 H_2O,同时释放蕴藏的能量。

机体能量的代谢情况大致是:机体摄取食物,吸收营养素,氧化分解,释放能量,用于做功,同时放出热量维持体温,多余的能量以体脂和糖元形式贮存。可表示为能量平衡公式:

$$能量摄入 = 能量消耗(热 + 功) + 能量贮存$$

(1)碳水化合物

碳水化合物是机体的重要能量来源。我国人民所摄取食物中的营养素,以碳水化合物所占的比重最大。一般来说,机体所需能量的 50% 以上是由食物中的碳水化合物提供的。食物中的碳水化合物经消化产生的葡萄糖被吸收后,有一部分以糖原的形式贮存在肝脏和肌肉中。肌糖原是骨骼肌中随时可动用的贮备能源,用来满足骨骼肌在工作情况下的需要。肝糖原也是一种贮备能源,贮存量不大,主要用于维持血糖水平的相对稳定。脑组织消耗的能量相对较多,在通常情况下,脑组织消耗的能量均来自碳水化合物在有氧条件下氧化,因而脑组织对缺氧非常敏感。另外,脑组织细胞贮存的糖原又极少,代谢消耗的碳水化合物主要来自血糖,所以脑功能对血糖水平有很大的依赖性。

(2)脂肪

除碳水化合物外,机体的另一供能物质是脂肪。脂肪是能源物质在体内最主要的储存形式,其主要功能是贮存和供给能量,人体所需的能量约 30% ~40% 来自脂肪。在体内氧化供能时,1g 脂肪所释放的能量约为糖有氧氧化时释放能量的 2 倍。经消化道吸收入人体的脂肪及其分解产物,主要有两部分:一部分为类脂质,用以构成人体的细胞;另一部分以脂肪形式储存在皮下组织、腹膜壁层和内脏器官等处,当机体需要时可迅速分解利用。

机体组织利用脂肪酸供能的基本方式是 β – 氧化,脂肪酸 β – 氧化的最终产物也是 CO_2 和 H_2O,同时释放蕴藏的能量。此外,脂肪酸在肝内可生成酮体再供其他组织利用,测定动脉血酮体比率(AKBR)可作为反映肝脏能量代谢状况的指标之一。当 AKBR > 0.7 时,肝线粒体功能正常,机体靠氧化葡萄糖供能;当该比值在 0.4 ~0.7 之间时,线粒体功能受损,机体靠脂肪酸 β – 氧化供能;当 AKBR < 0.4 时,线粒体功能衰竭,三羧酸循环及氧化磷酸化过程停止,葡萄糖和脂肪酸均不能作为基质供能。在饥饿状况下,糖供应不足时,机体供能主要依靠脂肪分解。脂肪分解过多,酮体生成也会增加,可发生酮血症。因此,对不能进食的患者,补充葡萄糖可预防酮血症的发生。但是,对于肝硬化患者,高糖补充营养反而加重糖代谢异常。因为肝硬化患者有不同程度的血糖、血脂和能量代谢异常,以餐后高血糖和低高血糖素为主要特征,故以脂肪乳剂为能源的营养支持比高糖能量更合理。

(3)蛋白质

一般情况下,机体不靠蛋白质供能。蛋白质的消化产物氨基酸在人体内的主要用途是形成组织蛋白质,用以构筑细胞和合成激素、酶等生物活性物质。但是,当糖和脂肪供应不足时,如长期不能进食或能量消耗过大时,体内蛋白质才被分解为氨基酸,经脱氨基生成 α –酮酸,参与三羧酸循环而氧化分解供能,此能量主要用于维持必要的生理活动。氨基酸在体内氧化除了生成 CO_2 和 H_2O 外,还生成其他的化合物,如尿素、氨等。

总之,机体能量的供给主要靠三大营养物质,而能量过多或过少对机体均会造成影响。如果营养素补充不足,将使机体出现营养不良、能量缺乏,最终引起机体功能活动受限。如果营养素补充过多,对机体也有危害。过多的蛋白质会加重肝、肾的负担;过多的糖则会转化为脂肪而在肝内沉积,大剂量葡萄糖会抑制肺表面活性物质的形成,其代谢产生的 CO_2 则可加重受损呼吸道的负担;过多的脂肪会引起腹泻、胆汁淤积、肝肿大、肝损害、凝血障碍及前列腺素代谢紊乱等,进而影响机体抵抗力。因此,合理的饮食是保证机体能量恒定的重要环节,也是确保机体进行正常功能活动的关键性措施。

3. 能量系数

食物中每克碳水化合物、脂肪、蛋白质在体外充分氧化燃烧可分别产生 17.155kJ、39.5kJ 和 23.64kJ 的能量,然而由于食物中的能量营养素不可能全部被消化吸收,消化率各不相同,一般混合膳食中碳水化合物的吸收率为 98%、脂肪为 95%、蛋白质为 92%,且消化吸收后在体内生物氧化的过程和体外燃烧的过程不尽相同,吸收后的碳水化合物和脂肪在体内可以完全氧化成 CO_2 和 H_2O,其终产物与产热量与体外相同。但蛋白质在体内不能完全氧化,其终产物除 CO_2 和 H_2O 外,还有尿素、尿酸、肌酐等含氮物质,这些含氮物质通过尿液排出体外,在体外燃烧还能产生 5.44kJ 的能量。因此每克产能营养素在体内氧化产生的净能分别为:1g 碳水化合物产生热能为 16.7kJ,1g 脂肪产生热能为 37.6kJ,1g 蛋白质产生热能为 16.7kJ。在营养学中,将每克营养素在体内氧化分解为机体供给的净能称为能量系数。除此之外,酒中的乙醇也能提供较高的热能,每克乙醇在体内可产热 29.29kJ。

从上述能量系数可以看出,仅从能量的角度考虑,可以得出如下取代:

$$1g\ 碳水化合物 = 1g\ 蛋白质 = 0.44g\ 脂肪$$

但从物质和能量的整个情况来看,上述取代则是不恰当的,因为蛋白质中的必需氨基酸、脂肪中的必需脂肪酸都不能由碳水化合物供给。

4. 能量供给的原则

在考虑能量供给及食物来源时,应该遵循以下几方面的原则:

①遵循能量平衡,供给量等于需要量。

②三大生热营养素的比例应该合理。

③对不同人群应有针对性。

④能量的食物来源应该合理。

二、人体的能量消耗

人体能量的消耗与能量的需要相一致,主要由以下三个方面构成,即基础代谢、体力活动和食物热效应的能量消耗。特殊时期的人群还有其他一些消耗,如儿童、孕妇、乳母的能量消耗还应包括机体生长、乳汁分泌等消耗的能量。

(一)基础代谢

1. 基础代谢和基础代谢率的概念

基础代谢是指人体维持基本生命活动的能量需要。基本生命活动包括维持体温、呼吸、血液循环、腺体分泌、肌肉的一定紧张度等。基础代谢应是在清晨,受试者处于极端安静状态下,不受精神紧张、肌肉活动、食物和环境温度等因素影响时的能量代谢。单位时间内的基础代谢,称为基础代谢率(BMR),就是指人体处于基础代谢状态下,单位时间内单位体表面积的能量消耗,可用每小时每平方米体表面积(或每公斤体重)的能量消耗来表示,单位是:$kJ/(m^2 \cdot h)$ 或 $kJ/(kg \cdot h)$,也可用 MJ/d 形式来表示。一般是以每小时所需要的能量为指标。基础代谢的测量一般都在清晨未进餐以前进行,距离前一天晚餐 12~14h,而且测量前的最后一次进餐不要吃得太饱,膳食中的脂肪量也不要太多,这样可以排除食物热效应作用的影响。测量前不应做费力的劳动或运动,而且必须静卧半小时以上。测量时采取平卧姿势,并使全身肌肉尽量松弛,以排除肌肉活动的影响。测量时的室温应保持在 20～25℃ 之间,以排除环境温度的影响。

2. 基础代谢的计算

(1)用体表面积进行计算

体表面积可用身高(H,cm)和体重(W,kg)计算,公式如下:

$$体表面积 A(m^2) = 0.00659 \times 身高(cm) + 0.0126 \times 体重(kg) - 0.1603$$

按照个人年龄与性别查表(杜氏代谢体型之基础代谢率表)获得单位体表面积所对应的 BMR 值(见表 1 -1),则:

$$人体一日基础代谢的能量消耗 = BMR 对应值 \times 体表面积(m^2) \times 24(kJ)$$

表 1 -1 人体每小时基础代谢率(BMR)

年龄/岁	男		女	
	kJ/m²	kcal/m²	kJ/m²	kcal/m²
1	221.8	53.0	221.8	53.0
3	214.6	51.3	214.2	51.2
5	206.3	49.3	202.5	48.4
7	197.9	47.3	200.0	45.4
9	189.1	45.2	179.3	42.8
11	179.9	43.0	175.7	42.0
13	177.0	42.3	168.5	40.3
15	174.9	41.8	158.8	37.9
17	170.7	40.8	151.9	36.3
19	164.4	39.2	148.5	35.5
20	161.5	38.6	147.7	35.3
25	156.9	37.5	147.3	35.2
30	154.0	36.8	146.9	35.1
35	152.7	36.5	146.9	35.0
40	151.9	36.3	146.0	34.9
45	151.5	36.2	144.3	34.5
50	149.8	35.8	139.7	33.9
55	148.1	35.4	139.3	33.3
60	146.0	34.9	136.8	32.7
65	143.9	34.4	134.7	32.2
70	141.4	33.8	132.6	31.7
75	138.9	33.2	131.0	31.3
80	138.1	33.0	129.3	30.9

（2）WHO 建议的计算方法

WHO 于 1985 年以及中国营养学会于 2000 年推荐使用体重来计算一天的基础代谢能量消耗，称为 Schofield 公式，其中我国 18 ~ 49 岁成年人群及 50 ~ 59 岁老年前期人群的 BMR 应减去计算结果的 5%。

（3）简易估计

更为简单的方法是，成人按男性每公斤体重每小时 1.0kcal（4.18kJ），女性按 0.95kcal（3.97kJ），和体重相乘，直接计算，结果相对粗略。

3. 基础代谢的影响因素

①体格。

②性别和年龄。

③不同生理、病理状况。

④其他因素：炎热或寒冷、过多摄食、精神紧张时都可以使基础代谢水平升高。

（二）体力活动

1. 概述

体力活动所消耗能量的多少与活动强度、持续时间以及动作的熟练程度有关。活动强度越大、持续时间越长、动作越不熟练消耗的能量越多。另外，肌肉越发达者，活动时消耗能量越多；体重越重者，做相同的运动所消耗的能量也越多。

2. 体力活动强度与能量消耗

人类的体力活动种类很多，强度不一，但可简单划分为四大类：卧床时间、职业活动时间、家务劳动时间和随意活动、休闲时间。职业活动和家务劳动等能量消耗，根据能量消耗水平，即活动的强度将活动水平分成不同等级，用体力活动水平来表示。

我国成年人的体力活动强度分为三个级别（表 1 - 2），即轻度、中度、重度，这是根据一天内各种活动的时间段长短、强度综合确定的。按单位时间内单项职业活动的能量消耗大小来区分活动强度，从而分时间段来计算一天的总能量消耗。这种单项职业活动的能量消耗量，可用体力活动比（physical activity rate，PAR）表示。

表 1 - 2　不同体力劳动的热量需求表

活动量	每千克理想体重所需热量（单位：kcal/kg 理想体重/d）		
	实际体重 < 理想体重 10% 以上	实际体重介于理想体重 正常范围内	实际体重 > 理想体重 10% 以上
卧　　床	30	20 ~ 25	20
轻度活动量	35	30	20 ~ 25
中度活动量	40	35	30
重度活动量	45	40	35

注：kcal 是非法定计量单位，它与法定计量单位 J 的换算关系是 1kcal = 4184J。

3. 不同职业人群的热能需要量

不同职业与劳动强度是影响热能需要量的最主要因素。劳动过程的能量消耗取决于两个方面:一是单位时间内的劳动强度;二是劳动持续时间。单项操作的劳动强度,以单位时间内的热能消耗率作为划分强度等级的标准。在日常生活中,各种体力活动的强度相差很大,有的是任何人都可以整日进行的极轻活动,有的活动只有强体力的人才能担负,甚至只能坚持数秒钟。中国营养学会于 1981 年把各种常见的劳动大致分为五个等级。我们根据过去实际测定的热能消耗率的结果,以这五个等级划分了相应的热能消耗率水平,现归纳于表 1-3。

表 1-3 不同强度劳动项目举例及热能消耗率的划分

劳动强度等级	工作内容举例	每千克体重所需要的热能
极轻	以坐着为主的工作,如办公室工作,组装或修理收音机、钟表等	30~35kcal(125.4~146.3kJ)
轻	以站着或少量走动为主的工作,如店员售货,化学实验操作,教员讲课等	35~40kcal(146.3~176.2kJ)
中	以轻度活动为主的工作,如学生的日常活动,机动车驾驶,电工安装,金工切削等	40~45kcal(167.2~188.1kJ)
重	以较重的活动为主的工作,如非机械化的农业劳动,炼钢,舞蹈,体育运动等	45~50kcal(188.1~209kJ)
极重	以极重的活动为主的工作,如非机械化的装卸,伐木,采矿,砸石等	50~60kcal(209~250.8kJ)

全天生活中,因为业余时间内的活动因人而异,并且一个人在不同的日期也可能相差很大,所以业余时间内的能量需要变化无常,从而对全天热能需要量的影响也很大。因此,对评定各工种的热能需要量和劳动强度问题,很多学者以 8h 工作日作为评定标准。对某一工种的热能需要量,除考虑该工种主要劳动项目的热能消耗率之外,还应该考虑时间。一个工种工作日的热能消耗量与主要劳动项目热能消耗率之间的关系,对于持续进行的轻劳动工种大致是成比例的,但大多数工种不一定呈比例关系。有的劳动项目强度很大,人体不可能在 8h 内持续进行,所以一个工作日内的活动情况多有变化,需要观察整个工作日的活动,不能仅以主要劳动项目的单位时间的劳动强度为依据。

(三)食物热效应

食物热效应(thermic effect of food,TEF)是指由于进食而引起能量消耗增加的现象,过去称为食物的特殊动力作用(specific dynamic action,SDA)。例如,进食碳水化合物可使能量消耗增加 5%~6%,进食脂肪增加 4%~5%,进食蛋白质增加 30%~40%。一般混合膳食约增加基础代谢的 10%。

食物热效应只能增加体热的外散,而不能增加可利用的能量;换言之,食物热效应对于人体是一种损耗而不是一种收益。当只够维持基础代谢的食物摄入后,消耗的能量多于摄入的能量,外散的热多于食物摄入的热,而此项额外的能量却不是无中生有的,而是来源于体内的营养贮备。因此,为了保存体内的营养贮备,进食时必须考虑食物热效应额外消耗的能量,使摄入的能量与消耗的能量保持平衡。

（四）影响热能需要的其他因素

处于生长发育期的婴幼儿、儿童和青少年,孕妇和泌乳的乳母,康复期的病人等,其一天的能量摄入中还有一部分用于组织增长和特殊的生理变化中。例如,新生儿按单位公斤体重计算时,比成年人的能量消耗多 2 ~ 4 倍。3 ~ 6 个月的婴儿,每天有 15% ~ 23% 的所摄入的能量用于机体的生长发育而被储存起来,每增加 1 克体内新组织需要大约 20kJ 的能量。怀孕的妇女,由于子宫内胎儿的发育,孕妇间接地承担并提供其迅速发育所需的能量,加上自身器官及生殖系统的进一步发育需要特殊的能量,尤其在怀孕后半期。情绪和精神状态也会影响能量需要。脑的重量只占体重的 2%,但脑组织的代谢水平是很高的。例如,精神紧张地工作,可使大脑的活动加剧,能量代谢增加约 3% ~ 4%,当然,与体力劳动比较,脑力劳动的消耗仍然相对较少。此外,据研究结果表明,营养状况良好的人可以将更多的富裕能量转变为脂肪而非蛋白质,因此更容易发胖;而体型消瘦的人可能将富裕的能量转化为蛋白质,而这种过程更耗费能量,因此这类人不容易发胖。

气温高低也会影响能量需要,一般认为气温低的地区热能需要量趋向增加,大约在20 ~ 30℃之间为舒适带,气温过高代谢又趋于增强。联合国粮农组织(FAO)于 1950 年规定,年平均气温 10℃为营养需要量的标准条件,每降低 10℃热能需要量增加 5%,而后又于 1957 年改为 3%。1949 ~ 1957 年,我国东北、华中和华南一些地区的调查结果显示,环境气温能影响人体的热能代谢,同时还影响体重,进而又影响热能代谢。由于环境气温和体重两个因素的影响,我国东北地区成年居民的热能需要量比华中地区男子应高 8%,女子应高 7%;比南方地区男子应高 13%,女子应高 12%。

 复习思考题

1. 能量供给的原则有哪几方面?
2. 哪些因素会影响基础代谢?
3. 简述体力活动与能量消耗的关系。
4. 不同地区的气候对能量的消耗是否有影响,请举例说明。

第二节　人体对蛋白质的需要

一、蛋白质的概念及其生理功能

（一）蛋白质的概念

蛋白质是由 20 种基本氨基酸以肽键连结在一起,并形成一定的空间结构的生物高分子化合物。蛋白质的英文名称 protein 来源于希腊文,是第一的意思,表明蛋白质是生命活动中第一重要的物质。现代科学已经证明,生命的产生、存在和消亡都与蛋白质有关,蛋白质是生命的物质基础,没有蛋白质就没有生命。蛋白质是一种化学结构非常复杂的高分子有机化合物,由

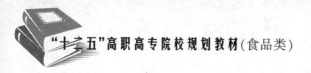

碳、氢、氧、氮等元素构成,有的蛋白质还含硫、磷、铁、锌、锰等元素。

（二）蛋白质对人体的生理功能

1. 构造人体组织

蛋白质是一切生命的物质基础,是肌体细胞的重要组成部分,是人体组织更新和修补的主要原料。人体的毛发、皮肤、肌肉、骨骼、内脏、大脑、血液、神经、内分泌等都是由蛋白质组成的,所以蛋白质对人的生长发育非常重要。比如大脑发育的特点是一次性完成细胞增殖,人的大脑细胞的增长有两个高峰期:第一个是胎儿三个月的时候;第二个是出生后到一岁,特别是 0~6 个月是大脑细胞猛烈增长的时期。到一岁时大脑细胞增殖基本完成,其数量已达成人的 90%。所以 0~1 岁的儿童对蛋白质的摄入要求很严格,蛋白质的摄入对儿童的智力发展也尤为重要。

2. 修补人体组织

人的身体由百兆亿个细胞组成,细胞可以说是生命的最小单位,它们处于永不停息的衰老、死亡、新生的新陈代谢过程中。例如,年轻人的表皮 28 天更新一次,而胃黏膜两三天就要全部更新。所以一个人如果蛋白质的摄入、吸收、利用都很好,那么皮肤就是光泽而又有弹性的。反之,人若经常处于亚健康状态,组织受损(包括外伤)后则不能得到及时和高质量的修补,便会加速机体衰退。

3. 维持肌体正常的新陈代谢和各类物质在体内的输送

载体蛋白可以在体内运载各种物质,对维持人体的正常生命活动是至关重要的。比如血红蛋白——输送氧(红血球更新速率为 250 万/s)、脂蛋白——输送脂肪、细胞膜上的受体还有转运蛋白等。

4. 维持体液的酸碱平衡

白蛋白维持机体内的渗透压平衡及体液平衡。

5. 提供人体所需的免疫细胞和免疫蛋白

人体的白细胞、淋巴细胞、巨噬细胞、抗体(免疫球蛋白)、补体、干扰素等,七天更新一次。当蛋白质充足时,这个部队就很强,在需要时,数小时内可以增加 100 倍。

6. 构成人体必需的催化和调节功能的各种酶

我们身体有数千种酶,每一种只能参与一种生化反应。人体细胞里每分钟要进行一百多次生化反应。酶有促进食物消化、吸收、利用的作用。相应的酶充足,反应就会顺利、快捷地进行,我们就会精力充沛,不易生病。否则,反应就变慢或者被阻断。

7. 体内激素的主要原料

激素具有调节体内各器官的生理活性。以蛋白质为主要原料的激素有很多,例如胰岛素是由 51 个氨基酸分子合成的。生长素是由 191 个氨基酸(氨基酸食品)分子合成的。

二、蛋白质的分类和氨基酸模式

（一）蛋白质的分类

蛋白质的化学结构非常复杂,大多数蛋白质的化学结构尚未阐明,因此无法根据蛋白质的化学结构进行分类。目前,只能依照蛋白质的三个性质,即化学组成、溶解度和形状进行分类。在营养学上也常按营养价值分类。

1. 按化学组成分类

首先根据蛋白质化学组成的复杂程度,将蛋白质分为单纯蛋白质与结合蛋白质两大类,然后再按其形状和溶解度分成各类蛋白质。单纯蛋白质只由氨基酸组成,其水解的最终产物只是氨基酸;结合蛋白质是由单纯蛋白质与非蛋白质结合而成,其中,非蛋白质称为结合蛋白质的辅基。因此,结合蛋白质在彻底水解后,除产生氨基酸外,还有所含的辅基。

①单纯蛋白质又可按其溶解度、受热凝固性及盐析等物理性质的不同分为:清蛋白、球蛋白、谷蛋白、醇溶谷蛋白、鱼精蛋白、组蛋白和硬蛋白7类。

②结合蛋白质按辅基不同分为:核蛋白、糖蛋白、脂蛋白、磷蛋白和色蛋白5类。

2. 按蛋白质形状分类

按蛋白质形状,蛋白质分为纤维状蛋白和球状蛋白。纤维状蛋白多为结构蛋白,是组织结构不可缺少的蛋白质,由长的氨基酸肽链连接成为纤维状或蜷曲成盘状结构,成为各种组织的支柱,如皮肤、肌腱、软骨及骨组织中的胶原蛋白。球状蛋白的形状近似于球形或椭圆形。许多具有生理活性的蛋白质,如酶、转运蛋白、蛋白类激素与免疫球蛋白、补体等均属于球蛋白。

3. 按蛋白质的营养价值分类

食物蛋白质的营养价值取决于所含氨基酸的种类和数量,所以在营养上尚可根据食物蛋白质的氨基酸组成,分为完全蛋白质、半完全蛋白质和不完全蛋白质三类。

①完全蛋白所含必需氨基酸种类齐全、数量充足、比例适当,不但能维持成人的健康,并能促进儿童生长发育,如乳类中的酪蛋白、乳白蛋白,蛋类中的卵白蛋白、卵磷蛋白,肉类中的白蛋白、肌蛋白,大豆中的大豆蛋白,小麦中的麦谷蛋白,玉米中的谷蛋白等。

②半完全蛋白所含必需氨基酸种类齐全,但有的氨基酸数量不足,比例不适当,可以维持生命,但不能促进生长发育,如小麦中的麦胶蛋白等。

③不完全蛋白所含必需氨基酸种类不全,既不能维持生命,也不能促进生长发育,如玉米中的玉米胶蛋白,动物结缔组织和肉皮中的胶质蛋白,豌豆中的豆球蛋白等。

(二)氨基酸的分类与模式

1. 氨基酸的分类

构成人体蛋白质的20多种氨基酸中,有8种氨基酸,人体不能合成或合成速度不能满足机体需要,必须从食物中直接获得,称为必需氨基酸(essential amino acid,EAA)。它们是异亮氨酸、亮氨酸、缬氨酸、苏氨酸、赖氨酸、蛋氨酸、苯丙氨酸、色氨酸。对于婴儿,组氨酸也是必需氨基酸。有一部分人体自身可以合成来满足机体需要,故称非必需氨基酸。

半胱氨酸和酪氨酸在体内分别由蛋氨酸和苯丙氨酸转变而成,如果膳食中能直接提供前两种氨基酸,则人体对蛋氨酸和苯丙氨酸的需要可分别减少30%和50%,起到节约必需氨基酸的效果。所以半胱氨酸和酪氨酸又称为半必需氨基酸。在计算食物必需氨基酸组成时,往往将蛋氨酸和半胱氨酸、苯丙氨酸和酪氨酸合并计算。

2. 氨基酸模式

人体中的蛋白质以及各种食物中的蛋白质在必需氨基酸的种类和含量上存在着差异,人体对必需氨基酸的需要不仅有数量上的要求,还有比例上的要求。因为构成人体组织的蛋白质其氨基酸之间存在一定的比例,所以膳食中蛋白质所提供的各种必需氨基酸除了其数量应足够外,它们之间的比例也应该与人体中必需氨基酸的比例一致。这样食物蛋白质中的氨基酸才能被机体充分利用,保证人体对蛋白质的需要。

所谓氨基酸模式,就是指某种蛋白质中各种必需氨基酸的构成比例。在营养学上,用氨基酸模式来反映食物蛋白质及人体蛋白质中必需氨基酸在种类和数量上的差异,其计算方法是将该种蛋白质中的色氨酸质量分数定为1,分别计算出其他必需氨基酸与色氨酸的相应比值,这一系列的比值就是该种蛋白质的氨基酸模式。表1-4为几种食物和人体蛋白质氨基酸模式。

表1-4 几种食物和人体蛋白质氨基酸模式

氨基酸	人体	全鸡蛋	牛奶	牛肉	大豆	面粉	大米
异亮氨酸	4.0	3.2	3.4	4.4	4.3	3.8	4.0
亮氨酸	7.0	5.1	6.8	6.8	5.7	6.4	6.3
赖氨酸	5.5	4.1	5.6	7.2	4.9	1.8	2.3
蛋氨酸 + 半胱氨酸	3.5	3.4	2.4	3.2	1.2	2.8	2.3
苯丙氨酸 + 酪氨酸	6.0	5.5	7.3	6.2	3.2	7.2	3.8
苏氨酸	4.5	2.8	3.1	3.6	2.8	2.5	2.9
缬氨酸	5.0	3.9	4.6	4.6	3.2	3.8	4.8
色氨酸	1.0	1.0	1.0	1.0	1.0	1.0	1.0

当食物蛋白质氨基酸模式与人体蛋白质越接近时,必需氨基酸被机体利用的程度也越高,食物蛋白质的营养价值也相对越高。反之,食物蛋白质中一种或几种必需氨基酸相对质量分数较低,导致其他的必需氨基酸在体内不能被充分利用而浪费,造成其蛋白质营养价值降低,这些质量分数相对较低的必需氨基酸称为限制氨基酸。其中,质量分数最低的称为第一限制氨基酸,余者以此类推。

为了提高食物蛋白质的营养价值,往往将两种或两种以上的食物混合食用,以相互补充其必需氨基酸不足,达到以多补少,提高膳食蛋白质营养价值的目的,称为蛋白质互补作用。例如,将大豆制品和米面按一定比例同时或相隔4小时以内食用,大豆蛋白可弥补米面蛋白质中赖氨酸的不足,同时米面也可在一定程度上补充大豆蛋白中蛋氨酸的不足,使混合蛋白的氨基酸比例更接近人体需要,从而提高膳食蛋白质的营养价值。

三、蛋白质的消化吸收

(一)消化

所有食物蛋白质必须在消化道内分解生成氨基酸后才能被机体吸收和利用。蛋白质的消化主要在小肠内进行,部分在胃中进行。食物中的蛋白质在胃蛋白酶的作用下,水解成多肽后进入小肠,再在小肠胰蛋白酶和糜蛋白酶的催化下,水解成多肽和氨基酸。经过加热处理的蛋白质因变性而易于消化,而未经加热变性的蛋白质和内源性蛋白质较难消化。

（二）吸收

蛋白质经消化分解为氨基酸后,在小肠黏膜处通过主动转运机制几乎全部被吸收进入血液循环。目前,已确认小肠壁上存在有 3 种主要的氨基酸转运系统,它们分别转运中性、酸性和碱性氨基酸。

肽是蛋白质的不完全水解产物,根据其氨基酸残基的个数命名。近年来的大量研究显示,小肠壁上还存在有二肽和三肽的转运系统,因此,许多二肽和三肽也可完整地被小肠上皮细胞吸收,而且肽转运系统吸收的效率可能比氨基酸更高。二肽和三肽进入细胞后,可被细胞内的二肽酶和三肽酶进一步分解成氨基酸,再进入血液循环。

（三）利用

吸收进入血液循环的氨基酸到达需要的组织时被利用。其利用途径有两种:其一,为合成代谢,即合成组织蛋白质以补充分解的同类蛋白质,或合成蛋白质以外的其他含氮物质（如嘌呤、肌酸、肌苷等）;其二,为分解代谢,通过此途径释放能量或形成其他生理活性物质。

（四）排泄

未消化吸收的蛋白质经粪便排出体外,而吸收但未被利用的蛋白质或其代谢物则通过尿液排出体外。此外,通过皮肤表皮细胞脱落、排汗等方式也可排泄氮。因此,机体可通过粪便、尿、皮肤等途径排泄蛋白质。

（五）氮平衡

蛋白质是一种化学结构十分复杂的大分子有机化合物,它主要是由碳、氢、氧、氮四种元素组成,其最大特点是含有氮,并且氮含量相对恒定。由于蛋白质是机体最重要的氮来源,因此在营养学上常用氮平衡来研究机体蛋白质的营养状况和食物蛋白质的消化吸收利用情况。氮平衡是指蛋白质摄入量与排出量之间的对比关系,即:

$$氮平衡（B）= 摄入氮 - 排出氮$$

当 B > 0 时,为正氮平衡,表示摄入的蛋白质除补偿组织消耗外,多余部分被合成机体自身的蛋白质,即构成新组织而被保留。生长发育期的儿童、青少年、孕妇和恢复期的病人就属于这一情况,他们体内均有新组织形成和生长。如果蛋白质供给不足,就会对其健康产生影响。

当 B = 0 时,为氮平衡,说明补充的蛋白质正好抵偿机体消耗的蛋白质,摄入的蛋白质没有滞留在体内。此时,组织蛋白质的合成代谢与分解代谢处于动态平衡,摄入的蛋白质主要用来维持组织的修补、更新或补偿消耗的同类蛋白质,这种情况多见于成年人。成年人机体内蛋白质含量相对稳定,一般不会增加,但健美运动员除外。成年人体重如果增加,一般是脂肪增多的原因。有的成年人蛋白质的摄入量远远超过其正常需要量,由于蛋白质无法在体内贮存,超过部分机体也无法进行合成代谢,只能通过分解代谢将其含氮部分以尿素形式排出,非氮部分转变为葡萄糖和脂肪。因此,成年人过多摄入蛋白质,不仅是浪费,而且还会增加肝、肾的负担,不利于健康。

当 B < 0 时,为负氮平衡,表示蛋白质的摄入量小于其需要量,导致机体组织蛋白质的分解消耗增加,容易导致人的体重减轻、消瘦、贫血、抵抗力下降等。若是青少年发生负氮平衡,则会出现生长停滞、发育迟缓。产生负氮平衡有食物因素和机体因素,前者是指食物蛋白质长期摄入不足或质量太差,机体利用程度低或消耗过大(如大失血和大面积烧伤);后者则是指因消化功能衰退机体无法消化、吸收和利用食物蛋白质,或患消耗性疾病(如肺结核、恶性肿瘤等)。长期负氮平衡会造成机体蛋白质不足或缺乏。

四、蛋白质的来源与供给量

(一)来源

蛋白质广泛存在于动植物性食物中。蛋白质质量分数丰富的食物为各种肉类(主要为肌肉部分)、蛋类、奶及其制品、大豆及其制品。动物性蛋白质质量好,但同时富含饱和脂肪酸和胆固醇,植物性蛋白质却利用率较低。因此,注意蛋白质互补,适当进行搭配是非常重要的。人类的蛋白质来源分为动物性和植物性两大类。日常的食物又可分为全谷类、蔬菜水果类、肉鱼蛋类、豆类、奶类等六大类,都含有蛋白质。

一般认为,蛋白质含量丰富,且品质良好的食物有肉类、鱼类、蛋类、奶类、豆类、坚果类等。大部分植物蛋白的品质要次于动物蛋白质,但大豆蛋白除外。大豆蛋白中的必需氨基酸组成与动物性蛋白质相近。

就含量而言,肉鱼类食物蛋白质的含量为 10% ~20%,鲜奶为 1.5% ~4%,奶粉为 25% ~27%,蛋类为 12% ~14%,干豆类为 20% ~40%(其中大豆含量最高),坚果类为 15% ~25%,谷类为 6% ~10%,薯类为 2% ~3% 等。

尽管动物性蛋白质的品质优于植物性蛋白质。但过量吃肉类不但无法维持健康,反而易导致疾病,特别是癌症、心血管疾病等慢性文明病。其主要原因是肉类还含有大量的饱和脂肪酸、胆固醇等。充分利用蛋白质的互补作用,均衡地摄取各种植物性食物,一般不会导致蛋白质缺乏。通常,采用动物性食物和植物性食物相互配合的方法,更有利于提高混合性食物蛋白质的营养价值,值得提倡和推广。

(二)供给量

人体每日的正常新陈代谢活动会损失约 20g 以上的蛋白质,如皮肤、毛发、黏膜等的脱落,妇女月经期的失血、肠道菌体死亡排出等。因此氮的排出是机体不可避免的氮消耗,故称为"必要的氮损失"。当膳食中的碳水化合物和脂肪不能满足机体能量供应需要,或蛋白质摄入过多时,蛋白质即被用来供能,或转化为碳水化合物和脂肪。故从理论上讲,在保证碳水化合物和脂肪合理补充的前提下,人体每日只需从膳食中获得相当于"必要的氮损失"量的蛋白质,即可满足人体对蛋白质的需要,即 20g 左右。

但由于蛋白质还承担少量的供能任务,而且还受到消化、吸收、利用率波动的影响等,所以在日常生活中,人的每日蛋白质供给量应大于理论值。

食物蛋白质的实际日供给量世界各国的标准并不一致。这与各国人群的体质特征、饮食习惯与食物构成等因素有关。不过,各国在设计食物蛋白质的实际日供给量时,都会考虑一个具有较大安全性的供给量。

我国营养界推荐的中国人群食物蛋白质日供给量为:一般占日摄入总能量的 10% ~ 15% ,其中成年人为 10% ~ 12% ,儿童为 12% ~ 14% 。若换算成重量值,成年人以每日每公斤(kg)体重 1 ~ 1.2g 为宜,一般约为 70g 左右;儿童、孕妇、乳母应适当增加。

五、蛋白质的缺乏与过量

(一)蛋白质缺乏的影响

正常成人体内约 16% ~ 19% 是蛋白质。人体内的蛋白质始终处于不断地分解又不断地合成的动态平衡之中,借此可达到组织蛋白不断更新和修复的目的,肠道和骨髓内的蛋白质更新速度更快。总体来说,成人体内每天约有 3% 的蛋白质被更新。

蛋白质缺乏在成人和儿童中都有发生,但处于生长阶段的儿童更为敏感。蛋白质的缺乏,往往又与能量的缺乏共同存在。热能摄入基本满足而蛋白质严重不足的营养性疾病,称加西卡病。蛋白质和热能摄入均严重不足的营养性疾病,则为"消瘦"。单纯性蛋白质营养不良极少见,多数病例为蛋白质和能量同时缺乏,同时往往伴有其他的营养素缺乏症(如维生素和矿物质等)。据世界卫生组织估计,目前世界上大约有 500 万儿童患蛋白质—能量营养不良,其中大多数是因贫穷和饥饿引起的,主要分布在非洲、中美洲、南美洲、中东、南亚地区。轻、中度蛋白质—能量营养不良的儿童临床表现不及维生素或矿物质缺乏的症状明显,在婴幼儿中,初生儿的体重较轻,生长迟缓,体格瘦小;严重者易于识别,多呈现极度消瘦或水肿,智力发育迟钝,易感染其他疾病而死亡。成年人的轻、中度蛋白质—能量营养不良一般不易发现,但在食物供应不足的地区常有发生。在重体力劳动者中,如摄取食物不足,难以维持蛋白质—能量平衡,表现为身体虚弱无力,不爱活动,劳动效率下降;妇女则表现为孕期体重增加缓慢,初生儿体重较轻,乳汁分泌减少。

(二)蛋白质过量的影响

蛋白质尤其是动物性蛋白摄入过多对人体同样有害。首先,过多的动物性蛋白质的摄入,必然导致摄入较多的动物脂肪和胆固醇。其次,蛋白质过多本身也会产生有害影响。正常情况下人体不贮存蛋白质,所以必须将过多的蛋白质脱氨分解,氮则由尿排出体外。这一过程需要大量水分,从而加重了肾脏的负荷,若肾功能不全,则危害就更大。过多的动物蛋白摄入,也造成含硫氨基酸摄入过多,这样可加速骨骼中钙质的丢失,易产生骨质疏松。

 复习思考题

1. 简述蛋白质对人体的生理功能有哪些方面。
2. 按蛋白质的营养价值将蛋白质分为哪几方面?
3. 举例说明蛋白质的缺乏对人体造成哪些影响。

第三节　人体对脂肪的需要

脂类是一类能溶于有机溶剂而不溶于水的具有疏水基团的化合物，包括脂肪和类脂两大类。脂肪是由甘油分子和三个脂肪酸以酯键相连而成的甘油三酯，是人体重要的产热营养素，也是体内主要的储能物质。类脂则是一类在某些理化性质上与脂肪类似的物质，包括磷脂、胆固醇、脂蛋白等，它们是构成生物膜的重要成分。

一、脂类的分类

（一）脂肪

脂肪根据来源分为动物脂肪和植物油：动物脂肪主要存在于动物的皮下和脏器周围，为动物提供能量储备和保护动物内脏；植物油则主要存在于油料作物的种子，为这些作物的萌芽提供能量。动物脂肪和植物油具有共性结构，主要构成与功能成分为脂肪酸，其烃链不含双键的为饱和脂肪酸，含一个双键的为单不饱和脂肪酸，含两个及以上双键的为多不饱和脂肪酸。脂肪酸的特性使脂肪具有如下特点：

①一般天然脂肪中不可能全部由饱和脂肪酸或不饱和脂肪酸构成，脂肪含不饱和脂肪酸的比例称为不饱和程度，不饱和程度越高，其熔点越低，因此在常温下，不饱和程度高的植物油呈液态，而不饱和程度低的动物脂肪呈固态。

②所有脂肪均可在碱性条件下水解成皂，一般以 KOH 作为碱性物质，皂化过程中消耗的 KOH 的数量可以用皂价（saponification value）表示。皂化 1g 脂肪所需要的 KOH 的毫克数称为皂价，其高低和脂肪酸的数量相关，因此构成脂肪的脂肪酸链越短，皂价越高。

③碘价的高低取决于脂肪中所含的不饱和键的数量，脂肪的不饱和程度越高，碘价也越高。

（二）类脂

1. 磷脂

磷脂包括甘油磷脂和鞘磷脂两类，主要参与生物膜的组成。磷脂具有亲水部分和疏水部分，从而利于形成脂质双层结构，其疏水端向内，而亲水端向外形成生物膜的表面。构成细胞膜的脂质主要有磷脂和胆固醇，其中磷脂占总量的 70% 以上，胆固醇不超过 30%；此外还有少量的鞘脂，它们以脂质双层的形式存在于细胞膜。磷脂中含量最多的是卵磷脂，其次是磷脂酰丝氨酸和磷脂酰乙醇胺，含量最少的是磷脂酰甘油和磷脂酰肌醇。

2. 类固醇

类固醇包括胆固醇、植物固醇和固醇类衍生物，其中，胆固醇是最重要的类固醇，在人体内，胆固醇可以形成固醇类激素、胆汁、维生素 D 等。

3. 糖脂

糖脂是指糖通过其半缩醛羟基以糖苷键与脂质相连接的化合物，包括鞘糖脂和甘油糖脂两大类，鞘糖脂的脂质部分伸入膜的双分子层，而多糖部分暴露在细胞表面，作为细胞的标记，与细胞的识别有关。

4. 脂蛋白

脂蛋白是脂质和蛋白质以非共价键结合而成的复合物,是体内脂类物质的运输形式。

二、脂类和脂肪酸的生理功能

(一)脂类的生理功能和营养特点

1. 构成组织细胞,参与体内生理代谢

例如,细胞膜、核膜、线粒体膜、内质网膜等各种细胞膜,都是由类脂中的磷脂、胆固醇与蛋白质结合形成的脂蛋白构成的,它们也是脑组织、神经组织、肝脏、心脏、肾脏、肺等组织的主要构成成分。胆固醇还可以在体内转化成胆汁酸盐、维生素 D_3、肾上腺皮质激素及性激素等,在体内参与很多重要的生理功能,是人体机能的必需成分。

2. 氧化供能,维持体温

氧化 1g 脂肪可以释放约 37kJ 的能量,比蛋白质和碳水化合物释放的能量都多。皮下脂肪不易导热,有助于维持体温。脏器周围的脂肪层可以起到固定保护脏器的作用。

3. 增加膳食风味,促进脂溶性维生素的吸收

膳食中含有脂肪时口感较香,脂溶性维生素只有与脂肪共存时才能被人体吸收。

4. 补充人体必需的脂肪酸

有些脂肪酸对人体具有重要生理功能,人体自身又无法合成,必须从食物中摄取。例如,亚油酸、亚麻酸、花生四烯酸皆为人体必需脂肪酸,这三种不饱和脂肪酸缺乏时,会引起发育迟缓和皮炎。而且,这些脂肪酸可以降低血清胆固醇,改善血流变,预防动脉硬化、高胆固醇血症、高脂血症等。

(二)必需脂肪酸的生理功能和营养特点

①必需脂肪酸是构成线粒体和细胞膜的重要组成成分,缺乏时,皮肤出现由水代谢严重紊乱引起的湿疹病变,婴儿表现明显。

②与胆固醇代谢有密切关系。胆固醇与必需脂肪酸结合后,才能在体内转运,进行正常的代谢,防止动脉粥样硬化。

③可以衍生一系列具重要生理功能的多不饱和脂肪酸和其衍生物。这包括具有重要生理作用的花生四烯酸、EPA、DHA 等。例如,缺乏 α -亚麻酸,则导致 DHA 缺乏,可影响视力。

④男性精子形成也与必需脂肪酸有关。膳食中长期缺乏必需脂肪酸,可导致不孕症,授乳过程也会发生障碍。

⑤具抗氧化作用,对射线引起的一些皮肤损害有保护作用。

⑥其他多不饱和脂肪酸也有重要的生理功能。$n-6$ 和 $n-3$ 多不饱和脂肪酸在体内的平衡对于稳定细胞膜功能、调控基因表达、抗氧化和防衰老、维持细胞因子和脂蛋白平衡、降低血清胆固醇、防治心脑血管疾病、促进生长发育等方面起着重要作用。$n-3$ 系列对大脑、视网膜、皮肤和肾功能的健全有十分重要的意义。花生四烯酸、EPA 可衍生出一系列具重要生理功能的二十碳烷酸化合物,如前列腺素、白三烯、血栓素等。$n-6$ 系列不饱和脂肪酸能促进机体的生长发育。另外,单不饱和脂肪酸也有明显的降低血清胆固醇,防治心脑血管疾病的功能,这种脂肪酸在橄榄油中质量分数高。

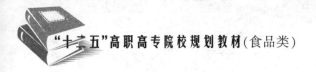
三、脂类的消化、吸收和代谢

(一)消化、吸收

脂肪需先乳化成亲水性小油滴,然后再消化吸收。这个过程通过胃、小肠的蠕动和胆酸盐、磷脂等乳化剂参与来实现。胰脂肪酶和肠脂肪酶可水解脂肪生成甘油、脂肪酸及单酰甘油,然后后三者进入小肠黏膜细胞内被吸收。中、短链脂肪酸可与蛋白质结合成脂蛋白,直接进入血液。长链脂肪酸在肠黏膜细胞内重新合成甘油三酯,并与胆固醇、磷脂和蛋白质结合成一种亲水性微团——乳糜微粒,通过淋巴液循环后进入血液。

(二)代谢

肝细胞具有制造和分泌胆汁的功能,胆汁通过胆道排入十二指肠,其中的胆盐能乳化脂肪,激活胰脂酶,从而起到促进脂肪消化吸收的作用。人们摄入的食物中的脂肪,在消化道中经胆汁和胰腺所分泌的脂酶的共同作用下被分解为脂肪酸与甘油,然后被肠道吸收,合成中性脂肪贮存于皮下等处。饥饿时,贮存的脂肪可被动员至肝脏及其他组织分解利用,一部分脂肪酸则被合成磷脂与胆固醇。脂肪代谢过程中,磷脂存在于体内的一切组织中,是构成细胞膜的重要成分之一,同时又是脂蛋白的重要成分。脂蛋白是输送脂肪的运载工具,肝脏中的脂肪是以脂蛋白的形式送出肝脏的。脂肪代谢过程,部分胆固醇则进入血液中保持一定的稳定性。正常情况下,人体肝内脂肪的含量约占3%~5%,一旦肝脏脂肪氧化减少,输入肝脏的脂肪过多,便会造成肝内脂肪含量增加(10%~40%),形成脂肪肝,使肝脏对蛋白质和脂肪代谢的功能受到损害,血浆白蛋白降低,类脂质升高,少数患者还可见类似肝硬化过程。

四、脂肪与人类健康

膳食脂肪过多和过少都会对身体产生危害。脂肪过少时,会出现必需脂肪酸的缺乏,脂溶性维生素,如维生素 A、维生素 D 或维生素 E 的缺乏,导致严重后果。脂肪过多摄入,特别是饱和脂肪酸和胆固醇的过量摄入,会增加发生心脑血管疾病,如冠心病、中风的危险;脂肪过多摄入与乳腺癌、结肠癌的发病也相关;脂肪过多还会使机体免疫功能下降,加速肥胖,影响钙吸收。另外,膳食脂肪中各类脂肪酸的比例不恰当也会对人体不利。例如,过高的多不饱和脂肪酸比例,在缺乏维生素 E 时,更容易发生自动氧化,产生对基因非常有害的自由基;$n-3$ 与 $n-6$ 脂肪酸比例不当,同样也对身体健康不利;加工中产生的反式脂肪酸,如反式油酸,具有毒性。反式脂肪酸是普通植物油经过人为改造变成"氢化油"过程中的产物。经过人工催化,向不饱和脂肪酸为主的植物油中适度引入氢分子,就可以将液态不饱和脂肪酸变成易凝固的饱和脂肪酸,从而使植物油变成黄油一样的半固态,甚至是固态。其中,有一部分剩余不饱和脂肪酸发生了"构型转变",从天然的"顺式"结构异化成"反式"结构,就是反式脂肪酸。

反式脂肪又称反式脂肪酸或逆态脂肪酸,是一种不饱和人造植物油脂,生活中常见的人造奶油、人造黄油都是反式脂肪。反式脂肪酸在自然食物中的含量几乎为零,是一种完全由人类制造出来的食品成分,很难被人体接受、消化,容易导致生理功能出现多重障碍。事实上,它也是人类健康的"杀手"。其危害包括:

1. 易引发冠心病

根据法国国家健康与医学研究所的一项最新研究成果表明,反式脂肪酸能使有效防止心脏病及其他心血管疾病的高密度脂蛋白胆固醇的含量下降。

2. 容易形成血栓

反式脂肪酸会增加人体血液的黏稠度和凝聚力,容易导致血栓的形成,对于血管壁脆弱的老年人来说,危害尤为严重。

3. 降低记忆力

研究认为,青壮年时期饮食习惯不好的人,老年时患阿兹海默症(即老年痴呆症)的比例更大。反式脂肪酸对可以促进人类记忆力的高密度脂蛋白胆固醇具有抑制作用。

4. 容易发胖

反式脂肪酸不容易被人体消化,容易在腹部积累,导致肥胖。喜欢吃薯条等零食的人应提高警惕,油炸食品中的反式脂肪酸会造成明显的脂肪堆积。

5. 影响男性生育能力

反式脂肪酸会减少男性荷尔蒙的分泌,对精子的活跃性产生负面影响,中断精子在身体内的反应过程。

6. 影响生长发育期的青少年对必需脂肪酸的吸收

反式脂肪酸还会对青少年中枢神经系统的生长发育造成不良影响。

7. 怀孕期或哺乳期的妇女,过多摄入含有反式脂肪酸的食物会影响胎儿的健康

研究发现,胎儿或婴儿可以通过胎盘或乳汁被动摄入反式脂肪酸,他们比成人更容易患上必需脂肪酸缺乏症,影响生长发育。

五、膳食参考摄入量和食物来源

(一)膳食参考摄入量

脂肪和油脂是健康饮食的一部分,但不同种类的脂肪对人类健康作用不同,且摄入的脂肪总量也同样重要,近年来,我国成年人中的肥胖者逐渐增多,大多数是因为饮食中大量摄入饱和脂肪酸、反式脂肪酸和胆固醇,这种饮食方式增加了不健康血脂水平的发生率,最终可能导致冠心病发病率的升高。摄入大量脂肪(大于35%的卡路里)通常会增加饱和脂肪的摄取,并使避免消耗过度卡路里更困难,摄入油脂量较低(低于20%的卡路里)则会增加维生素 E 和必需脂肪酸摄入不足的危险。对于脂肪的摄入应遵循以下几点原则:

①每天摄入来自饱和脂肪酸食物的热量应少于10%,每天摄入胆固醇少于300g,摄入反式脂肪酸越少越好。

②保持脂肪摄入量占热量的20%～35%,大多数脂肪来自多不饱和脂肪酸和单不饱和脂肪酸,如:鱼、坚果和植物油。

③选择肉类、家禽、豆类、牛奶或奶制品时,要选瘦的,低脂肪或不含脂肪的。

④限制摄入含有大量饱和或反式脂肪酸的脂肪和油,选择含量低的此类油脂产品。

(二)食物来源

膳食脂肪是人体所需宏量营养素之一,有两部分来源,一是烹调油,二是动物性食物、种子和坚果类。不同来源的膳食脂肪由不同的脂肪酸构成。一般而言,来源于动物性食物的脂肪酸以饱和为主,来源于植物性食物的脂肪酸以单不饱和脂肪酸和多不饱和脂肪酸为主。不同的脂肪酸在体内有不同的代谢途径,并因此产生不同的营养学作用,需要我们去认识。除食用油脂含约100%的脂肪外,含脂肪丰富的食品为动物性食物和坚果类。

动物性食物以畜肉类含脂肪最丰富,且多为饱和脂肪酸。一般动物内脏,除大肠外,含脂肪量皆较低,但蛋白质的含量较高。动物类皮肉(如肥猪肉、猪油、黄油、酥油、植物油等),还有些油炸食品、面食、点心、蛋糕等脂肪含量较高。禽肉一般含脂肪量较低,多数在10%以下。鱼类脂肪含量基本在10%以下,多数在5%左右,且其脂肪含不饱和脂肪酸多。蛋类以蛋黄含脂肪最高,约为30%,但全蛋仅为10%左右,其组成以单不饱和脂肪酸为多。

植物性食物中以坚果类含脂肪量最高,最高可达50%以上,不过其脂肪组成多以亚油酸为主,所以是多不饱和脂肪酸的重要来源。高脂肪的坚果类,如花生、芝麻、开心果、核桃、松仁等。

复习思考题

1. 简述脂类的生理功能和营养特点分为哪几方面。
2. 举例说明反式脂肪对人体的危害。
3. 类脂分为哪几类,对人体分别具有什么作用?
4. 人体对于脂肪的摄入应该遵循哪些原则?

第四节 人体对碳水化合物的需要

碳水化合物又称糖类,从化学结构上可以分为单糖、低聚糖和多糖,它们是主要由碳、氢、氧三种元素组成的一类有机化合物,它们广泛存在于生物体内,构成植物的骨架、储备能源,对人体具有广泛的生理作用。

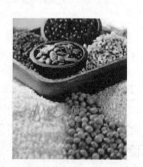

碳水化合物是生命必需的能量物质和机体的主要燃料。碳水化合物摄入过多或过少,机体都会产生不良影响。碳水化合物摄入过多,一方面使能量积聚,另一方面肝脏可利用碳水化合物合成脂肪和胆固醇等,从而导致肥胖和血脂升高。碳水化合物摄入过少,可引起甘油三酯的分解和组织蛋白的分解加速,造成脂酸中毒。

一、碳水化合物的分类

碳水化合物可以根据其化学结构进行分类,也可以从膳食营养的角度进行分类。按照《中国居民膳食营养素参考摄入量》(中国轻工业出版社,2000),结合碳水化合物的结构,可以将其分为糖、寡糖、多糖。

(一)糖

此处所指的糖包括单糖、双糖,它们都具有甜味。

单糖是结构最简单的碳水化合物,根据其结构可分为醛糖和酮糖。常见的单糖有葡萄糖、果糖、半乳糖。葡萄糖可以直接被人体利用,所以临床上可以静脉使用。果糖主要存在于水果或蜂蜜中,是天然碳水化合物中最甜的糖。果糖吸收后不能被细胞直接利用,需经肝脏转变成葡萄糖后再被利用,也有一部分转变为糖原、乳酸和脂肪。半乳糖是乳糖的组成成分,不单独存在于天然食物中。半乳糖在体内要先转化为葡萄糖后才能被利用。

双糖是由两分子单糖缩合而成的糖,天然存在于食物中的双糖有蔗糖、麦芽糖和乳糖。蔗糖由一分子葡萄糖和一分子果糖结合而成,在甘蔗、甜菜、蜂蜜中含量较高,是日常生活中食糖(如红砂糖、白砂糖、水果糖)的主要成分。蔗糖在人体消化道经酸和酶作用后,分解为葡萄糖和果糖而被吸收利用。麦芽糖由两分子葡萄糖构成,在谷类胚芽中含量较高。麦芽糖多应用于各种加工食品中,以增加其甜度。乳糖由一分子葡萄糖和一分子半乳糖结合而成,主要存在于人和动物的乳汁中,特别是对婴幼儿具有特殊的营养作用。

单糖和双糖都具有甜味,是食品加工和烹饪中常用的传统的甜味剂。除了产生能量之外,它们在人体内代谢时都需要胰岛素。为了满足一些特殊人群的需要,出现了一些新型的甜味剂,糖醇就是其中的一种。糖醇是糖的衍生物,在食品工业中常代替蔗糖作为甜味剂。常用的糖醇有山梨醇、木糖醇、麦芽糖醇等。

（二）寡糖

寡糖是指由 3~10 个单糖组成的一类小分子多糖,比较重要的是存在于豆类食品中的棉籽糖和水苏糖。棉籽糖是由葡萄糖、果糖和半乳糖构成的三糖,水苏糖是在前者的基础上再加上一个半乳糖的四糖。虽然这两种糖不能被人体的消化酶分解,但可在大肠中被肠道细菌分解,因此有利于肠道正常菌群的维持,对人体健康有利。其他还有低聚果糖、低聚甘露糖等。

（三）多糖

多糖是由许多单糖组成的复杂碳水化合物,从营养学角度看,主要有淀粉、糖原和膳食纤维三种。

淀粉是由许多葡萄糖分子聚合而成,占膳食中碳水化合物的绝大部分,在谷类、干豆类和薯类等食物中含量丰富,是人体最重要的糖的来源。在天然淀粉中,根据聚合方式的不同,淀粉可分为直链淀粉(约占 20%)和支链淀粉(约占 80%),两者均可在人体消化道中缓慢分解为麦芽糖和葡萄糖,然后被人体利用。

糖原是人和动物体内糖的储存形式,也称为动物淀粉。可在相应酶的作用下分解为葡萄糖,是机体代谢和能量平衡过程中至关重要的碳水化合物。正常成人体内含糖原约 500g,以肝脏含量最高,其次是肌肉。

膳食纤维,营养学上属于非淀粉多糖,是指存在于植物体内不能被人体消化吸收的多糖,大多为植物细胞壁的组成成分。由于其具有特殊的生理作用,因此营养学上将其作为重要的营养素。根据其水溶性不同,可分为可溶性纤维和不溶性纤维。可溶性纤维主要有果胶、藻胶、豆胶和少量半纤维素;不溶性纤维主要有纤维素、半纤维素、木质素。

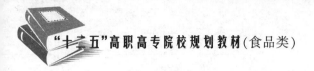

二、碳水化合物的生理功能

(一)提供和储存能量

膳食碳水化合物是人类获取能量的最经济和最主要的来源。每克葡萄糖在体内氧化可以产生16.7kJ(4kcal)的能量。维持人体健康所需要的能量中,55%～65%由碳水化合物提供。糖原是肌肉和肝脏储存碳水化合物的形式,肝脏储存机体内约1/3的糖原。一旦机体需要,肝脏中的糖原即分解为葡萄糖以提供能量。碳水化合物在体内释放能量较快,供能也快,是神经系统和心肌的主要能源,也是肌肉活动时的主要燃料,对维持神经系统和心脏的正常供能,增强耐力,提高工作效率都有重要意义。

(二)构成机体的重要物质

碳水化合物是构成机体组织的重要物质,并参与细胞的组成和多种活动。每个细胞都有碳水化合物,其含量约为2%～10%,主要以糖脂、糖蛋白和蛋白多糖的形式存在。核糖核酸和脱氧核糖核酸这两种重要生命物质均含有D-核糖,即五碳醛糖。一些具有重要生理功能的物质,如抗体、酶和激素的组成成分,也需碳水化合物的参与。

(三)保肝解毒作用

摄入足够的碳水化合物可增加肝糖原的储存,增加肝脏对某些化学毒物,如乙醇、砷、四氯化碳等的解毒能力,同时降低了化学毒物对肝脏的损害。体内充足的碳水化合物对各种细菌、病毒感染引起的毒血症也有较强的解毒作用。

(四)节约蛋白质的作用

碳水化合物是机体最直接、最经济的能量来源,若食物能提供足量的可利用碳水化合物时,人体首先利用它作为能量来源,从而减少了蛋白质作为能量的消耗,使更多的蛋白质参与组织构成等更重要的生理功能,因此碳水化合物起到了节约蛋白质的作用。此外,膳食中碳水化合物的充分补给,使体内有足够的ATP产生,也有利于氨基酸的主动转运。如果采取节食减肥往往会对机体造成一定的危害,不仅可造成体内酮体的大量积累,而且还使组成机体的蛋白质分解,使体重减轻,危害健康。

(五)抗生酮作用

分解脂肪酸所产生的乙酰基需要与草酰乙酸结合进入三羧酸循环,而最终被彻底氧化和分解产生能量。当膳食中碳水化合物供应不足时,草酰乙酸供应相应减少;而体内脂肪或食物脂肪加速分解为脂肪酸来供应能量。这一代谢过程中,由于草酰乙酸不足,脂肪酸不能彻底氧化而产生过多的酮体,酮体不能及时被氧化而在体内蓄积,以致产生酮血症和酮尿症。膳食中充足的碳水化合物可以防止上述现象的发生,因此称为碳水化合物的抗生酮作用。

(六)增强肠道功能

非淀粉多糖类如纤维素、果胶、抗性淀粉、功能性低聚糖等抗消化的碳水化合物,虽不能在小肠消化吸收,但可刺激肠道蠕动,增加了结肠发酵率,发酵产生的短链脂肪酸和肠道菌群增值,有助于正常消化和增加排便量。近年来,已证实某些不消化的碳水化合物在结肠发酵、有选择性地刺激肠道菌群的生长,特别是刺激某些有益菌群的生长,如乳酸菌、双歧杆菌。益生菌提高了消化系统功能,尤其是肠道的消化吸收功能,能促进肠道特定菌群的生长繁殖,因此,不消化碳水化合物被称为"益生元"。

三、碳水化合物在体内的动态变化

食物中的碳水化合物主要是淀粉,另有少量单糖、双糖。淀粉不能被直接利用,必须通过体内消化酶的作用,经水解成为单糖后才能被利用。葡萄糖是人体利用的主要单糖,一部分进入血液循环,形成血糖,被送往各个组织器官,提供给人体能量;另一部分被转化为肌糖原或脂肪储存起来。

血糖含量是衡量体内碳水化合物变化的重要指标,它处于动态变化之中,健康人体内空腹血糖浓度为 $3.8 \sim 6.1\text{mmol/L}$。血糖在体内的动态平衡是由来源和消耗两方面决定的。血糖的主要来源是食物中淀粉的分解,当体内淀粉缺乏时,血糖则来自于体内糖原的分解或糖异生作用(生糖氨基酸、甘油、乳酸和丙酮酸在体内可转变为葡萄糖,因与糖酵解的方向相反,所以称为糖异生);糖的主要去路是被血液运往各个器官分解代谢提供能量,少部分则以糖原形式储存于肝脏、肌肉等组织中。成人体内储存的糖原约为370g。当血糖充足时,部分血糖可以转化为脂肪或某些氨基酸。

人体维持血糖浓度的相对稳定对机体的持续供能是非常重要的,因为大脑、肺组织及红细胞等只能依靠血糖供给能量。人体具有高效调节血糖的机制,即使在饥饿早期或较长时间运动后,血糖含量也保持正常范围。调节血糖的主要组织器官为肝脏和肌肉组织,同时神经系统和某些激素也间接或直接地参与调节血糖水平。胰岛素有降低血糖的功能,肾上腺素、胰高血糖素等则可升高血糖浓度,它们对血糖的调节主要通过影响各器官的糖代谢而实现,两类激素相互联系相互制约共同维持血糖浓度的相对稳定。

研究表明,即使含等量碳水化合物的食物,其导致的人体血糖反应也不相同。因此,专家提出"食物血糖生成指数"的概念,以帮助糖尿病患者更有效地控制饮食。目前,世界卫生组织和联合国粮农组织都向人们尤其是糖尿病患者推荐,参照食物血糖生成指数表合理选择食物、控制饮食,并建议在食物标签上注明总碳水化合物含量及食物血糖生成指数值。什么是"食物血糖生成指数"呢?它是衡量食物引起餐后血糖反应的一项有效指标,是指含50g碳水化合物的食物与相当量的葡萄糖或白面包在一定时间内(一般为2h)体内血糖反应水平的百分比值。食物血糖生成指数是一个比较而言的数值,它反映了食物与葡萄糖相比升高血糖的速度和能力(通常把葡萄糖的血糖生成指数定为100)。一般而言,血糖生成指数 >70 的为高食物血糖生成指数食物,它们进入胃肠后消化快,吸收率高,葡萄糖释放快,葡萄糖进入血液后峰值高;血糖生成指数 <55 的为低食物血糖生成指数食物,它们在胃肠中停留时间长,吸收率低,葡萄糖释放缓慢,葡萄糖进入血液后的峰值低,下降速度慢。具体而言,通常豆类、乳类总是低或较低血糖生成指数的食物,蔬菜肯定是低血糖生成指数的食物,特别是茎叶类蔬菜,因为它们的碳水化合物含量不超过6%,而且富含膳食纤维,所以对血糖影响较小。

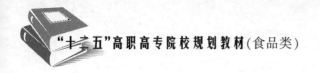

四、碳水化合物供给量标准和食物来源

(一)供给量标准

根据联合国粮农组织的建议,我国于 2000 年重新修订了健康人群的碳水化合物供给量为总能量摄入的 55% ~ 65%,纯糖所供能量不超过总能量的 10%。同时对碳水化合物的来源也作了要求,即应包括复合碳水化合物淀粉、不消化的抗性淀粉、非淀粉多糖和低聚糖等碳水化合物;限制纯能量食物如糖的摄入量,提倡摄入营养素/能量密度高的食物,以保障人体能量和营养素的需要及改善胃肠道环境和预防龋齿的需要。

(二)食物来源

一般来说,对碳水化合物没有特定的饮食要求。主要是应该从碳水化合物中获得合理比例的热量摄入。另外,每天应至少摄入 50 ~ 100g 可消化的碳水化合物以预防碳水化合物缺乏症。

碳水化合物的主要食物来源有:蔗糖、谷物(如水稻、小麦、玉米、大麦、燕麦、高粱等)、水果(如甘蔗、甜瓜、西瓜、香蕉、葡萄等)、坚果、蔬菜(如胡萝卜、番薯等)等。粮谷类、薯类是可消化吸收的碳水化合物的主要来源。

五、膳食纤维

(一)膳食纤维的分类

膳食纤维是一种不能被人体消化的碳水化合物,根据其水溶性可分为两种基本类型:水溶性纤维与非水溶性纤维。纤维素、部分半纤维素和木质素是 3 种常见的非水溶性纤维,存在于植物细胞壁中;而果胶和树胶等属于水溶性纤维,则存在于自然界的非纤维性物质中。大麦、豆类、胡萝卜、柑橘、亚麻、燕麦和燕麦糠等食物都含有丰富的水溶性纤维,水溶性纤维可减缓消化速度和最快速地排泄胆固醇,有助于调节免疫系统功能,促进体内有毒重金属的排出。所以可让血液中的血糖和胆固醇控制在最理想的水准,还可以帮助糖尿病患者改善胰岛素水平和三酸甘油酯。

非水溶性纤维包括纤维素、木质素和一些半纤维素以及来自食物中的小麦糠、玉米糠、芹菜、果皮和根茎蔬菜。非水溶性纤维可降低罹患肠癌的风险,同时可经由吸收食物中有毒物质预防便秘和憩室炎,并且减少消化道中细菌排出的毒素。大多数植物都含有水溶性与非水溶性纤维,所以饮食中均衡摄取水溶性与非水溶性纤维才能获得不同的益处。

(二)膳食纤维的主要特性

1. 吸水作用
膳食纤维有很强的吸水能力或与水结合的能力。此作用可使肠道中粪便的体积增大,加快其转运速度,减少其中有害物质接触肠壁的时间。

2. 黏滞作用
一些膳食纤维可以形成具有较强黏滞性的溶液,包括果胶、树胶、海藻多糖等。

3. 结合有机化合物的作用

膳食纤维具有结合胆碱和胆固醇的作用。

4. 阳离子交换作用

膳食纤维可在胃肠内结合无机盐,如钾、钠、铁等离子形成膳食纤维复合物,影响其吸收。

5. 细菌发酵作用

膳食纤维在肠道中易被细菌酵解,其中可溶性膳食纤维可完全被细菌所酵解,而不溶性膳食纤维则不易被酵解。酵解后产生的短链脂肪酸可作为肠道细胞和细菌的能量来源。

(三)膳食纤维的生理功能

1. 有利于食物的消化吸收

膳食纤维能吸收与保留水分,增加粪便的体积和重量,同时还能促进肠道蠕动,有利于粪便及有害物质的排出,缩短肠内有毒物质与肠壁的接触时间。

2. 降低血清胆固醇,预防胆石形成

膳食纤维促进体内胆固醇的代谢,减少胆酸和中性固醇的循环,降低胆固醇的吸收,从而降低血清胆固醇的浓度,对预防动脉粥样硬化、心脑血管疾病和胆石症有良好的作用。

3. 维持血糖正常平衡,防治糖尿病

膳食纤维中的果胶可延长食物在肠内的停留时间、形成网状结构附着于肠黏膜上,降低葡萄糖的吸收速度,使进餐后血糖不会急剧上升,有利于糖尿病病情的改善。膳食纤维素还可通过减少肠激素分泌,减少胰岛素释放与增加周围胰岛素受体敏感性,提高胰岛素的利用率,使葡萄糖代谢加强。因此,糖尿病人膳食中长期增加食物纤维,可降低胰岛素需要量,控制进餐后的代谢,作为糖尿病治疗的一种辅助措施。

4. 促进结肠功能,预防结肠癌

含纤维素多的蔬菜进食后,肠蠕动明显增快,食物通过肠腔的时间缩短,排便量明显增多。现代医学证明:食物中多环芳烃、真菌毒素以及脂肪酸、胆汁酸、亚硝胺等致癌物质,在肠腔内停留时间越长,致癌的危险性越大。膳食纤维能增加肠蠕动,缩短食物废渣通过肠腔时间,起到防癌作用。

5. 防止能量过剩和肥胖

肥胖大多与食物中热能摄入增加或体力活动减少有关。膳食纤维素会增加唾液和消化液的分泌,对胃起到填充作用,同时吸水膨胀,能产生饱腹感从而抑制进食欲望。膳食纤维与部分脂肪酸结合,使脂肪酸通过消化道时,不易被吸收,因此减少了对脂肪的吸收率,有助于糖尿病和肥胖病人控制饮食。

6. 防止习惯性便秘,预防痔疮等

(四)膳食纤维的供给量标准和食物来源

1. 供给量标准

美国防癌协会推荐膳食纤维摄入量标准为每人每天 30～40g,欧洲共同体食品科学委员会推荐膳食纤维摄入量标准为每人每天 30g,世界粮农组织建议正常人群其摄入量应为 27g/d,我国营养学会在 2000 年提出,成年人适宜摄入量为 30g/d,目前我国国民从日常食物中摄取的膳食纤维只能达到 8～12g/d。此外针对"富贵病"患者在此基础上应增加 10～15g/d,2～20 岁的幼童、青少年,其摄入量推荐为年龄数加 5～10g/d。

2. 食物来源

膳食纤维是植物性成分,植物性食物是膳食纤维的天然食物来源。膳食纤维在蔬菜水果、粗粮杂粮、豆类及菌藻类食物中含量丰富。如糙米和胚芽精米,以及玉米、小米、大麦、小麦皮(米糠)和麦粉(黑面包的材料)等杂粮、牛蒡、胡萝卜、四季豆、红豆、豌豆、薯类和裙带菜等。在现代食品工业中,以米糠、麦麸、黑麦、燕麦、豆渣等富含膳食纤维的原料,经过系列加工制取相应的食物纤维产品,既可开发出直接口服的食疗型纤维制品,又可用作食品添加剂,诸如作为品质改良剂及膳食纤维强化剂添加到酸奶等发酵食品、面包等焙烤食品之中。

 复习思考题

一、单选题

1. 天然碳水化合物中甜味最高的糖为(　　)。

A. 蔗糖　　　　　　　B. 果糖　　　　　　　C. 麦芽糖　　　　　　　D. 葡萄糖

2. 下列哪种膳食纤维不是人类膳食的重要成分(　　)。

A. 纤维素　　　　　　B. 葡聚糖　　　　　　C. 果胶　　　　　　　D. 木质素

3. 膳食纤维主要来源于(　　)。

A. 植物性食物　　　　　　　　　　B. 动物性食物

C. 调味品　　　　　　　　　　　　D. 营养强化食品

4. 以下关于碳水化合物生理功能的说法哪些错误的(　　)。

A. 是人类获取能量最经济、最主要的来源

B. 帮助机体吸收维生素

C. 有节约蛋白质的作用

D. 有抗生酮作用

5. 属于多糖的物质是(　　)。

A. 木糖　　　　　　　B. 糊精　　　　　　　C. 果糖　　　　　　　D. 蔗糖

6. 正常情况下,大脑所需能量的主要来源是(　　)。

A. 果糖　　　　　　　B. 葡萄糖　　　　　　C. 酮体　　　　　　　D. 乳酸

7. 蔬菜水果中的碳水化合物通常都可以分为可溶和不可溶两种,其中不可溶碳水化合物主要有(　　)。

A. 淀粉　　　　　　　B. 葡萄糖　　　　　　C. 膳食纤维　　　　　　D. 蔗糖

8. 能引起胃肠胀气的碳水化合物是(　　)。

A. 糖原　　　　　　　B. 水苏糖　　　　　　C. 木糖　　　　　　　D. 乳糖

9. 含碳水化合物丰富的食物是(　　)。

A. 谷类和薯类　　　　B. 根茎类蔬菜　　　　C. 叶类蔬菜　　　　　D. 豆类

10. 谷类、薯类是我国居民膳食中能量的主要来源,但其主要的缺陷是缺乏(　　)。

A. 脂肪　　　　　　　B. 优质蛋白质　　　　C. 碳水化合物　　　　D. 维生素

11. 由胃排空最慢的营养物质是(   )。

A. 碳水化合物　　　　　　　　　B. 蛋白质

C. 碳水化合物和蛋白质的混合物　D. 脂肪

12. 下列碳水化合物中(   )为单糖。

A. 果糖　　　　　B. 麦芽糖　　　　C. 淀粉　　　　D. 水苏糖

13. 碳水化合物的吸收主要在(   )。

A. 小肠　　　　　B. 胃　　　　　　C. 口腔　　　　D. 小肠空肠

14. 1g 碳水化物在体内氧化可供热能为(   )。

A. 16.7kJ　　　　B. 27.6kJ　　　　C. 29.3kJ　　　　D. 37.6kJ

15. 直接提供中枢神经系统能量的是(   )。

A. 脂肪酸　　　　B. 葡萄糖　　　　C. 氨基酸　　　　D. 以上都是

16. 下列食物的血糖指数一般规律是粗粮的(   )细粮,复合碳水化合物(   )精制糖。

A. 低于,高于　　B. 高于,低于　　C. 高于,高于　　D. 低于,低于

二、简答题

1. 常见的单糖和双糖有哪些?

2. 膳食纤维的主要生理功能有哪些?

3. 碳水化合物的主要生理功能有哪些?

4. 哪些元素是组成碳水化合物的主要元素?

5. 哪些食物含膳食纤维较多?

6. 寡糖是由多少单糖分子聚合成的?

第五节　人体对矿物质的需要

一、矿物质的分类及营养特点

研究发现,有 20 多种元素是构成人体组织、维持生理功能、机体代谢所必需的。在这些元素中,除了碳、氢、氧、氮组成有机化合物,如碳水化合物、蛋白质、脂肪、维生素等,其余的元素均称为矿物质,亦称灰分、无机盐,约占人体重量的 5%。

(一)矿物质的分类

矿物质按其在人体中的含量是否超过体重的 0.01% 分类:

1. 常量元素

常量元素也称宏量元素,在体内含量大于体重的 0.01%,需要量相对较多,主要包括钙、磷、钾、钠、氯、镁、硫等。

2. 微量元素

微量元素在体内含量小于体重的 0.01%,需要量也相对较少。1990 年,FAO/IAEA/WHO三个国际组织专家委员会按其生物学的作用将之分为三类:

①必需微量元素:铁、锌、硒、碘、铜、铬、钼、钴。

②可能必需微量元素:有 5 种,包括锰、镍、硅、钒、硼。

③具有潜在毒性,但在低剂量时,可能具有人体必需功能的元素,包括氟、锡、铅、镉、汞、砷、铝、锂,共 8 种。

(二)营养特点

各种矿物质的生理功能不尽相同,归纳起来有以下几个方面:

①构成机体组织。

②在体液中的各种无机离子,以一定的比例维持肌肉、神经兴奋性和细胞膜的通透性。

③与蛋白质协同维持细胞内、外液的正常渗透压,调节和维持体液酸碱平衡。

④参与构成酶和作为酶的激活剂。

⑤构成体内重要的物质载体与电子传递系统。

⑥参与激素及其辅助因子的合成。

⑦调控自由基水平、维持正常的生殖功能以及对免疫功能的影响。

各种矿物质在人体新陈代谢过程中,每天都有一定量随各种途径如大便、尿、毛发、皮肤等排出体外,所以必须通过食物或饮水来补充。从矿物质在食物、水中的分布及其吸收、人体需要特点来看,在我国人群中比较容易缺乏的矿物质有钙、铁、锌。在特殊地理环境或其他特殊条件下,也可能存在碘、硒及其他元素缺乏的问题。

二、重要的矿物质

(一)钙

1. 钙在体内的分布与代谢

钙是人体内的主要矿物质,在人体内的含量仅次于氧、氢、碳和氮,居第五位,约占人体重的 2%。人体内含钙量约为 1 000 ~ 1 500g,而 99% 的钙分布于骨骼和牙齿中,并与磷结合成羟磷灰石,这一部分钙称为骨钙;其余约 1% 的钙分布于软组织体液中,这部分钙统称为混溶钙池。混溶钙池中的钙与骨钙维持着动态平衡,为维持体内所有的细胞正常生理状态所必需。

饮食钙通过肠道吸收后经代谢,部分随粪、尿、汗液等排出,钙的这种吸收和排泄过程是受多种因素影响的。但有一点是值得注意的,即应认识到个体之间和机体内对钙的吸收存在很大的差异,这种个体差异大约为 10%,而其三分之二表现为吸收方面的生物学差别。但是生理状态下钙的体内平衡还是有一定恒量比例分布的,如成人对钙吸收率一般在 25% ~ 35% 之间。

(1)促进钙吸收的因素

①维生素 D 能促进钙和磷在肠道的吸收。富含维生素 D 的食物有鱼肝油、鸡蛋黄、黄油、肝、奶等,植物性食物几乎不含维生素 D。人的皮肤中含有 7 - 脱氢胆固醇,经紫外线或阳光照射后转变为维生素 D,因此,儿童经常晒太阳,对促进骨骼发育有益。

②乳糖能促进钙的吸收。由于乳糖和钙形成低分子可溶性络合物,促进了钙的吸收,因此乳糖可增加小肠吸收钙的速度。

③膳食蛋白质供应充足,有利于钙的吸收。蛋白质消化分解为氨基酸尤其是赖氨酸和精氨酸后,与钙形成可溶性钙盐,因而利于钙的吸收。

④适宜的钙、磷比值可促进钙吸收。一般认为钙、磷比值在 2:1 益于钙吸收。有的营养学

家推荐,婴儿时期的钙、磷比值以 1.5:1 为宜,1 岁以后钙、磷比值维持在 1:1 为宜。动物实验证明:钙、磷比值低于 1:2 时,钙从骨骼中溶解和脱出增加,严重时可导致骨质疏松症。

⑤赖氨酸、精氨酸、色氨酸等均可增加钙的吸收,尤以赖氨酸作用最为明显。氨基酸可与钙形成容易吸收的钙盐,因此膳食中适量的蛋白质可增加由小肠吸收钙的速度,但是过量的蛋白质摄入,则增加尿钙排出。

(2)抑制钙吸收的因素

①植酸盐、纤维素、糖醛酸、藻酸钠和草酸可降低钙的吸收。它们均存在于常见的食物中,可与钙形成不易被吸收的盐类。菠菜、空心菜、苋菜等含草酸多的食物中的钙难以吸收,并且影响胃肠道内其他食物钙的吸收。

②脂肪摄入过多或脂肪吸收不良,均可导致游离脂肪酸过多,与钙结合成不溶性的钙皂,从粪便中排出。

③过量的酒精、尼古丁均可妨碍钙的吸收,因此要少饮酒少吸烟。

④激素对钙吸收的影响很大。甲状腺激素、肾上腺皮质激素及其同类均不利于钙的吸收。

2. 生理功能

(1)形成并维持骨和牙齿的结构和功能

人体内含钙总量约为 1 000 ~ 1 200g,其中 99% 与磷形成羟磷灰石,构成骨骼,成为人体最根本的支柱。

(2)维持神经与肌肉活动

离子钙的最适水合半径能与细胞膜表面的各种阴离子亚单位结合,调节受体结合和离子通透性,具有电荷载体作用。离子钙是细胞对刺激发生反应的媒介。神经、红细胞和心肌等的细胞膜上都有钙结合部位,当离子钙从这些部位释放时,膜的结构和功能发生变化,触发细胞内信号,改变细胞膜对钾、钠等阳离子的通透性;并介导和调节肌肉以及细胞内微丝、微管等的收缩。

(3)参与多种酶活性的调节

离子钙能直接参与脂肪酶、ATP 酶等的活性调节;还能激活腺苷酸环化酶、鸟苷酸环化酶及钙调蛋白等调节代谢过程,参与细胞内一系列生命活动。

(4)维持细胞膜的完整性和通透性

离子钙调节质膜的通透性及其转换过程,维持毛细血管的正常通透性,防止炎症渗出和水肿。

(5)其他

离子钙与细胞的吞噬、分泌、分裂等活动密切相关;离子钙是血液凝固过程所必需的凝血因子;钙结合蛋白是一些特异性、具高亲和力、能可逆地与钙结合的蛋白质,它们存在于细胞内外,参与各种催化、启动、运输、分泌等过程。钙还与激素分泌、体液酸碱平衡的维持以及细胞内胶质稳定性等有关。

3. 钙的缺乏与过量

(1)缺乏

钙的缺乏是较常见的营养性疾病。小儿缺钙时常伴有蛋白质和维生素 D 的缺乏,可引起生长发育迟缓,新骨结构异常,骨钙化不良和骨骼变形,引发佝偻病,牙齿发育不良,易患龋齿;成年人膳食缺钙时,骨骼逐渐脱钙,可发生骨质软化。随着年龄的增长,钙质丢失现象越加严重和明显,所以老年人及绝经后期妇女较易发生骨质疏松症。

（2）过量

钙摄入过量可增加肾结石的危险性，高钙尿是肾结石的危险因素，草酸、蛋白质、植物纤维等摄入量过高，是肾结石的相关因素。钙摄入过量可诱导锌缺乏症。有些专家认为，某些孕妇每天喝大量牛奶，吃许多钙片和维生素 D，这样可能导致新生儿患高血钙症，表现为囟门过早闭合、髋骨变宽而突出、鼻梁前倾、主动脉狭窄等，严重的还可能造成智商减退。

4. 食物来源和适宜摄入量标准

传统膳食钙主要来源于蔬菜、谷类等植物性食物，受其中草酸、植酸等影响吸收率低，烹调时可采用先焯水的方法，尽量去除草酸。植物性食物中，甘蓝菜、花椰菜含钙较丰富且草酸含量较少，是钙的良好来源。乳及乳制品不仅含钙高，吸收率也高，是优质钙的来源。因此，中国营养学会推荐每日饮奶。此外，豆类、硬果类、可连骨吃的小虾小鱼也是钙的较好来源，硬水也含有相当量的钙。

中国营养学会"中国居民膳食钙适宜摄入量（AI）"为：成年人 800mg/d，孕妇、乳母、发育期的青少年及老年人可适当增加，必要时补充钙制剂。

（二）铁

1. 铁在体内的分布与代谢

铁是人体必需微量元素中含量最多的一种，成人体内约含 4g～5g，主要以功能铁和储存铁两种形式存在。功能铁占人体内铁总量的 70%，存在于血红蛋白（85%）、肌红蛋白（5%）、血红素酶、辅助因子及运载铁；储存铁占人体内铁总量的 30%，主要以铁蛋白和含铁血红素的形式存在于肝脏、脾脏、骨髓中。铁在人体内的两种存在形式呈动态平衡。

铁的吸收主要在十二指肠和空肠。食物中的铁分为血红素铁和非血红素铁两类。血红素铁主要以二价铁离子存在于动物性食物中，可直接被肠黏膜上皮细胞吸收，吸收率可达 25%，且不受食物中磷酸、植酸等的影响；非血红素铁主要以三价铁离子的形式与蛋白质、氨基酸和有机酸结合成络合物存在于植物性食物中，必须在胃酸作用下先与蛋白质、氨基酸和有机酸分离，并还原成二价铁离子后，才被机体吸收，吸收率约为 3%，且受食物中磷酸、植酸等影响。所以膳食中铁的吸收率平均只有 10%，其他随粪便排出。

（1）促进铁吸收的因素

①维生素 C 可与铁形成可溶性络合物，使铁在较高 pH 条件下也能呈溶解状态，同时利用三价铁离子还原为二价铁离子，易于吸收。

②动物性蛋白、肉禽、鱼类等所含"内因子"可促进铁的吸收。

③赖氨酸、组氨酸、胱氨酸、半胱氨酸、葡萄糖、果糖、柠檬酸、肌苷等可与铁形成可溶性络合物而易于吸收。

（2）抑制铁吸收的因素

①食物中磷酸、植酸、草酸、碳酸等均可与三价铁离子形成不溶性盐，降低铁的吸收率。

②胃酸缺乏或过多时，不利于铁离子与蛋白质、氨基酸和有机酸的分离，不利于三价铁离子还原为二价铁离子，也可阻碍铁的吸收。

③茶叶、咖啡等中的多酚类物质、钙离子、镁离子、锌离子等也可影响铁的吸收。

2. 生理功能

铁是血红蛋白、肌红蛋白、细胞色素酶以及某些呼吸酶的主要成分，在体内参与氧和二氧化碳的转运、交换和组织呼吸过程。铁与红细胞的形成和成熟有关,铁在骨髓造血组织中,进入幼红细胞内,与卟啉结合形成正铁血红素后再与珠蛋白合成血红蛋白。缺铁时,新生的红细胞中血红蛋白量不足,可以影响 DNA 的合成及幼红细胞的分裂增殖,还可以使红细胞寿命缩短,自身溶血增加。

此外,铁还有许多重要功能,如催化促进 β - 胡萝卜素转化为维生素 A,嘌呤与胶原的合成,抗体的产生,脂类在血液中转运以及药物在肝的解毒等。

铁与免疫的关系也比较密切。有研究表明,铁可以提高机体的免疫力,增加中性粒细胞和吞噬细胞的吞噬功能,同时也可使机体的抗感染能力增强。

3. 铁的缺乏与过量

若饮食中可利用的铁长期供给不足,可致体内铁缺乏,最终会导致缺铁性贫血。缺铁性贫血是常见营养缺乏病,特别是婴幼儿、孕妇及乳母更易发生。造成体内缺铁的原因主要是食物中缺铁、铁吸收不良、失血或对铁的需用量增加,其中铁吸收不良是主要原因。

摄入过量的铁将产生慢性或急性铁中毒,慢性中度症状为:肝脏含有大量的铁将导致肝硬化、胰腺纤维化等。急性铁中毒使胃肠道上皮发生严重而广泛的坏死,最终导致死亡。

4. 食物来源和适宜摄入量标准

膳食中动物性食物是铁的良好来源,如动物肝脏、肾、全血、肉类、蛋类等,豆类、干果和一些蔬菜也含丰富的铁。奶中含铁量较少,牛奶中含量更低,所以长期用牛奶喂养的婴儿应注意补铁。

中国营养学会"中国居民膳食铁适宜摄入量(AI)"标准为:成年男性 15mg/d,成年女性 20mg/d,孕中期女性与乳母 25mg/d,孕后期女性 35mg/d。

(三)锌

1. 锌在体内的分布与代谢

锌作为人体必需微量元素广泛分布在人体所有组织和器官,成人体内锌含量约 2.0～2.5g,以肝、肾、肌肉、视网膜、前列腺为高。血液中 75%～85% 的锌分布在红细胞,3%～5% 分布于白细胞,其余在血浆中。

锌的吸收主要在十二指肠和近侧小肠处,吸收率为 20%～30%,仅小部分吸收在胃和大肠。植物性食物中含有的植酸、鞣酸和纤维素等均不利于锌的吸收,而动物性食物中的锌生物利用率较高,维生素 D 可促进锌的吸收。我国居民膳食以植物性食物为主,含植酸和纤维较多,锌的生理利用率一般为 15%～20%。

在正常膳食锌的水平时,粪是锌的排泄主要途径。因此体内锌处于平衡状态时,约 90% 摄入的锌由粪中排出,其余部分由尿、汗、头发中排出或丢失。

2. 生理功能

(1)参加人体内许多金属酶的组成

锌是人机体中 200 多种酶的组成部分,在按功能划分的六大酶类(氧化还原酶类、转移酶类、水解酶类、裂解酶类、异构酶类和合成酶类)中,每一类中均有含锌酶。它们在组织呼吸以及蛋白质、脂肪、糖和核酸等的代谢中有重要作用。

(2)促进机体的生长发育和组织再生

锌是调节基因表达的必需组成部分,因此,缺锌动物的突出症状是生长、蛋白质合成、DNA和 RNA 代谢等发生障碍。在人体,缺锌儿童的生长发生到严重影响而出现缺锌性侏儒症。不论成人或儿童缺锌都能使创伤的组织愈合困难。锌不仅对于蛋白质和核酸的合成,而且对于细胞的生长、分裂和分化的各个过程都是必需的。

(3)促进食欲

动物和人缺锌时,出现食欲缺乏。口服组氨酸以造成人工缺锌时(组氨酸可夺取体内结合于白蛋白的锌,使之从尿中排出,引起体内缺锌),也可引起食欲显著减退。这都证明锌维持正常食欲中的作用。锌缺乏对味觉系统有不良的影响,导致味觉迟钝。

锌可能通过参加构成一种含锌蛋白——唾液蛋白对味觉及食欲起促进作用。

(4)促进性器官和性机能的正常

缺锌大鼠前列腺和精囊发育不全,精子减少,给锌后可使之恢复。已发生睾丸褪变者则不能恢复。在人体,缺锌使性成熟推迟,性器官发育不全,性机能降低,精子减少,第二性征发育不全,月经不正常或停止,应及时给锌治疗。这些症状都好转或消失。

(5)保护皮肤健康

动物和人都可因缺锌而影响皮肤健康,出现皮肤粗糙、干燥等现象。在组织学上可见上皮角化和食道的类角化(这可能部分与硫和粘多糖代谢异常有关,在缺锌动物身上已发现了这种代谢异常)。这时皮肤创伤治愈变慢,对感染的易感性增加。

(6)参加免疫功能过程

根据锌在 DNA 合成中的作用,推测它在参加包括免疫反应细胞在内的细胞复制中起着重要作用。缺锌动物的胸腺萎缩,胸腺和脾脏重量减轻。人和动物缺锌时 T 细胞功能受损,引起细胞介导免疫改变,使免疫力降低。同时缺锌还可能使有免疫力的细胞增殖减少,胸腺因子活性降低,DNA 合成减少,细胞表面受体发生变化。

3. 锌的缺乏与过量

长期锌摄入不足,吸收不良或丢失增加而不能及时补充时,可致锌缺乏症,临床上以慢性缺锌多见,主要表现为生长发育迟缓甚至停滞;食欲减退,嗅觉、味觉迟钝或异常,异食癖;皮肤创伤不易愈合,易感染;头发色素减少,指甲有白斑;第二性征发育障碍,性成熟迟缓,性机能减退,精子产生过少等症状。此外,缺锌时心肌梗塞、肝硬化、顽固性溃疡、白血病、某些肿瘤的发病率增加。

摄入过多的锌可引起中毒,多发于服用过量锌剂或用含锌量很高的容器盛装食品时,表现为恶心、呕吐、上腹疼痛、腹泻和发热,严重的可致贫血、生长停滞。

4. 食物来源与推荐摄入量标准

锌的食物来源很广泛,但动、植物性食物中锌的含量差别很大,吸收利用率也不相同。动物性食物如海产品(牡蛎、鲱鱼含量达 100mg/100g)、肉类、肝脏、蛋类、鱼类等含量高且吸收率高。植物性食物中豆类、干果含量较高,但吸收率均较低。其他植物性食物如谷类、水果等含量普遍较低。

中国营养学会"中国居民膳食锌推荐摄入量(RNI)"为:成年男性 15mg/d,成年女性 11.5mg/d,孕妇在中、晚期增加到 16.5mg/d,乳母为 21.5mg/d。

(四)硒

1. 硒在体内的分布与代谢

成人体内硒的总量在 6～20mg。遍布于人体各组织器官和体液中,其中肾中硒浓度最高,肝脏次之,血液中相对低些。肌肉中的硒占人体总硒量的一半。肌肉、肾脏、肝脏和血液是硒的组织贮存库。

在人体组织内主要以硒和蛋白质结合的复合物形式存在。硒主要在小肠吸收,人体对食物中硒的吸收率为60% ~ 80%。经肠道吸收进入体内的硒经代谢后大部分经尿排出。尿硒是判断人体内硒盈亏状况的良好指标。硒的其他排出途径为粪、汗。

2. 生理功能

(1)构成含硒蛋白与含硒酶的成分

进入体内的硒绝大部分与蛋白质结合,称之为"含硒蛋白"。目前认为,只有硒蛋白有生物学功能,且为机体硒营养状态所调节。起着抗氧化、调节甲状腺激素代谢和维持维生素 C 及其他分子还原态作用等。

(2)抗氧化作用

医学研究发现,许多疾病的发病过程都与活性氧自由基有关。如化学、辐射和吸烟等致癌过程,克山病心肌氧化损伤,动脉粥样硬化的脂质过氧化损伤,白内障形成,衰老过程,炎症发生等无不与活性氧自由基有关。由于硒是若干抗氧化酶的必需组分,它通过消除脂质过氧化物,阻断活性氧和自由基的致病作用,而起到延缓衰老乃至预防某些慢性病的发生。

(3)对甲状腺激素的调节作用

主要通过三个脱碘酶(D1、D2、D3)发挥作用,对全身代谢及相关疾病产生影响。如碘缺乏病、克山病、衰老等。

(4)维持正常免疫功能

适宜硒含量对于保持细胞免疫和体液免疫是必需的。硒在脾、肝、淋巴结等所有免疫器官中都有检出,并观察到补硒可提高宿主抗体和补体的应答能力等。

(5)预防与硒缺乏相关的地方病

目前还没有人或动物"单纯硒缺乏"疾病报道,但有许多与硒缺乏相关的克山病和大骨节病的报告。在硒水平正常地区,从未见克山病和大骨节病病例发生,它们只出现在我国从东北到西南的一条很宽的低硒地带内。1976 年起,在全国各重病区逐步推广硒预防克山病措施,然后未再见有克山病暴发流行。

(6)抗肿瘤作用

在硒具有抗癌作用的人体流行病学干预研究中,目前报道的较有说服力的有三项。一是,在我国江苏省启东县肝癌高发区的 6 年补硒(含亚硝酸钠食盐)干预试验,结果肝癌发病率显著下降。二是,河南省林县的干预试验,结果发现,同时补充 β - 胡萝卜素、硒酵母和维生素 E 组总死亡率下降9%;总癌死亡率下降13%;胃癌死亡率下降20%,但对食管癌无效。三是,美国为期 13 年的补硒双盲干预试验,受试者为有皮肤癌史的患者,结果未能得到原先预期阻止皮肤癌复发效果,但发现服硒组总癌发生率和死亡率以及肺癌、前列腺癌和结直肠癌的发生率均有明显降低。分析发现,个体原先硒水平越低,补硒效果越好。干预试验还发现,每天硒剂量为 $200\mu g$,平均服用 4.5 年,没有出现任何不良反应。

(7)抗艾滋病作用

艾滋病是获得性免疫缺陷综合征(AIDS),由 HIV - 1 病毒感染引起。营养不良会影响氧化应激程度和病毒表达,而加快病程的发展和死亡。给艾滋病儿童补充硒可改善其出现的心脏合并症状。

（8）维持正常生育功能

许多动物实验表明硒缺乏可导致动物不育、不孕和母鸡产卵减少,大鼠精子游动性和授精能力减弱,精子生成停滞等。

3. 硒的缺乏与过量

克山病和大骨节病的发生与缺硒有关。硒的缺乏症如图1-1所示。应注意硒摄入过量会导致中毒。有报道称,硒摄入量达38mg/d时,3～4d内头发会全部脱落。平均摄入硒4.99mg/d的为慢性中毒者,中毒体征主要是指甲变形和头发脱落,严重者会出现麻痹症状,直至死亡。

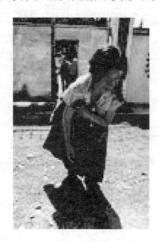 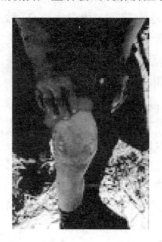

图1-1　硒的缺乏症

4. 食物来源及推荐摄入量标准

动物性食物是硒的良好来源,如肝、肾、肉类及海产品,整粒的谷类也含硒较多,食物中硒的含量受产地土壤中硒含量和可被吸收利用量的影响而差异很大。

中国营养学会"中国居民膳食硒推荐摄入量(RNI)":成年人为50μg/d,孕妇为50μg/d,乳母为65μg/d,可耐受最高摄入量(UL)为400μg/d。

 复习思考题

一、单选题

1. 钙是人体内含量最多的一种矿物质,其中99%集中在(　　　)。

A. 骨骼和牙齿　　　　　　　　　　B. 软组织和细胞外液

C. 骨骼和软组织　　　　　　　　　D. 牙齿和血液

2. 我国成人每日锌的供给量为(　　　)。

A. 20mg　　　　　　B. 15mg　　　　　　C. 30mg　　　　　　D. 40mg

3. 人体常量元素包括下列哪一组? (　　　)

A. 铁、锌、碘、硒　　　　　　　　B. 钙、镁、钾、钠

C. 铁、锌、钾、钠　　　　　　　　D. 钙、镁、碘、硒

4. 下列因素中利于钙吸收的是(　　　)。

A. 植酸   B. 乳糖   C. 草酸   D. 膳食纤维

5. (　　)可促进钙的吸收和重吸收。

A. 维生素 B_2 B. 维生素 D   C. 维生素 C   D. 胡萝卜素

6. 具有消除体内自由基和过氧化物作用的营养素是(　　)。

A. 钙   B. 铁   C. 硒   D. 碘

7. 蛋白质合成过程中氨基酸活化所需的矿物质元素为:(　　)。

A. 锰   B. 镁   C. 锌   D. 铜

8. 身体中储存铁量最多的是(　　)。

A. 脾   B. 肝   C. 骨髓   D. 肾

9. 铁的排泄主要通过(　　)。

A. 粪   B. 尿   C. 汗   D. 皮肤

10. 与维生素 E 有同抗氧化作用的是(　　)。

A. 磷   B. 硫   C. 碘   D. 硒

11. 硒在人体中浓度较高的组织是(　　)。

A. 肺   B. 肝   C. 血   D. 心

12. 与味觉有关的矿物质是(　　)。

A. 碘   B. 钙   C. 铁   D. 锌

13. 判断体内硒盈亏的良好指标是(　　)。

A. 汗硒   B. 血硒   C. 发硒   D. 尿硒

14. 女性青少年月经初潮,铁丢失增加,易引起青春期缺铁性贫血,铁的 AI 为(　　)mg/d。

A. 10～15   B. 15～18   C. 18～25   D. 30

二、简单题

1. 哪些元素已证实是人体的必需微量元素?

2. 哪些元素可能是人体的必需微量元素?

3. 哪种元素是常量元素?

4. 哪些物质有助于钙的吸收?

5. 钙的主要生理功能有哪些?

6. 哪些元素可使神经肌肉兴奋性增高?

7. 铁从铁蛋白中释出进入需要铁的组织中需要哪些物质的参与?

8. 铁在哪种人体组织分布最多?

9. 哪种食物中铁含量最丰富?

10. 哪些物质不利于锌的吸收?

11. 哪些物质促进锌的吸收?

12. 锌的主要生理功能有哪些?

13. 锌在哪种人体组织中浓度最高?

14. 硒的主要生理功能有哪些?

15. 哪种矿物质参与谷胱甘肽过氧化物酶的组成?

第六节　人体对维生素的需要

维生素是维持机体正常生理功能及细胞内特异代谢反应所必需的一大类有机化合物。维生素既不是机构组织的构成成分,也不能供给能量。主要存在于天然食物当中,人体不能合成,机体对维生素的需要量甚微。

一、维生素的分类

维生素按其溶解度可分为脂溶性维生素和水溶性维生素。脂溶性维生素包括维生素 A、维生素 D、维生素 E、维生素 K 四种;水溶性维生素有 B 族维生素(主要包括维生素 B_1、维生素 B_2、维生素 B_6、维生素 B_{12}、维生素 PP、叶酸、胆碱等)和维生素 C。目前临床应用较多的还有类维生素物质,如生物类黄酮、肉毒碱、乳清酸、辅酶 Q、牛磺酸等,这类物质具有维生素的生理活性。

虽然各种维生素具有不同的结构及生理功能,但多以辅酶的形式参与机体重要的生理过程。

维生素缺乏有原发性缺乏和继发性缺乏两种。造成机体维生素缺乏的常见原因有摄入量不足、吸收利用率降低、需要量增加等。对维生素缺乏症患者,如果能给予及时、适当的补充,病情可以很快得到控制。

二、重要维生素

(一)维生素 A 和类胡萝卜素

1. 理化性质

维生素 A 又称视黄醇,仅存在于动物性食物中。在动物体内以两种形式存在,即视黄醇(A_1)和脱氢视黄醇(A_2),而棕榈酸视黄酯是主要的储存形式。在体内视黄醇可以被氧化为视黄醛,视黄醛可进一步氧化为视黄酸。视黄醛是维生素 A 的主要活性形式。类胡萝卜素存在于植物体内,一些类胡萝卜素在人体内可以有效地转变为维生素 A。

维生素 A 与胡萝卜素均溶于脂肪及大多数有机溶剂中,不溶于水。天然存在于动物性食品中的维生素 A 是相对稳定的,一般烹调和罐头加工都不易破坏。但视黄醇及其同系物在氧的作用下,极不稳定,仅以弱氧化剂即可将视黄醇氧化,紫外线能促进这种氧化过程的发生。在无氧条件下,视黄醛对碱稳定,但在酸中不稳定。油脂在酸败过程中,其所含的维生素 A 会受到严重的破坏,食物中含有的磷脂、维生素 E 及其他抗氧化物质,均有提高维生素 A 稳定性的作用。

2. 吸收和代谢

食物中的维生素 A 在小肠经胰液或小肠细胞刷状缘中的视黄酯水解酶分解为游离型后进入小肠细胞。维生素 A 和类胡萝卜素在小肠内的吸收过程是不同的。类胡萝卜素的吸收方式为物理扩散性,吸收量与肠内浓度相关。维生素 A 则为主动吸收,需要消耗能量,吸收速率比类胡萝卜素快 7～30 倍。维生素 A 在体内的半衰期平均为 128～154d。

3. 生理功能

维生素 A 的生理功能可归纳为以下几个方面：

（1）参与眼球视网膜内视紫质的合成和再生（图1-2），维持正常视觉，防治夜盲症。

眼的光感受器是视网膜中的杆状细胞和锥状细胞，在这两种细胞中都存在着对光敏感的色素，而这些色素的形成和表现出生理功能均有赖于适量维生素 A 的存在。暗适应时间长短决定于照射光的波长、强度和时间。若将光照条件固定，则暗适应的快慢决定于机体内维生素 A 的充足与否。若维生素 A 充足，则视紫红的再生快而完全，若维生素 A 缺乏，则视紫红的再生慢而不完全，于是产生夜盲症。

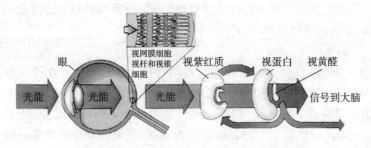

眼　视网膜细胞视杆和视锥细胞　视紫红质　视蛋白　视黄醛
光能　光能　光能　信号到大脑

图1-2　视黄醇参与视觉形成中的循环过程

（2）促进上皮细胞的生长发育和代谢，维持上皮细胞的功能健全。

近年来，通过体外实验证明肝脏中存在着一种含视黄醇-磷酸-甘露糖的糖脂，说明维生素 A 可能通过糖基转移酶的作用，影响黏膜细胞中糖蛋白的生物合成，因此维生素 A 不足可以影响黏膜的正常结构。

（3）维持人体的正常生长发育，维持正常免疫功能。

维生素 A 可促进蛋白质的生物合成及骨细胞的分化，加速生长，并能增强机体低抗力。维生素 A 缺乏的儿童较正常儿童发育迟缓、易患贫血、传染病和引起死亡，其发病程度与维生素 A 缺乏程度直接相关。如果补充维生素 A 至一定量则可使生长加快，疾病死亡率比同样缺乏维生素 A 的下降30%～40%。

（4）对生殖系统功能具有一定的影响。

动物实验表明，雌性大鼠由于缺乏维生素 A 致输卵管上皮细胞发育不良而出现排卵障碍；雄性大鼠输精管上皮变性，睾丸重量下降，精子和精原细胞消失。此外，维生素 A 缺乏引起活性下降的各种酶中有些是合成类固醇所必需的。

（5）具有防止多种上皮细胞肿瘤发生、发展作用。

维生素 A 可促进上皮细胞正常的分化，抑制癌变。维生素 A 可降低3,4-苯并芘对大鼠肝、肺的致癌作用，也可抑制亚硝胺对食道的致癌作用。为此，一种维生素 A 类似物1,3-顺视黄酸在临床上已被用于预防与上皮组织有关的癌症，如皮肤癌、肺癌、膀胱癌、乳腺癌等，还用于治疗急性粒细胞性白血病。

（6）抗氧化作用（类胡萝卜素）。

类胡萝卜素的重要化学特征之一是猝灭单线态氧特性。单线态氧的反应活性远大于空气中的氧，能与细胞中的许多成分相互作用产生多种氧化产物。类胡萝卜素与单线态氧相互作用，生成类胡萝卜素氧化物，后者随即向周围溶液释放能量。因此，类胡萝卜素具有清除细胞内强氧化剂的作用。

4. 维生素 A 的缺乏症和过多症

（1）缺乏症

图 1 – 3　毛囊角化症

首先出现暗适应能力降低以及夜盲症。然后出现一系列影响上皮组织正常发育的症状，如毛囊角化症，如图 1 – 3 所示。皮肤出现棘状丘疹，异常粗糙。引起干眼病。进一步发展，则可成为角膜软化及角膜溃疡，还可出现结膜皱折和毕脱氏斑。

此外，由于呼吸道上皮细胞的角化和失去纤毛，可使呼吸道的抵抗力降低，易被细菌侵袭，特别是儿童可因此而引起支气管肺炎，严重时，可导致死亡。

（2）过多症

摄入大剂量维生素 A 可引起急性、慢性及致畸毒性。急性毒性产生于一次或多次连续摄入成人膳食推荐摄入量（RNI）的 100 倍，或儿童大于其 RNI 的 20 倍。慢性中毒比急性中毒常见，维生素 A 使用剂量为其 RNI 的 10 倍以上时可发生。主要症状为厌食、过度兴奋、长骨末端外周部分疼痛、肢端动作受限制、头发稀疏、肝肿大、肌肉僵硬和皮肤瘙痒症。维生素 A 中毒还可使肝脏造成不可恢复的损伤，导致肝细胞坏死、纤维化和肝硬化。

每人每天摄入 75 000 ~ 500 000IU（22 500 ~ 150 000 μg）3 ~ 6 个月后，即可出现上述中毒现象。孕妇在妊娠早期每天大剂量摄入（7 500 ~ 45 000 μgRE），娩出畸形儿相对危险度为 25.6，但大多数系摄入纯维生素 A 制剂引起，通过普通食物一般不会引起维生素 A 过多症。

5. 食物来源和推荐摄入量标准

维生素 A 只存在于动物性食物中，尤其是动物的肝脏、鱼类、蛋类和奶类含量丰富；胡萝卜素只来自植物性食物，尤其是深绿、黄、红色的蔬菜和水果含量丰富，如图 1 – 4 所示；鱼肝油，合成维生素 A 可作为补充来源。

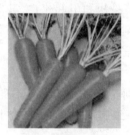 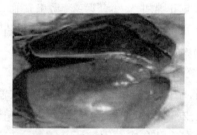

图 1 – 4　富含胡萝卜素的食物

视黄醇当量（μgRE）= 视黄醇（μgRE）+ β – 胡萝卜素 × 1/6 + 其他维生素 A 原 × 1/12

中国营养学会的"中国居民膳食维生素 A 推荐摄入量（RNI）"为：成年男性 800 μgRE，成年女性 700 μgRE。成年人 UL 值为 3 000 μg/d，孕妇 UL 值为 2 400 μg/d，儿童 UL 值为 2 000 μg/d。

（二）维生素 D

1. 理化性质

维生素 D 是以维生素 D_2 和维生素 D_3 最为常见。在阳光或紫外线的照射下，存在于大多数高级动物的表皮或皮肤组织中的前体，7 – 脱氢胆固醇可经过光化学反应转化为维生素 D_3；维

生素 D_2 是由酵母菌或麦角中的麦角固醇经紫外线照射而产生。哺乳动物对维生素 D_3 和维生素 D_2 的利用无差别。

维生素 D 为脂溶性维生素,溶于脂肪与脂肪溶剂,在中性及碱性条件下对热稳定,如在 130℃ 加热 90min,仍能保持其活性,但光及酸能促使其异构化。维生素 D 的油溶液加抗氧化剂后稳定。过量辐射照射,可形成少量具毒性的化合物。

2. 吸收和代谢

维生素 D 时刻在参与体内钙和矿物质平衡的调节。人类所需维生素 D 从两个途径获得,即在皮肤中形成和经口从食中获得。如果将皮肤置于阳光下进行紫外线照射,在表皮和真皮中所含有的许多 7 – 脱氢胆固醇会产生光化学反应,并形成前维生素 D_3,一旦前维生素 D_3 在皮肤内形成,它将依靠温度缓慢地转化为维生素 D_3,这一过程至少要 3d 才能完成。然后,维生素 D 结合蛋白把维生素 D_3 从皮肤输送到循环系统。经口摄入的维生素 D 在胆汁的帮助下,与脂肪一起小肠吸收。

从膳食和皮肤两条途径获得的维生素 D_3 与血浆 α – 球蛋白结合,60% ~80% 被肝脏接受,并在肝脏内经维生素 D_3 – 25 羟化酶催化形成 $25 – (OH)_2 – D_3$,然后再转运至肾脏,转化为 $1,25 – (OH)_2 – D_3$ 及 $24,25 – (OH)_2 – D_3$。维生素 D 的大量生物学效应是通过其代谢产物 $1,25 – (OH)_2 – D_3$ 而发生的。维生素 D 在体内的代谢过程见图 1 – 5。

维生素 D 主要储存在脂肪组织中,其次是肝脏,大脑、肺、脾、骨和皮肤也有少量存在。维生素 D 分解代谢主要在肝脏,口服维生素 D 从皮肤获得者易于分解。维生素 D 的主要排泄途径是通过胆汁入肠,从粪便中排出,少量(2% ~4%)从尿中排出。

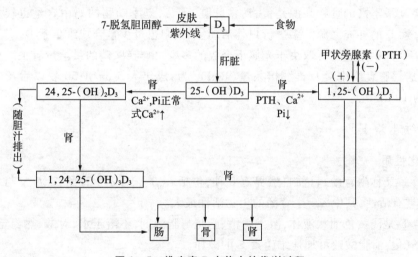

图 1 – 5 维生素 D 在体内的代谢过程

3. 生理功能

(1)促进小肠黏膜合成钙结合蛋白(CaBP),增加肠道对钙的吸收。

(2)促进成骨细胞的增殖和碱性磷酸酶的合成,促进骨钙素的合成,使其与羟磷灰石分子牢固结合构成骨实质,此外,还促进骨质吸收,使旧骨溶解释放钙/磷,增加细胞外液钙磷浓度,利于钙盐沉着。

(3)增加肾小管对钙、磷的重吸收,减少尿钙、尿磷排出,有利于骨的钙化。

4．缺乏症和过多症

（1）缺乏症

缺乏维生素 D 导致肠道对钙和磷的吸收减少,肾小管对钙和磷的重吸收降低,造成骨髓和牙齿的异常矿化,继而使骨骼畸形。主要缺乏症为:

①佝偻病:维生素 D 缺乏,骨髓不能正常钙化,变软,易弯曲,畸形,同时影响神经、肌肉、造血、免疫等组织器官的功能。多见于婴幼儿,见图 1-6。

②骨软化症:易发于成人,特别是妊娠、哺乳的妇女和老年人。主要表现为骨软化,易折断。初期腰背部、腿部不定位的时好时坏的疼痛,常在活动时加剧;严重时造成骨骼脱钙,骨质疏松,有自发性、多发性骨折。

（2）过多症

摄入维生素 D 过多,可引起维生素 D 过多症,成年人每天摄入 100 000IU 或儿童摄入 40 000IU 即可发生。维生素 D 过多症的临床表现为食欲下降、恶心呕吐、腹泻头痛、多尿和由此引起的极度烦渴。慢性中毒会出现体重减轻、皮肤苍白、便秘和腹泻交替发生、发热以及骨化过度。如每天摄入量超过 50 μg(相当于规定标准的 5 倍),则会产生高钙血症和肾结石。

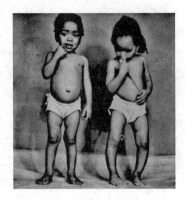

图 1-6　儿童佝偻病

5．食物来源和推荐摄入量标准

维生素 D 最丰富的食物来源是鱼、动物肝脏、蛋黄,夏季动物的奶中含量也较多。鱼肝油可作为维生素 D 的补充来源。多进行户外活动、晒太阳也可少量合成维生素 D。

维生素 D 的供给量主要取决于光照下合成的多少,也与钙、磷的供给量有关。中国营养学会的"中国居民膳食维生素 D 推荐摄入量(RNI)"为:成年人 5 μg/d,50 岁以后及中晚期孕妇和乳母均为 10 μg/d。

（三）维生素 E

1．理化性质

维生素 E 又称生育酚,目前自然界有 8 种,包括 α、β、γ 与 δ 生育酚,α、β、γ 与 δ 三烯生育酚,它们都具有活性,其中 α-生育酚的生物活性最大。

维生素 E 是浅黄色油状液体,溶于酒精、脂肪与脂溶剂,不溶于水,对酸、热稳定,遇碱不稳定,易发生氧化,油脂酸败可加速维生素 E 的破坏。

2．吸收和代谢

膳食中维生素 E 主要由 α-生育酚和 γ-生育酚组成,在正常情况下,吸收率为 20%～25%。由于维生素 E 的疏水性,它的吸收类似膳食脂肪,影响脂肪吸收的因素也影响其吸收。维生素 E 酯在吸收前需先经胰酯酶和肠黏膜酯酶的水解,吸收方式主要是被动扩散,也可以完整的微团穿入肠黏膜细胞内而被吸收。游离的 α-生育酚和 γ-生育酚一旦进入肠细胞内,即与膳食脂质消化的其他产物,以及由肠细胞产生的载脂蛋白掺入乳糜微粒,通过淋巴进入体循环。肝脏具有迅速更新维生素 E 的储存功能,因而维生素 E 在肝脏的储存不多。脂肪组织是维生素 E 的一个长期储存场所,但在脂肪组织中维生素 E 积存慢,释出也慢。肌肉是生育酚在体内储存的重要场所。维生素 E 几乎只存在于脂肪细胞的脂肪滴、所有细胞膜和血循环中的脂蛋白中。

3. 生理功能

维生素 E 的生理功能可以概括为以下几个方面：

（1）抗氧化作用

维生素 E 是一种很强的抗氧化剂，在体内可保护细胞免受自由基损害。维生素 E 与超氧化物歧化酶、谷胱甘肽过氧化物酶一起构成体内抗氧化系统，保护细胞膜（包括细胞器膜）中多不饱和脂肪酸、膜的富含巯基的蛋白质成分及细胞骨架和核酸免受自由基的攻击；维生素 E 可以防止维生素 A、维生素 C 的氧化，保证它们在体内有正常功能；还可保护神经系统、骨骼肌和眼视网膜等免受氧化损伤。

（2）提高运动能力、抗衰老

维生素 E 能保护血管，改善血流状况，增强精神活力，提高运动能力；维生素 E 可延长红细胞的寿命，有抑制分解代谢酶的作用；维生素 E 可减少褐脂质（细胞内某些成分被分解后的沉积物）的形成，并能保护 T 淋巴细胞，从而保护人体免疫功能。

（3）抗动脉粥样硬化

充足的维生素 E 可抑制细胞膜脂质的过氧化反应，增加 LDL 的抗氧化能力，减少 LDL 的产生，保护 LDL 免受氧化。维生素 E 还有抑制血小板在血管表面凝集和保护血管内壁的作用，因而被认为有预防动脉粥样硬化和心血管疾病的作用。

（4）对免疫功能的作用

维生素 E 对维持正常的免疫功能，特别是对 T 淋巴细胞的功能很重要。老年人群补充维生素 E，免疫细胞的活性增强。由于维生素 E 与免疫功能和吞噬功能有关，因此维生素 E 可能对肿瘤的防治起作用。

（5）对胚胎发育和生殖的作用

目前尚未找到维生素 E 对人类生殖作用的证据。但妇女妊娠期间，维生素 E 的需要量随妊娠月份增加而增加；也发现妊娠异常时，其相应妊娠月份时的血浆 α-生育酚浓度比正常孕妇低。因此孕妇可以补充小剂量（50mg/d）维生素 E。

（6）对神经系统和骨骼肌的保护作用

维生素 E 有保护神经系统、骨骼肌、视网膜免受氧化损伤的作用。人体神经肌肉系统的正常发育和视网膜的功能维持需要充足的维生素 E。维生素 E 在防止线粒体和神经系统的轴突膜受自由基损伤方面是必需的。

（7）调节体内某些物质的合成

维生素 E 通过嘧啶碱基参与 DNA 生物合成过程，且与辅酶 Q 的合成有关。

另外，维生素 E 抑制含硒蛋白、非血红蛋白的含铁蛋白等的氧化；保护脱氢酶中的巯基不被氧化，或不与重金属离子发生化学反应而失去作用；维生素 E 在酸性环境中破坏亚硝基离子的反应较快，在胃中阻断亚硝胺生成较维生素 C 更有效。

4. 缺乏症与过多症

（1）缺乏

维生素 E 缺乏时，常伴随细胞膜脂质过氧化作用增强。尤其是当细胞膜暴露在氧化剂的应激状态下，细胞会很快发生损伤和坏死，并释放脂质过氧化的副产物，吸引炎性细胞和吞噬细胞的聚集和细胞胶原蛋白的合成。

早产儿出生时血浆和组织中维生素 E 水平很低,而且消化器官不成熟,多有维生素 E 的吸收障碍,往往容易出现溶血性贫血,肌内注射维生素 E 可以改善症状。流行病学调查显示,维生素 E 和其他抗氧化剂摄入量低以及血浆 α - 生育酚(α - TE)水平低下,患肿瘤、动脉粥样硬化、白内障等疾病的危险性增加。

（2）过量

维生素 E 的毒性相对较小,大多数成人都可以耐受每日口服 100 ~ 800mg 的维生素 E,而没有明显的毒性症状和生化指标改变。有证据表明,人体长期摄入 1 000mg/d 以上的维生素 E 有可能出现中毒症状,如视觉模糊、头痛和极度疲乏等。有学者建议成人维生素 E 摄入量不应超过 1 000mg/d。使用抗凝药物或有维生素 K 缺乏的人,在没有密切医疗监控情况下不宜使用维生素 E 补充剂,因为有增加出血致命的危险。早产儿对补充维生素 E 的不良反应敏感,因此必须在儿科医生的监控下使用。

5. 食物来源和推荐摄入量标准

维生素 E 主要存在于各种植物性食物中,特别是油料种子和植物油中,如豆油 93.1mg/100g、玉米油 83mg/100g、棉籽油 86.5mg/100g、花生油 42.1mg/100g。某些谷类、坚果、蔬菜、动物肝脏、肉、蛋、奶等也含一定量的维生素 E。

维生素 E 的供给量与膳食成分有关,特别是不饱和脂肪酸的含量有关,此类物质摄入越多,维生素 E 的需用量越大。此外,服用避孕药物、阿司匹林药物、饮酒及酒精性饮料时需增加维生素 E 的供给量。中国营养学会的"中国居民膳食维生素 E 适宜摄入量(AI)"为:成年人 14mg/d,可耐受最高摄入量(UL)为 800mg/d。

（四）维生素 B_1

1. 理化性质

维生素 B_1 又称硫胺素、抗脚气病因子、抗神经炎因子等,是维生素中发现最早的一种。由嘧啶环和噻唑环结合而成的一种 B 族维生素。维生素 B_1 对氧气稳定,比较耐热,在酸性介质中极其稳定,在 pH 3 时,即使高压蒸煮至 140℃经一小时也很少破坏;在碱性介质中则对热极不稳定,在 pH 大于 7 的情况下煮沸,可以使其大部分或全部破坏;甚至在室温下储存,也可逐渐破坏。故在煮粥、煮豆或蒸馒头时,若加入过量的碱,维生素 B_1 会大量损失。亚硫酸盐在中性及碱性介质中能加速维生素 B_1 的分解破坏。

2. 吸收和代谢

食物中的维生素 B_1 有三种形式,即游离形式、硫胺素焦磷酸酯和蛋白磷酸复合物。结合形式的维生素 B_1 在消化道裂解后被吸收,吸收的主要部位是空肠和回肠,浓度高时为被动扩散,浓度低时为主动吸收。在小肠的维生素 B_1 被磷酸化后,经门静脉被运送到肝脏,然后经血转运到各组织。维生素 B_1 由尿排出,不能被肾小管再吸收,由尿排出的多为游离型。

3. 生理功能

（1）构成辅酶,维持体内正常代谢

维生素 B_1 在硫胺素焦磷酸激酶的作用下,与三磷酸腺苷(ATP)结合形成焦磷酸硫胺素(TPP)。TPP 是维生素 B_1 的活性形式,在体内构成 α - 酮酸脱氢酶体系和转酮醇酶的辅酶。

（2）抑制胆碱酯酶的活性,促进胃肠蠕动

维生素 B_1 可抑制胆碱酯酶对乙酰胆碱的水解。乙酰胆碱有促进胃肠蠕动作用。维生素 B_1

缺乏时胆碱酯酶活性增强,乙酰胆碱水解加速,因而胃肠蠕动缓慢,腺体分泌减少,食欲减退。

（3）对神经组织的作用

维生素 B_1 对神经组织的确切作用还不清楚。只是发现在神经组织以 TPP 含量最多,大部分位于线粒体,10% 在细胞膜。目前认为硫胺素三磷酸酯(TTP)可能与膜钠离子通道有关,当 TTP 缺乏时渗透梯度无法维持,引起电解质与水转移。

4. 缺乏症

由于长期食用加工过精的白米、面粉,缺少粗杂粮和多种副食的合理补充等原因可引起机体维生素 B_1 缺乏。维生素 B_1 缺乏引起的疾病称脚气病,主要影响心血管系统和神经系统,临床上根据年龄差异分为成人脚气病和婴儿脚气病。成人脚气病表现为疲倦、下肢软弱无力和沉重感、体重下降、消化不良和便秘,见图 1-7。此外,还可有头痛、失眠、不安、易怒、工作能力下降、健忘等神经系统症状和心电图异常表现。婴儿脚气病多发生于出生 2~5 个月、由缺乏硫胺素的母乳喂养的婴儿。发病急、症状涉及消化、泌尿、循环和神经系统,误诊时可导致婴儿死亡。

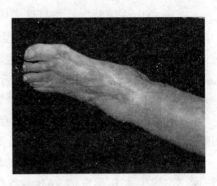

图 1-7　成人脚气病

5. 食物来源和推荐摄入量标准

维生素 B_1 在食物中的分布非常广泛,但含量有很大差别。动物的心、肝、肾、脑含量较高。豆类、花生及未加工的谷类、干果、硬果等含量也较高,蔬菜、水果、蛋类、奶类含量较低。食物中维生素 B_1 的含量与食物的碾磨程度、水洗次数、烹调方法、加热时间长短、酸碱度等有很大关系。

维生素 B_1 供给量应与机体总能量的生成量成正比。总能量的生成量又取决于糖代谢。因此,每日膳食中糖类含量越高,生成的能量越多,则维生素 B_1 的需用量也越多。中国营养学会的"中国居民膳食维生素 B_1 推荐摄入量(RNI)"为:成年男性 1.4mg/d,成年女性 1.3mg/d。

（五）维生素 B_2

1. 理化性质

维生素 B_2 又名核黄素,是由异咯嗪与核糖所组成,并有很多同系物。纯核黄素是橙黄色的晶体并有高强度的荧光,有苦味,但几乎无气味;微溶于水;在中性和酸性溶液中对热稳定,但在碱性溶液中不稳定,易于分解破坏。游离核黄素对光特别是紫外线高度敏感,在碱性条件下被光降解为无生物活性的光黄素,在酸性条件下,被光降解为光色素。因此人工合成的核黄素应存放在深色玻璃瓶中。食物中的核黄素多以结合型(辅酶衍生物的形式)存在,结合型核黄素对光稳定。

2. 吸收和代谢

维生素 B_2 在食物中多与蛋白质形成复合物,即黄素蛋白,在消化道内经蛋白酶、焦磷酸酶水解为游离核黄素后在小肠上部被主动吸收。胃酸及胆盐有利于核黄素的释放,是促进其吸收的重要因素,而抗酸剂氢氧化铝和氢氧化镁等则抑制核黄素的吸收;饮酒可干扰食物的消化,影响食物中核黄素消化游离核黄素,也阻碍该维生素的直接吸收。吸收的维生素 B_2 在肠壁,部分在肝脏、血液中磷酸化。维生素 B_2 在体内大多数以辅酶形式储存于血液、组织中,体内组织储存它能力很有限。当人体摄入大量维生素 B_2 时,肝、肾中维生素 B_2 的量常明显增加,并有一定量以游离形式从尿中排出。影响维生素 B_2 排泄的因素很多,除维生素 B_2 的摄入量外,当蛋白质的摄入量减少、长期服用维生素 B_2 等均会使其排出的量增加。此外,哺乳动物还通过乳汁排出维生素 B_2,从汗中排出的维生素 B_2 约为摄入量的3%。维生素 B_2 在体内耗竭时间为 $60 \sim 180d$。

3. 生理功能

维生素 B_2 以辅酶形式参与许多代谢中的氧化还原反应,在细胞呼吸链的能量产生中发挥作用,或直接参与氧化反应,或参与复杂的电子传递系统。

(1)参与体内生物氧化与能量生成。维生素 B_2 在体内以黄素腺嘌呤二核苷酸(FAD)、黄素单核苷酸(FMN)与特定蛋白质结合,形成黄素蛋白,通过三羧酸循环中的一些酶及呼吸链等参与体内氧化还原反应与能量生成。

(2)FAD 和 FMN 分别作为辅酶参与色氨酸转变为烟酸和维生素 B_6 转变为磷酸吡哆醛的过程。

(3)FAD 作为谷胱甘肽还原酶的辅酶,参与体内抗氧化防御系统,维持还原性谷胱甘肽的浓度。由维生素 B_2 形成的 FAD 被谷胱甘肽还原酶及其辅酶利用,并有利于稳定其结构,还原型烟酰胺腺嘌呤二核苷酸磷酸(NADPH)在一磷酸己糖旁路中由葡萄糖 – 6 – 磷酸脱氢酶产生,谷胱甘肽还原酶在 NADPH 消耗时,将氧化型谷胱甘肽(GSSG)转化为还原型谷胱甘肽(GSH),恢复其还原作用。

(4)与细胞色素 P450 结合,参与药物代谢,提高机体对环境应激适应能力。

4. 缺乏症

维生素 B_2 缺乏症又名核黄素缺乏症,以阴囊炎、唇炎、舌炎和口角炎为主要表现的临床综合征。吸烟会导致维生素 B_2 大量流失,严重缺乏时会引发眼疾"红眼"。

5. 食物来源与推荐摄入量标准

富含维生素 B_2 的食物主要有动物肝、心、肾及蛋黄、奶类、鳝鱼等,绿叶蔬菜和豆类中含量也较高,谷类中含量一般较少。某些野菜(如荠菜)中也含有丰富的维生素 B_2。

中国营养学会"中国居民膳食维生素 B_2 推荐摄入量(RNI)"为:成年男性 1.4mg/d,成年女性 1.2mg/d。

(六)维生素 C

1. 理化性质

维生素 C 又名抗坏血酸,是一种含 6 个碳的 α – 酮基内酯的弱酸,带有明显的酸味。自然界存在有 L – 型、D – 型两种,D – 型无生物活性。维生素 C 是一种白色结晶,具有强还原性,干燥时十分稳定,但在溶液中不稳定,维生素 C 极易溶于水,稍溶于丙酮与低级醇类,不溶于脂溶剂中。遇空气、热、光、碱性物质、氧化酶及铜、铁离子时极易被氧化破坏。酸性环境、冷藏以及防止暴露于空气中,可以使食品中维生素 C 被破坏的速度缓慢。抗坏血酸氧化后成为脱氢型抗坏血酸,仍具有生理活性,在有供氢体存在时,可以接受 2 个氢原子而转变为抗坏血酸,但是如果进一步氧化分解,则会失去生理活性。

2. 吸收和代谢

食物中的维生素 C 主要在人体小肠上段吸收,吸收量与其摄入量有关,维生素 C 一旦被吸收,就分布到体内所有的水溶性结构中,并可逆浓度梯度被转运至细胞并储存。正常情况下,维生素 C 绝大部分在体内经代谢分解成草酸,再与硫酸结合生成抗坏血酸 - 2 - 硫酸由尿排出,另一部分可直接由尿排出体外。一般摄入的水平,维生素 C 几乎没有被代谢为 CO_2,但是摄入过量时,约2%的维生素 C 被分解为 CO_2 通过呼吸由肺排出。此外,汗和粪便也有少量维生素 C 排出。

3.生理功能

(1)维持细胞正常的能量代谢

维生素 C 在体内可以可逆性氧化还原,因此可能参与呼吸链的工作。在组织中,还原型抗坏血酸及氧化型抗坏血酸之间在酶存在下维持着动态平衡,这可能是维持细胞正常的能量代谢和调节细胞内氧化还原电位的一种方法。

(2)促进胶原组织的合成

胶原细胞是体内的结缔组织、骨及毛细血管的重要构成成分,而在创伤愈合时,结缔组织的生成是其前提。在胶原组织合成过程中,前胶原 α - 肽链上的脯氨酸与赖氨酸要经过羟化变成羟脯氨酸及羟赖氨酸残基后才能进一步合成有效组织正常的三级结构。维生素 C 是胶原脯氨酸羟化酶及胶原赖氨酸羟化酶维持活性所必须的辅助因子,当维生素 C 缺乏时,羟化酶活性下降,胶原纤维合成受阻,可造成伤口愈合缓慢,血管壁脆性增强,牙齿易松动等。

(3)参与机体的造血机能

维生素 C 可使铁在消化道呈亚铁状态,并以其氧化还原能力,提高机体对铁的吸收,故可预防营养性贫血;另外维生素 C 还具有将叶酸转变成活性型(四氢叶酸)的能力,对预防巨幼红细胞贫血有积极意义。

(4)抗氧化作用

维生素 C 还原性很强,可以直接与氧化剂作用,因而可保护其他物质不被氧化破坏(如对维生素 A、维生素 E 及维生素 B 等的保护作用),在仪器加工中常作抗氧化剂使用。维生素 C 在体内的氧化还原作用与巯基(—SH)、双硫键(—S—S—)系统相联系,由于维生素 C 的还原作用,可使—S—S—还原为—SH,从而提高体内—SH 水平。已知—SH 在体内与其他抗氧化剂如谷胱甘肽一起清除自由基,阻止脂质过氧化以及某些化学物质的危害作用。维生素 C 还能使红细胞中的高铁血红蛋白(MetHb)还原为血红蛋白(Hb),使其恢复对氧的运输。

(5)解毒作用

维生素 C 对铅化物、砷化物、苯及细菌毒素等具有解毒作用,故临床上维生素 C 是常用的解毒剂之一。另外,维生素 C 还具有抗癌作用,它可以阻断亚硝胺在体内的合成。

(6)维持心肌功能、预防心血管疾病

维生素 C 能促进心肌利用葡萄糖及肌糖原合成,并有扩张冠状动脉的作用;维生素 C 可在体内将胆固醇转变为能溶于水的硫酸盐而增加其排泄,也可催化肝中胆固醇的羟化作用,促进其形成胆酸,从而降低血胆固醇含量。故临床上冠心病病人要给予维生素 C。

此外,肾上腺皮质激素的合成与释放也需维生素 C 的参与。

4.缺乏症

长期维生素 C 摄入不足可引起坏血病。其主要表现为:初始可出现食欲不振、全身乏力、齿龈浮肿或出血及肌肉、关节疼痛,继而和出现皮下和骨膜出血、全身有出血点;严重缺乏时,可发生内脏和黏膜出血、便血、血尿和贫血等,可因大量出血而死亡。

5. 食物来源和推荐摄入量标准

维生素 C 的主要来源为新鲜蔬菜和水果,绿叶蔬菜(如油菜、卷心菜、菠菜等)、辣椒、青椒、蒜苗、香椿、雪里红、番茄等蔬菜中含量高。酸枣、鲜枣、山楂、橘子、柠檬、柚子等水果中含量也较高。但因储存、加工的方式不同,维生素 C 的损失程度也不同。

中国营养学会"中国居民膳食维生素 C 推荐摄入量(RNI)"为:成年人 100mg/d。

 复习思考题

一、单选题

1.一分子 β – 胡萝卜素在体内分解,可形成( )分子维生素 A。

A. 1　　　　　　B. 2　　　　　　C. 3　　　　　　D. 4

2.维生素 A 在人体的那个部位被吸收?( )

A. 胃　　　　　　B. 小肠　　　　　　C. 肝　　　　　　D. 大肠

3.当缺少( )时,暗适应恢复时间延长,严重时可产生夜盲症。

A. 蛋白质　　　　B. 维生素 A　　　　C. 维生素 D　　　　D. 脂肪

4.中国营养学会推荐成人维生素 A 的膳食参考摄入量为( )。

A. 男性为 $800\mu gRE/d$,女性为 $700\mu g/d$

B. 男性为 $700\mu gRE/d$,女性为 $700\mu g/d$

C. 男性为 $800\mu gRE/d$,女性为 $800\mu g/d$

D. 男性为 $700\mu gRE/d$,女性为 $800\mu g/d$

5.胡萝卜素在下列哪些食物中含量较高?( )

A. 肝脏　　　　　B. 鱼肝油　　　　C. 动物性食物　　　D. 有色蔬菜

6.易在体内蓄积的维生素是( )。

A. 维生素 C　　　B. 维生素 B_1　　　C. 维生素 A　　　D. 维生素 B_6

7.被称为抗佝偻病维生素的维生素是( )。

A. 维生素 A　　　B. 维生素 E　　　C. 维生素 D　　　D. 维生素 C

8.维生素 D 在人体内的活性形式主要为( )。

A. 维生素 D_1　　B. 维生素 D_2　　C. 维生素 D_3　　D. 维生素 D

9.下列维生素 E 的形式中哪种生物活性最高?( )

A. α – 生育酚　　B. β – 生育酚　　C. γ – 生育酚　　D. δ – 生育酚

10.血浆中维生素 E 由下列哪个蛋白质携带至各个组织?( )

A. β – 脂蛋白　　B. γ – 脂蛋白　　C. α – 脂蛋白　　D. 脂蛋白

11.可以作为天然抗氧化剂的维生素为( )。

A. 维生素 A　　　B. 维生素 D　　　C. 维生素 E　　　D. 维生素 B

12.当缺乏哪种营养素时,会产生溶血性贫血?( )

A. 维生素 A　　　B. 维生素 D　　　C. 维生素 E　　　D. 维生素 C

13.中国营养学会建议,成年男女膳食维生素 E 适宜摄入量(AI)为( )。

A. 12mg/d   B. 14mg/d   C. 16mg/d   D. 18mg/d

14. 小麦胚芽油、向日葵籽油中富含有(   )。

A. α - 生育酚   B. β - 生育酚   C. γ - 生育酚   D. δ - 生育酚

15. 大部分营养素可通过乳汁提供给婴儿,但(   )难以通过乳腺进入乳汁,母乳喂养儿应在出生 2~4 周后补充和多晒太阳。

A. 维生素 A   B. 维生素 B   C. 维生素 C   D. 维生素 D

16. 在哪些情况下机体对维生素的需求增高?(   )

A. 妊娠期妇女   B. 儿童   C. 长期高热   D. 以上均对

17. 毛囊四周出血点主要由下列哪个营养素缺乏引起?(   )

A. 视黄醇   B. 维生素 C   C. 尼克酸   D. 维生素 B_2

18. TPP 效应实验可反映哪个营养素含量?(   )

A. 维生素 A   B. 维生素 E   C. 维生素 B_1 D. 维生素 B_2

19. 水溶性维生素包括下列哪一组?(   )

A. 维生素 A,维生素 D,维生素 E 和维生素 K

B. 维生素 B_1,维生素 B_2,维生素 B_6 和维生素 C

C. 维生素 A,维生素 C,维生素 B_6 和维生素 B_2

D. 维生素 B_1,维生素 B_2,维生素 D 和维生素 C

20. 维生素 D_3 在血液中存在的主要形式是(   )。

A. $25 - (OH) D_3$ B. $1,25 - (OH)_2 D_3$

C. $1 - (OH) D_3$ D. 维生素 D_3

21. 下列哪个维生素缺乏可引起坏血病?(   )

A. 维生素 B_1 B. 维生素 C   C. 维生素 A   D. 尼克酸

22. 易在体内蓄积的维生素是(   )。

A. 维生素 C   B. 维生素 B_1 C. 维生素 A   D. 维生素 B_6

23. 下列较耐热的维生素是(   )。

A. 维生素 B_2 B. 维生素 B_1 C. 维生素 C   D. 叶酸

24. 维生素 B_2 最怕的是(   )。

A. 光   B. 热   C. 酸   D. 以上皆非

25. 维生素 A 在体内参与感光物质组成的形式是(   )。

A. 视黄醇当量   B. 视黄醇   C. 视黄酸   D. 视黄醛

26. 维生素 D 分解代谢的主要场所是(   )。

A. 脾   B. 脂肪   C. 肾   D. 肝

27. 有利于维生素 B_2 吸收的因素是(   )。

A. 维生素 C   B. 胆盐   C. 乙醇   D. 铁离子

二、简答题

1. 哪些维生素属脂溶性维生素?

2. 维生素 A 在哪种情况下较稳定?在哪种情况下易被破坏?

3. 哪些因素影响维生素 A 的吸收?哪种因素不利于维生素 A 的吸收?

4. 维生素 A 的主要生理功能有哪些?

5. 水溶性维生素有哪些?

6. 哪种食物含胡萝卜素最多?

7. 维生素 D 的主要生理功能有哪些?

8. 哪个脏器或组织存储维生素 D 较多?

9. 哪个部位是维生素 D 分解代谢的主要场所?

10. 25 - 二羟基维生素 D_3 是在哪个部位被转化为 1,25 - 二羟基维生素 D_3?

11. 哪些食物富含维生素 D?

12. 哪些情况可加速维生素 E 氧化破坏?

13. 哪些因素有助于维生素 E 的吸收?

14. 哪个脏器组织是维生素 E 的最大储存场所?

15. 维生素 E 的主要生理功能有哪些?

16. 维生素 B_1 有哪些特性? 在哪种情况下较稳定?

17. 哪些因素不利于维生素 B_1 的吸收?

18. 维生素 B_1 的主要生理功能有哪些?

19. 哪种维生素可抑制胆碱酯酶的活性?

20. 维生素 B_2 有哪些特性?

21. 哪些因素不利于维生素 B_2 的吸收? 哪些因素有助于促进其吸收?

22. 哪种食物中维生素 B_2 含量最丰富?

23. 维生素 C 的特性有哪些? 其主要生理功能是什么? 什么情况下维生素 C 易被破坏?

24. 人体内,维生素 C 贮存量最多的是哪个组织?

第七节 人体对水分的需要

一、水在人体内的分布和水平衡

(一)水在人体内的分布

成人机体含有水分约占体重的三分之二,人体内总水分按其分布,可分成两部分:细胞内液:聚集在细胞膜内,占人体内总水分的 55%;细胞外液:占人体内总水分的 45%。这部分液体亦称体液,又可分为三部分:血管内液体,为人体内总水分的 7.5%,细胞间液,约为人体内总水分的 20%;其他体液,如脑脊液、眼液、关节液起特殊作用的液体,还包括结缔组织、软骨、骨骼中的水分。

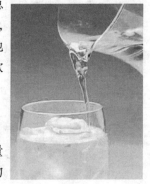

(二)水的平衡

正常人每日水的来源和排出处于动态平衡。水的来源和排出量每日维持在 2500mL 左右(表 1 - 5)。体内水的来源包括饮水和食物中的水及内生水三大部分。

通常每人每日饮水约1200mL,食物中含水约1000mL,内生水约300mL。内生水主要来源于蛋白质、脂肪和碳水化合物代谢时产生的水。每克蛋白质产生的代谢水为0.42mL,脂肪为1.07mL,碳水化合物为0.6mL。

表1-5　人体各组织器官的含水量(以重量计,%)

组织器官	水分	组织器官	水分
血液	83.0	脑	74.8
肾	82.7	肠	74.5
心	79.2	皮肤	72.0
肺	79.0	肝	68.3
脾	75.8	骨骼	22.0
肌肉	75.6		

体内水的排出以经肾脏为主,约占60%,其次是经肺、皮肤和粪便。正常成人每日水的出入量平衡如表1-6所示。一般成人每日尿量介于500～4000mL,最低量为300～500mL,低于此量,可引起代谢产生的废物在体内堆积,影响细胞的功能。皮肤以出汗的形式排出体内的水。出汗分为非显性和显性两种,前者为不自觉出汗,很少通过汗腺活动产生;后者是汗腺活动的结果。一般成年人经非显性出汗排出的水量约300～500mL,婴幼儿体表面积相对较大,非显性失水也较多。显性出汗量与运动量、劳动强度、环境温度和湿度等因素有关,特殊情况下,每日出汗量可达10L以上。经肺和粪便排出水的比例相对较小,但在特殊情况下,如高温、高原环境以及胃肠道炎症引起的呕吐腹泻时,可发生大量失水。

表1-6　正常成人每日水的出入量平衡

来源	摄入量/mL	排出途径	排出量/mL
饮水或饮料	1200	肾脏(尿)	1500
食物	1000	皮肤(蒸发)	500
内生水	300	肺(呼气)	350
		大肠(粪便)	150
合计	2500	合计	2500

(三)水平衡的调节

体内水的正常平衡受口渴中枢、垂体分泌的抗利尿激素及肾脏调节。口渴中枢是调节体内水来源的重要环节。当血浆渗透压过高时,可引起口渴中枢神经兴奋,激发饮水行为。抗利尿激素可通过改变肾脏远端小管和集合小管对水的通透性,影响水分的重吸收,调节水的排出。抗利尿激素的分泌也受血浆渗透压、循环血量和血压等调节。肾脏则是水分排出的主要器官,通过排尿多少和对尿液的稀释和浓缩功能,调节体内水平衡。当机体失水时,肾脏排出浓缩性尿,使水保留在体内,防止循环功能衰竭;体内水过多时,则排尿增加,减少体内水量。

二、水的生理功能

1. 构成细胞组织

水是细胞组织的组成成分。生物体内的水大部分与蛋白质结合形成胶体,这种结合使细胞具有一定的形态、硬度和弹性。水是构成细胞胶态原生质的重要成分,失掉了水,细胞的胶态即无法维持,各种代谢就无法进行。

2. 促进生化反应

水是促代谢反应的物质,一切生物的氧化和酶促反应都有水参加。在水解过程中,水是反应底物;在氧化过程中,水是反应的产物。在体内消化、吸收、分解、合成、氧化还原以及细胞呼吸过程等都有水的参与。

3. 参与人体内物质代谢

水的溶解力很强,且具有较大的流动性,在消化、吸收循环、排泄过程中,可加速协助营养物质的运送和废物的排泄,使人体内新陈代谢和生理化学反应得以顺利进行。

4. 维持体液平衡

水是维持体液平衡的重要物质。它广泛地存在于细胞内外,构成动物体的内环境。水能稀释细胞内容物和体液,使物质能在细胞内、体液内和消化道内保持相对的自由运动,保持体内矿物质的离子平衡,保持物质在体内的正常代谢。水不仅在消化道内排出大量的不能被消化利用的物质中起着重要作用,而且通过尿液、汗液在排除代谢产物上也起着重要作用。

5. 调节体温

水对调节温度有重要作用,这是由于水的特性决定的。一是水的比热高,由于体内含有大量的水,所以代谢过程中产生的热多被水吸收,不致使体温显著升高;二是水的蒸发热量大,只需蒸发少量的水即可散发大量的热;三是水的导热性强,是非金属物质中最良好的导热体,虽然机体内各组织的代谢强度不一样,产热量不等,但可通过水的良好导热作用,而保持体内组织、器官的温度基本一致。水的这些性质有利于维持体温的正常。

6. 维持血容量

血液含水量平均为80%,所以体内水的含量与血容量有密切关系。大量失水可使血容量减少,引起低血压,从而影响各器官特别是心、脑、肾的机能。

7. 润滑作用

泪液可防止眼球干燥,唾液及消化液有利于咽部的润滑和食物的消化,人体的关节部位、内脏之间需要水来润滑保护。水还可以滋润皮肤,使其柔软并有伸缩性。水在体内形成各种体液来润滑各器官、肌肉、关节。

三、缺乏与过量

水摄入不足或水丢失过多,可引起体内失水亦称脱水。根据水与电解质丧失比例不同,分为以下3种类型。

1. 高渗性脱水

其特点是以水的丢失为主,电解质丢失相对较少。当失水量占体重的2%~4%时,为轻度脱水,表现为口渴、尿少、尿比重增高及工作效率降低等。失水量占体重的4%~8%时,为中度脱水,除上述症状外,可见皮肤干燥、口舌干裂、声音嘶哑及全身软弱等表现。如果失水量超过体重的 8%，为重度脱水，可见皮肤黏膜干燥、高热、烦躁、精神恍惚等。若达 10% 以上，可危及生命。

2. 低渗性脱水

以电解质丢失为主，水的丢失较少。此种脱水特点是循环血量下降，血浆蛋白质浓度增高，细胞外液低渗，可引起脑细胞水肿，肌肉细胞内水过多并导致肌肉痉挛。早期多尿，晚期尿少甚至尿闭，尿比重低，尿中 Na^+、Cl^- 降低或缺乏。

3. 等渗性脱水

此类脱水是水和电解质按比例丢失，体液渗透压不变，临床上较为常见。其特点是细胞外液减少，细胞内液一般不减少，血浆 Na^+ 浓度正常，兼有上述两型脱水的特点，有口渴和尿少表现。

由于水的摄入受到口渴感调节，而排出受神经中枢系统和肾排尿的调节实现，因此，一般情况下不会出现水中毒。但在短时间内大量饮水，或水过量摄入而电解质摄入不足时，吸收的水分很快进入血液，可造成体内水分过多，引起水分过多症或水中毒。

任何原因造成的人体内水分增加超过正常水平的 10% 或以上时，都会表现为水肿。

四、人体对水的需要量

水的需要量主要受代谢情况、年龄、体力活动、温度、膳食等因素的影响，故水的需要量变化很大。

美国食品和营养委员会（FNB）1989 年第 10 版推荐膳食供给量（RDAs）提出：成人每消耗 4.184kJ 能量，水需要量为 1mL，考虑到发生水中毒的危险性极小，水需要量常增至 1.5mL/4.184kJ，以便包括活动、出汗及溶质负荷等的变化。婴儿和儿童体表积较大，身体中水分的百分比和代谢率较高，肾脏对调节因生长所需摄入高蛋白时的溶质负荷的能力有限，易发生严重失水，因此以 1.5mL/4.184kJ 为宜。乳母需额外增加 1000mL/d。

 复习思考题

1. 水在人体内如何分布？
2. 简述水的生理功能。
3. 当人体缺水时会有哪些症状？
4. 正常人每天需要摄入多少水？

第八节　不同人群的营养需要

一、孕妇营养与膳食

孕妇是指处于妊娠特定生理状态下的人群，孕期妇女通过胎盘转运供给胎儿生长发育所需营养，经过 280 天，将一个肉眼看不见的受精卵孕育成体重约 3.2kg 的新生儿。与非孕同龄妇女相比，孕妇生殖器官以及胎儿的生长和发育、乳汁分泌，都需要更多的营养。

(一)孕期的生理特点

1. 代谢和消化系统功能改变

孕期合成代谢增加、基础代谢升高,对碳水化合物、脂肪和蛋白质的利用也有改变。消化液分泌减少,胃肠蠕动减慢,常出现胃肠胀气及便秘,孕早期常有恶心、呕吐,对某些营养素如钙、铁、维生素 B_{12} 和叶酸的吸收能力增强。

2. 肾功能改变

妇女怀孕期间,肾脏要排出自身和胎儿的含氮或其他代谢废物,因此肾脏负担加重,肾小球滤过机能增强,尿中可出现葡萄糖、氨基酸、水溶性维生素以及尿素、尿酸、肌酐等蛋白质代谢产物,但尿中钙的排出量较少。

3. 血容量及血液动力学变化

孕期血容量增加幅度大于红细胞的幅度,使血液相对稀释,可出现生理性贫血。孕早期即有血清总蛋白的降低,孕期除血脂及维生素 E 以外,几乎血浆中所有营养素均降低,血浆营养素水平的降低可能有利于将营养素转运至胎儿有关,其中胎盘起着生化阀而有利于胎儿的作用。

4. 体重增长

健康妇女若不限制饮食,孕期一般增加体重 10～12.5kg。孕早期(1～3个月)增重较少,而孕中期(4～6个月)和孕后期(7～9个月)则每周稳定地增加约 350～400g。

(二)孕期的营养需要

1. 热能

总热能需要量增加。孕期的额外能量包括胎儿体内各区室中的蛋白质和脂肪等的能量需要量,加上母体增加这些组织需要增加的能量消耗量。我国的 RNI 为在平衡膳食的基础上每天增加 0.84MJ。

2. 蛋白质

孕期对蛋白质的需要量增加,以满足母体、胎盘和胎儿生长的需要。正常妊娠过程中蛋白质贮存量如表 1－7 所示。推荐增加量在第一孕期 5g/d,第二孕期 15g/d,第三孕期为 20g/d。

表 1－7　正常妊娠过程中蛋白质贮存量(g)

	10 周	20 周	30 周	40 周
胎体	0.3	27	160	435
胎盘	2	16	60	100
羊水	0	0.5	2	3
子宫	23	100	139	154
乳房	9	36	72	81
血液	0	30	102	137
合计	34.3	209.5	535	910

3. 矿物质

由于孕期的生理变化、血浆容量和肾小球滤过率的增加,使得血浆中矿物质的含量随妊娠的进展逐步降低。孕期膳食中可能缺乏的主要是钙、铁、锌、碘。

（1）钙 妊娠期间钙的吸收率增加，以保证胎儿对钙的需求，而不须动用母体的钙。推荐量在第一孕期 800mg/d，第二孕期 1000mg/d，第三孕期为 1200mg/d。

（2）铁 推荐量为第一孕期 15mg/d，第二孕期 25mg/d，第三孕期为 35mg/d。

（3）锌 推荐量在第一孕期 11.5mg/d，第二孕期和第三孕期 16.5mg/d。

（4）碘 孕妇碘缺乏可致胎儿甲状腺功能低下，从而引起以严重智力发育迟缓和生长发育迟缓为主要表现的呆小症。推荐量整个孕期为 200μg/d。

4. 维生素

许多维生素在血液中的浓度在孕期是降低的，这与孕期的正常生理调整有关，并不一定反映需要量的明显增加。孕期特别需考虑的是维生素 A、维生素 D 及 B 族维生素。

（1）维生素 A 摄入足够的维生素 A 可维持母体健康及胎儿的正常生长，并可在肝脏中有一定量的贮存。RNI 为：第一孕期为 800μgRE/d，第二孕期和第三孕期 900μgRE/d。

（2）维生素 D 孕期缺乏维生素 D 会影响胎儿的骨骼发育，也能导致新生儿的低钙血症、手足搐搦、婴儿牙釉质发育不良及母亲骨质软化症。RNI 为：第一孕期 5μg/d，第二孕期和第三孕期 10μg/d。

（3）维生素 B_1 由于维生素 B_1 参与体内碳水化合物代谢，且不能在体内长期贮存，因此足够的摄入量十分重要。整个孕期 RNI 为 1.5mg/d。

（4）维生素 B_2 整个孕期 RNI 为 1.7mg/d。

（5）烟酸 整个孕期 RNI 为 15mg/d。

（6）维生素 B_6 对核酸代谢及蛋白质合成有重要作用。整个孕期 RNI 为 1.9mg/d。

（7）叶酸 为满足快速生长胎儿的 DNA 合成，胎盘、母体组织和红细胞增加等，孕妇对叶酸的需要量大大增加。孕早期叶酸缺乏已被证实是导致胎儿神经管畸形的主要原因。孕期叶酸缺乏可引起胎盘早剥或新生儿低出生体重。整个孕期 RNI 为 600μg/d。

（8）维生素 B_{12} 当维生素 B_{12} 缺乏时，同型半胱氨酸转变成蛋氨酸障碍而在血中蓄积，形成同型半胱氨酸血症，还可致使四氢叶酸形成受到障碍而诱发巨幼红细胞贫血，同时可引起神经损害。其 AI 为：2.6μg/d。

（9）维生素 C 孕期母血维生素 C 下降 50% 左右，为保证胎儿的需要，会消耗母体的含量。其 RNI 为：第一孕期 100mg/d，第二孕期和第三孕期 130mg/d。

（三）孕妇膳食指南

1. 孕前期妇女膳食指南

（1）多摄入富含叶酸的食物或补充叶酸；

（2）常吃含铁丰富的食物；

（3）保证摄入加碘食盐，适当增加海产品的摄入；

（4）戒烟、禁酒。

2. 孕早期妇女膳食指南

（1）膳食清淡、适口；

（2）少食多餐；

（3）保证摄入足量富含碳水化合物的食物；

(4)多摄入富含叶酸的食物并补充叶酸;

(5)戒烟、禁酒。

3. 孕中、末期妇女膳食指南

(1)适当增加鱼、禽、蛋、瘦肉、海产品的摄入量;

(2)适当增加奶类的摄入;

(3)常吃含铁丰富的食物;

(4)适量身体活动,维持体重的适宜增长;

(5)禁烟戒酒,少吃刺激性食物。

二、乳母营养与膳食

从营养学角度看,哺乳期妇女保证合理的营养与膳食主要有两个目的:第一是分泌乳汁哺育婴儿,第二是补充母体自身在怀孕、分娩过程中的损耗,恢复健康。

(一)哺乳期的生理特点

1. 激素水平改变

雌激素、孕激素、胎盘生乳素水平急剧下降;催乳素(垂体分泌)持续升高。

2. 乳汁分泌

(1)初乳:为产后第一周分泌的乳汁,富含钠、氯和免疫球蛋白,但乳糖和脂肪含量少。

(2)过渡乳:为产后第二周分泌的乳汁,乳糖和脂肪含量增多,蛋白质含量有所下降。

(3)成熟乳:产后第三周开始分泌的乳汁,富含蛋白质、乳糖、脂肪等多种营养素。

3. 哺乳有利于母体生殖器官及有关器官和组织更快的恢复。

(二)哺乳期的营养需要

1. 热能

哺乳期能量需要量增加。每天需在平衡膳食的基础上增加2.09MJ。

2. 蛋白质

为保证母体的需要及乳汁中蛋白质的含量,每日须额外增加蛋白质20g。

3. 脂肪

脂肪占总热能的20%～30%,不额外增加。

4. 钙

人乳中钙含量稳定,一般为34mg/100mL。当膳食摄入钙不足时不会影响乳汁的分泌量及乳汁中的钙含量,但可消耗母体的钙贮存,母体骨骼中的钙将被动用。其AI为:1200mg/d。

5. 铁

铁不能通过乳腺输送到乳汁,人乳中铁含量极少。其AI为:25mg/d。

6. 维生素

(1)脂溶性维生素　维生素A和维生素D的需要量增加。维生素A的RNI为1200μgRE/d;维生素D的RNI为10μg/d。

(2)水溶性维生素　维生素C、硫胺素、叶酸的需要量明显增加。其RNI分别为:130mg/d、1.8mg/d和500μg/d。

（三）哺乳期妇女膳食指南

（1）增加鱼、禽、蛋、瘦肉及海产品摄入；

（2）适当增饮奶类，多喝汤水；

（3）产褥期食物多样，不过量；

（4）忌烟酒，避免喝浓茶和咖啡；

（5）科学活动和锻炼，保持健康体重。

三、婴幼儿营养与膳食

从出生到 1 个月为新生儿，从满月到 1 年为婴儿，1 岁到 3 岁为幼儿。婴幼儿是人的一生中体格和智力发育的关键时期，在此期间营养和发育状况对于一生的体格和智力发育水平有极其重要的意义。

（一）婴儿营养

1. 婴儿生长发育特点

（1）生长发育旺盛，各种营养素需要量比成人高。婴儿期是人类生长发育的第一高峰期，体重、身高、大脑快速增长。孕期 25 周至生后 12 个月是大脑发育的关键时期，因此与智力发育关系密切。

（2）生理机能没发育成熟，特别是消化系统。咀嚼能力差，胃容量小（30～50mL），消化吸收能力差（酶含量低或无）。

（3）生长发育的个体差异大，因此，营养素需要量的个体差异也大。

2. 婴儿的营养需要

（1）热能

婴儿需要较多的能量，主要反映婴儿的代谢率较高，以及对生长和发育的特殊需要。婴儿生长发育对热能的需要量与生长速度成正比，在最初几个月内，这部分热能占总摄入热能的 1/4～1/3。以单位体质量表示，0～0.5 岁婴儿热能的适宜摄入量为 0.4MJ/（kg·d）[95kcal/（kg·d）]（非母乳哺养应增加 20%），是成人的 3 倍多。

（2）脂质

脂肪除提供婴儿相当的热能外，还可促进脂溶性维生素的吸收，并可避免发生必需脂肪酸缺乏。婴儿的胃容积小，因而需要高热量的营养素，脂质正符合此条件。我国营养学会推荐，婴儿期脂肪所占的供热比应在 35%～50% 之间。婴儿期脂肪的主要来源是乳类及合成的代乳食品。

（3）碳水化合物

碳水化合物的功能是供给机体热能和构成人体组织，促进生长发育。一个健康的婴儿，有 28%～63% 的热能由碳水化合物提供。母乳的组成中乳糖占 37%～38% 的热量，而牛乳中仅占 26%～30%。若以牛乳代替母乳喂养婴儿，需添加乳糖来增加其营养价值，但添加量不宜越过母乳的含量。由于婴儿要到 3 个月以后才有淀粉酶产生，所以多糖类食物要等到 4～6 个月大时才能开始慢慢添加。

（4）蛋白质

婴儿因为体内器官的成长发育，需要质优、量足的蛋白质。正常婴儿的蛋白质需要量要大于成年人;婴儿比成人所需的必需氨基酸的比例也大。除成人所必需的 8 种必需氨基酸外,组氨酸也是婴儿所必需的。此外,婴儿还需要半胱氨酸和酪氨酸。一般来说,人乳蛋白质和婴儿配方食品中的蛋白质都含有婴儿需要的各种必需氨基酸(包括半胱氨酸和酪氨酸)。若蛋白质长期摄入量不足,会影响婴儿的生长发育,但供给量过多,不仅造成浪费,而且蛋白质代谢会造成肾脏负担。中国营养学会制定的推荐摄入量(RNI)为 $1.5 \sim 3g/(kg \cdot d)$。

(5)矿物质

母乳中的各种矿物质含量是婴儿矿物质需要量的主要依据之一。1 岁以内婴儿每日铁的适宜摄入量(AI)为 $0.3 \sim 10mg$。正常新生儿有足够的铁储存,可以满足 $4 \sim 6$ 个月的需要。虽然母乳中的铁易被婴儿有效地吸收,但乳中铁含量较低,因此母乳哺养的婴儿在 $4 \sim 6$ 个月后应添加含铁辅助食品。婴儿每日钙的适宜摄入量(AI)为 $300 \sim 400mg$,母乳和牛奶中钙的含量及吸收率均较高,可基本满足婴儿需要。

(6)维生素

正常母乳中含有婴儿所需要的各种维生素,但维生素 D 稍低。婴儿维生素 D 的推荐摄入量(RNI)为 $10\mu g/d$,如果母乳不足或出现维生素 D 的早期缺乏现象,可考虑每日额外补充 $5 \sim 10\mu g(200 \sim 400IU)$的维生素 D。在乳母食物不足时也可以在出生后第二周添加维生素 C,并在整个喂哺时期内保持。婴儿的配方奶粉原则上应满足各种维生素的需要。一般在婴儿期,只要摄入足够的蛋白质,维生素缺乏就比较少见。

3. 母乳营养特点

母乳是婴儿的理想食品,婴儿所需要的营养素在母乳中比例最为适宜,而且母乳中的保护因子对早产儿尤为重要。

(1)母乳中营养素齐全,能满足婴儿生长发育。充足的母乳喂养所提供的热能及各种营养素的种类、数量、比例优于任何代乳品,并能满足 $4 \sim 6$ 月龄以内婴儿生长发育的需要。

(2)母乳中丰富的免疫物质可增加母乳喂养儿的抗感染能力。母乳中含有特异性免疫物质,尤其是初乳中含多种免疫物质,其中特异性免疫物质包括细胞与抗体。母乳中的非特异性免疫物质包括吞噬细胞、乳铁蛋白、溶菌酶、乳过氧化氢酶及双歧杆菌因子等。

(3)健康的活动。哺乳有利于婴儿智力及正常情感的发育和形成,同时有利于母亲子宫的收缩和恢复。

4. 婴儿膳食指南

(1)0 ~ 6 月龄婴儿喂养指南

①纯母乳喂养;

②产后尽早开奶,初乳营养最好;

③尽早抱婴儿到户外活动或适当补充维生素 D;

④给新生儿和 1 ~ 6 月龄婴儿及时补充适量的维生素 K;

⑤不能用纯母乳喂养时,宜首选婴儿配方食品喂养。

(2)6 ~ 12 月龄婴儿喂养指南

①奶类优选,继续母乳喂养;

②及时合理添加辅食;

③尝试多种多样的食物,膳食少糖、无盐、不加调味品;

④逐渐让婴儿自己进食,培养良好的进食行为;

⑤定期监测生长发育状况;

⑥注意饮食卫生。

（二）幼儿营养

1. 幼儿期的生理特点

幼儿期体重每年增加 2kg,身长第二年增加 11 ~13cm,第三年增加 8 ~9cm,头围约以每年 1cm 的速度增长。幼儿期的智能发育较快,大脑皮质的功能进一步完善,语言表达能力逐渐丰富,要求增多,善于模仿,与外界接触增多,见识扩大。已能独立行走,活动量大大增加。自我识别能力仍然缺乏。这时的胃容量已从婴儿的 200mL 增大到 300mL,胃肠功能和消化酶也较婴儿更为成熟,但因可摄取的食物正从乳汁逐渐过渡到各种食物混合的固体膳食,而咀嚼和消化吸收的功能仍未十分健全,一时还难以适应。

2. 幼儿的营养需要

（1）热能

正常幼儿每日总热量的需求为 420kJ/kg,而且各种供能营养素之间应保持平衡,蛋白质、脂肪、碳水化合物三者合理比值十分重要,其中蛋白质供给的热量应占总热量的 12% ~15% ,脂肪占 25% ~35% ,碳水化合物占 50% ~60% 。

（2）蛋白质

幼儿需要的蛋白质相对成人较多,而且要求有较多的优质蛋白质,因为幼儿不但需要用蛋白质进行正常代谢,而且还需要用它来构成新的组织,所以蛋白质是幼儿生长发育的重要营养素。幼儿每日需要供给蛋白质 3 ~3.5g/kg。

（3）碳水化合物

碳水化合物是幼儿热能的主要来源,若供应不足,则引起体重低。幼儿每日需碳水化合物 10g/kg 左右。

（4）脂肪

幼儿脂肪代谢不稳定,储存的脂肪易于消耗,若长期供给不足,则易发生营养不良、生长迟缓和各种脂溶性维生素缺乏症。幼儿每日需供给脂肪 3g/kg 左右。

（5）维生素

它与人体的生命活动有着密切关系,而与幼儿生长发育关系较密切的主要有维生素 A,维生素 B,维生素 C,维生素 D 等。幼儿对各种维生素的需要量较婴儿期也有所增加。幼儿期每日需维生素 A 1000 ~1500IU,维生素 B_2 0.6 ~0.8mg,尼克酸 6 ~8mg,维生素 C 30 ~40mg,维生素 D 10μg。

（6）矿物质

幼儿期各种矿物质的需要量与婴儿期相似,但锌、碘的需要量较婴儿期有明显增加。幼儿每日需锌 10g,需碘 70μg。

3. 幼儿膳食指南

（1）继续给予母乳喂养或其他乳制品,逐步过渡到食物多样;

（2）选择营养丰富、易消化的食物;

（3）采用适宜的烹调方式,单独加工制作膳食;

（4）在良好环境下规律进餐,重视良好饮食习惯的培养;

（5）鼓励幼儿多做户外游戏与活动,合理安排零食,避免过瘦与肥胖;

（6）每天足量饮水，少喝含糖高的饮料；

（7）定期监测生长发育状况；

（8）确保饮食卫生，严格餐具消毒。

四、学龄前、学龄儿童与青少年营养与膳食

学龄前期为 3～6 岁，学龄期为 7～12 岁，青少年期为 13～19 岁，与成人相比，各期的营养需要有各自的特点，其共同特点是生长发育需要充足的能量及各种营养素。

（一）学龄前儿童的营养

1. 学龄前儿童的生理特点

（1）身高、体重稳步增长，神经细胞分化已基本完成，但脑细胞体积的增大及神经纤维的髓鞘化仍继续进行，应提供足够的能量和营养素供给。

（2）咀嚼及消化能力有限，注意烹调方法。

（3）尚未养成良好的饮食习惯和卫生习惯，注意营养教育。

（4）该期主要的营养问题是缺铁性贫血、维生素 A、锌的缺乏及农村地区的蛋白质、能量摄入不足。

2. 学龄前儿童营养需要

（1）能量

考虑到此期基础代谢耗能和活动所需的能量有所降低，加之儿童肥胖发生率有所增加，故学龄前儿童总的能量需要估计量较以往可能有所下降。

（2）蛋白质

学龄前儿童生长发育体重每增加 1kg 约需 160g 的蛋白质积累。学龄前儿童摄入蛋白质的最主要目的是满足细胞、组织的增长，因此，对蛋白质的质量，尤其是必需氨基酸的种类和数量有一定的要求。儿童蛋白质营养不良，不仅影响儿童的体格和智力发育，也使免疫力低下，患病率增加。中国营养学会建议学龄前儿童蛋白质推荐摄入量为 45～60g/d。

（3）脂肪

儿童生长发育所需的能量、免疫功能的维持、脑的发育和神经髓鞘的形成都需要脂肪，尤其是必需脂肪酸。学龄前儿童每日需总脂肪约 4～6g/kg。

（4）碳水化合物

学龄前儿童的膳食基本完成了从以奶和奶制品为主到以谷类为主的过渡。谷类所含有的丰富碳水化合物是其能量的主要来源。但不用过多的糖和甜食，而应以含有复杂碳水化合物的谷类为主。有专家建议，学龄前儿童蛋白质、脂肪、碳水化合物供能比为 1:1.1:6。

（5）矿物质、维生素

充足的钙食品与维生素食品(维生素 D)的供给不仅能影响学前儿童骨骼增长和骨骼硬度的增加，而且与恒牙的健康有关。因在此阶段儿童虽乳牙已出齐，恒牙要在 6 岁左右开始长出，但其钙化过程却早在出牙前开始，所以钙和维生素 D 的营养状况是很重要的。我国钙供给量为 800mg/d，已与成人的要求一致。在铁和锌的营养方面主要是注意选择含量高、吸收利用好的食物来供给。儿童维生素 A 及核黄素往往因食物关系而摄入偏低，应予以注意。

3. 学龄前儿童膳食指南

（1）食物多样，谷类为主；

（2）多吃新鲜蔬菜和水果；

（3）经常吃适量的鱼、禽、蛋、瘦肉；

（4）每天饮奶，常吃大豆及其制品；

（5）膳食清淡少盐，正确选择零食，少喝含糖高的饮料；

（6）食量与体力活动要平衡，保证正常体重增长；

（7）不挑食、不偏食，培养良好饮食习惯；

（8）吃清洁卫生、未变质的食物。

（二）学龄儿童的营养与膳食

1. 学龄儿童的生理特点

此期儿童体格仍继续稳步增长，除生殖系统外的其他器官、系统、包括脑的形态发育已逐渐接近成人水平，独立活动能力逐步加强，可以接受成人的大部分饮食习惯。

由于学龄儿童的主要时间是在学校度过，有诸多的因素可影响其营养状况。有些营养问题与学龄前儿童类似，如缺铁性贫血、维生素 A 缺乏、B 族维生素缺乏、锌缺乏等营养问题。此外，看电视时间过长，体力活动减少，加上饮食的不平衡而导致超重和肥胖在这一时期也比较突出。

2. 学龄儿童的营养需要

（1）能量

为满足儿童的生长发育和各种活动的需要，对于学龄儿童，我国推荐能量为：7～9 岁，男童 7100～8800kJ/d，女童 6700～8400kJ/d；10～12 岁，男童 8800～9600kJ/d，女童 8400～9200kJ/d。

（2）蛋白质

儿童正值生长发育期，对于蛋白质的需要量较成人高，对于学龄儿童，我国推荐蛋白质：7～9 岁，60～65g/d；10～12 岁，65～75g/d。并保证优质蛋白质的供给占蛋白质来源的 30%～40%。

（3）脂肪和碳水化合物

摄入不宜太多，膳食脂肪的能量比为 25%～30%，碳水化合物为 50%～60%。应从小避免能量摄入过高，防止超重和肥胖，预防成年时慢性疾病的发生。

（4）矿物质

儿童期由于骨骼生长迅速，对矿物质尤其是钙的需要量大，我国推荐日供给量见下：

①钙：7～9 岁，800mg；10～12 岁，1000mg。

②铁：随儿童肌肉组织的发育和造血功能的完善，儿童对铁的需要量高于成人。7～9 岁，10mg；10～12 岁，12mg。

③锌：儿童较易出现缺锌，锌缺乏可以导致儿童生长发育迟缓、食欲减退、异食癖等。7～9 岁，10mg，10～12 岁，15mg。

④其他：如碘、镁、硒也应充足供应。

（5）维生素

维生素对促进儿童的生长发育，保证儿童健康非常重要。几种常见维生素学龄儿童的需要量为维生素 A 700～800g/d;维生素 D 5g/d;维生素 B_1 1.0～1.2mg/d;维生素 B_2 1.0～1.2mg/d;维生素 B_6 0.7～1.0mg/d;维生素 B_{12} 1.2～2.0g/d;叶酸 200～400g/d;维生素 C 40～50mg/d。

(三)青少年营养

该期包括青春发育期和少年期。相当于初中和高中学龄期。

1. 青少年的生理特点

此期儿童体格发育速度加快,尤其是青春期,身高、体重的突发性增长是其主要特征。青春发育期被称为生长发育的第二高峰期。此期生殖系统发育,第二性征逐渐明显。充足的营养是生长发育、增强体魄、获得知识的物质基础。当营养不良时可推迟青春期 1～2 年。

2. 青少年的营养需要

(1)能量 其能量需要与生长速度成正比。推荐的能量供给为:男 10.04～13MJ/d,女 9.2～10.04MJ/d。

(2)蛋白质 此期一般增重30kg,16% 为蛋白质。蛋白质供能应占总热能的 13%～15%,每天 75～85g。

(3)矿物质及维生素 为满足生长发育的需要,钙的 AI 为 1000mg/d,铁的 AI 为男 20mg/d、女 25mg/d,锌的 RNI 为男 19mg/d、女 15.5mg/d。

3. 青少年膳食指南

(1)三餐定时定量,保证吃好早餐,避免盲目节食;

(2)吃富含铁和维生素 C 的食物;

(3)每天进行充足的户外运动;

(4)不抽烟、不饮酒。

五、老年人营养与膳食

(一)老年人的生理代谢特点

1. 身体成分改变

(1)细胞数量下降,突出表现为肌肉组织的重量减少而出现肌肉萎缩。

(2)身体水分减少,主要为细胞内液减少,影响体温调节,降低老年人对环境温度改变的适应能力。

(3)骨组织矿物质和骨基质均减少,骨密度降低、骨强度下降易出现骨质疏松症。

2. 代谢功能降低

(1)基础代谢降低,老年人体内的去脂组织或代谢活性组织减少,脂肪组织相对增加。与中年人相比,老年人的基础代谢大约降低 15%～20%。

(2)合成代谢降低,分解代谢增高,合成与分解代谢失去平衡,引起细胞功能下降。

3. 器官功能改变

(1)消化系统中消化液和消化酶及胃酸分泌减少,使食物的消化吸收受影响,胃肠扩张和蠕动能力减弱,易发生便秘。多数老人因牙齿脱落而影响食物的咀嚼和消化。

(2)血管功能心律减慢,心脏搏出量减少,血管逐渐硬化,高血压患病率随年龄增加而升高。

(3)脑、肾和肝脏功能及代谢能力均随年龄增加而有不同程度的功能下降。

(二)老年期的营养需要

1. 热能

由于基础代谢下降、体力活动减少和体内脂肪组织比例增加,老年人的热能需要量相对减少。60 岁以后,应较青年时期减少 20% ,70 岁后减少 30% 。RNI:60 岁组轻体力劳动,男 7.94MJ/d,女 7.53MJ/d。

2. 蛋白质

老年人由于分解代谢大于合成代谢,故易出现负氮平衡。因此蛋白质的摄入量应量足质优。蛋白质应占总热能的 12% ~14% 为宜。RNI:70 岁组,男 75g/d,女 65g/d。

3. 脂肪

老年人对脂肪的消化能力差,故脂肪的摄入不宜过多,一般脂肪供热占总热能的 20% 为宜,以富含多不饱和脂肪酸的植物油为主。

4. 碳水化合物

由于老年人糖耐量低,胰岛素分泌量减少且对血糖的调节能力低,易发生血糖升高。因此老年人不宜食用含糖高的食品,以防止血糖升高进而血脂升高。老年人也不宜多食用水果、蜂蜜等含果糖高的食品。应多吃蔬菜增加膳食纤维的摄入,以利于增强肠蠕动,防止便秘。

5. 矿物质

(1)钙的充足对老年人十分重要。因为老年人对钙的吸收能力下降,体力活动减少又降低了骨骼钙的沉积,故老年人易发生钙的负平衡,较常见为骨质疏松。钙的 AI:50 岁以上为 1000mg/d。

(2)因为老年人对铁的吸收利用能力下降,造血功能减退,H6 含量减少,因此易发生缺铁性贫血。我国 AI:50 岁以上组 15mg/d。注意选择含血红素铁高的食物。

(3)硒为抗氧化剂,老年人应注意膳食补充。

此外,微量元素锌、铜、铬也同样重要。

6. 维生素

为调节体内代谢和增强抗病能力,各种维生素的摄入量都应达到我国的推荐摄入量。维生素 E 为抗氧化维生素,当缺乏维生素 E 时,体内细胞可出现一种棕色的色素颗粒,成为褐色素,随着衰老过程在体内堆积,成为老年斑。补充维生素 E 可减少细胞内脂褐素的形成。老年人的 AI 为 14mg/d。

充足的维生素 C 可防止老年血管硬化,使胆固醇代谢易于排出体外,增强抵抗力。老年人每日 RNI 为 100mg。

此外,维生素 A、维生素 B_1、维生素 B_2 等也同样重要。

(三)老年人膳食指南

(1)食物要粗细搭配、松软、易于消化吸收;

(2)合理安排饮食,提高生活质量;

(3)重视预防营养不良和贫血;

(4)多做户外活动,维持健康体重。

复习思考题

1. 中国营养学会2000年修订的DRIs中建议孕中期到孕后期每日增加能量摄入量(　　)。

A.0.63MJ　　　　　B.0.84MJ　　　　　C.1.05MJ　　　　　D.1.46MJ

2. 中国营养学会推荐妊娠蛋白质增加量是:早期(　　)g/d,中期(　　)g/d,晚期(　　)g/d。

A.5,15,20　　　　B.10,15,25　　　　C.15,20,25　　　　D.20,25,30

3. 在各种营养素中,妊娠期间(　　)增加的值较高。

A.叶酸、能量、维生素C　　　　　　　B.叶酸、铁、维生素B_1

C.叶酸、铁、维生素D　　　　　　　　D.能量、叶酸、铁

4. 妊娠期营养不良将导致母体营养不良性水肿、骨质软化症和(　　)。

A.营养性缺碘　　　　　　　　　　　B.营养性缺锌

C.营养性缺硒　　　　　　　　　　　D.营养性贫血

5. 哺乳期乳母的各种营养需求比妊娠期孕妇来得(　　)。

A.低　　　　　　　　　　　　　　　B.高

C.一样　　　　　　　　　　　　　　D.妊娠早期高,妊娠晚期低

6. 出生到1周岁,体重增加迅速,1周岁时将增加至出生时的3倍,出生到1周岁称为(　　)期。

A.新生儿　　　　B.婴儿　　　　C.婴幼儿　　　　D.乳儿

7. (　　)是自然界中唯一的营养最全面的食物,是婴儿最佳食物。

A.母乳　　　　　　　　　　　　　　B.母乳化奶粉

C.全营养乳儿糕　　　　　　　　　　D.营养米糊

8. 大部分营养素可通过乳汁提供给婴儿,但(　　)难以通过乳腺进入乳汁,母乳喂养儿应在出生2~4周后补充和多晒太阳。

A.维生素A　　　　B.维生素B　　　　C.维生素C　　　　D.维生素D

9. 纯母乳喂养至少(　　)为最佳。

A.满月　　　　B.2~3个月　　　　C.4~6个月　　　　D.12个月

10. 学龄前儿童饮食习惯上主要的营养问题是(　　)。

A.暴饮暴食　　　　　　　　　　　　B.饮食不定时

C.零食过少　　　　　　　　　　　　D.饮食无规律、偏食、零食过多

11. 学龄前儿童营养素摄取方面的主要问题是(　　)。

A.铁、锌、维生素的缺乏　　　　　　B.蛋白质能量营养不良

C.碘、硒缺乏　　　　　　　　　　　D.钙、磷、钾缺乏

12. 学龄儿童应该合理食用各类食物,取得平衡膳食,一日中午餐热量占一日总热量的(　　)。

A.25%　　　　B.30%　　　　C.35%　　　　D.40%

13. 青少年体格发育迅速,对能量和营养的需求均(　　)成年人。

A.低于　　　　　　　B.超过　　　　　　　C.接近　　　　　　　D.等于

14.女性青少年月经初潮,铁丢失增加,易引起青春期缺铁性贫血,铁的 AI 为(　　)mg/d。

A.10～15　　　　　B.15～18　　　　　C.18～25　　　　　D.30

15.青少年膳食总原则为充足的能量,足量的动物性食品、果蔬、谷类及(　　)。

A.平衡膳食,多运动　　　　　　　B.防止肥胖

C.适当节食　　　　　　　　　　　D.不宜控制高能量食品

16.老年人代谢组织的总量逐年下降,基础代谢下降大约为(　　)。

A.10%～15%　　B.15%～20%　　C.20%～25%　　D.25%～30%

17.60～70 岁老年人的热量较青年时期少(　　)。

A.10%～20%　　　B.20%～30%　　　C.25%～35%　　　D.30%～35%

18.老年人生理代谢的特点是消化系统功能减退,代谢功能减退、免疫功能下降及(　　)。

A.体成分改变　　　　　　　　　　B.氧化损伤加重

C.体成分改变及氧化损伤加重　　　D.肌肉萎缩

19.老年人能量摄入量与消耗量以能保持平衡并可维持理想体重为宜,50～60 岁老年人每日摄入量约为(　　)kJ(kcal)。

A.7.53～9.20(1800～2200)　　　　B.7.10～8.80(1700～2100)

C.8.00～13.00(1900～3100)　　　　D.小于 7.10(1700)

20.老年人蛋白质提供的热量点总热量(　　),且应注意优质蛋白质的摄入。

A.10%～12%　　B.12%～14%　　C.14%～15%　　D.15%～16%

21.老年人多不饱和脂肪酸、单不饱和脂肪酸提供的能量占总能量的(　　)比较合适。

A.8～10%,10%　　B.10%,10%　　C.8%,8%　　D.12%,10%

第二章 人体对食物的消化与吸收

第一节 人体消化系统概况

[学习目标]

1. 了解人体消化系统的构成。
2. 清楚地认识各类食物中营养素的消化、吸收及代谢的过程。

消化系统是人体八大系统之一,人们通过消化系统获得能量,维持正常的生命活动。组成消化系统的各个结构缺一不可,它们相互协调,一起完成食物的消化、营养的吸收以及残渣的排泄活动。由于饮食习惯不良或其他原因,有些人的消化系统容易出现问题,影响正常生活。目前,还有许多因消化系统功能障碍而导致的疾病无法解决。

食物中所有的营养素只有水、无机盐和某些维生素能被人体直接利用,其余物质必须通过消化系统分解成为简单、易于吸收的形式,才能被人体吸收和利用,消化后的残渣和未被吸收的部分肠道分泌物以及一些肠道微生物一起构成粪便排出体外。我们把食品在消化道分解成为可以吸收的小分子物质的过程称为消化。消化后的营养成分通过消化道黏膜进入血液或淋巴液的过程称为吸收。食物在人体中消化和吸收是两个紧密联系的生理过程,对人体的新陈代谢、生长发育均有重要意义。

人体消化系统包括消化道和消化腺,主要功能是完成食物摄取、消化、营养吸收以及将未消化的残渣排出体外,以维持内环境的相对稳定。消化道包括口腔、咽、食道、胃、小肠(十二指肠、空肠和回肠)和大肠(盲肠、阑尾、结肠、直肠和肛门)。消化腺包括大消化腺和小消化腺,其中大消化腺又包括腮腺、颌下腺、舌下腺、肝和胰,小消化腺包括颊腺、食管腺、胃腺和肠腺等。

一、消化道

(一)口腔

口腔对食物的消化作用是接受食物并进行咀嚼,将食物研磨、撕碎,并掺和唾液。唾液对食物起着润滑作用,同时唾液中的淀粉酶开始降解淀粉,使其分解成为麦芽糖。但在唾液中不含消化蛋白质和脂肪的酶,所以脂肪和蛋白质等不能在口腔中被消化。

(二)咽

咽介于口腔和食道之间,是消化道和呼吸道的共同通道,全长约12cm。咽的后壁与侧壁较完整,前壁自上而下分别与鼻腔、口腔和喉腔相通,因此,咽可分为鼻咽、口咽和喉咽三部分。

在消化系统中,咽的主要功能是下吞食物,使之从口腔转入食管。食团接触咽峡黏膜时即引起吞咽反射,接着在软腭上、鼻咽腔、舌根、咽缩肌、杓会厌肌、甲会厌肌、甲舌骨肌等的作用下,食团通过咽进入食管。

（三）食道

食道处于咽喉和胃之间,是一条由肌肉组成的通道(见图2-1)。其全长约为22~25cm,可分为颈部、胸部和腹部三部分,其中颈部和腹部都很短,绝大部分位于胸部。食道主要功能是将食物从咽喉传递到胃中。在食管和胃的连接处有一个高压区,其压力比胃内压力高约1.33~4.00kPa,可阻止胃中食物及胃酸等物质反流到食管。

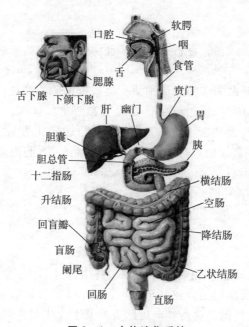

图2-1 人体消化系统

（四）胃

胃是膨胀能力最强的消化器官,有三个部分:向左鼓出的L形部分叫胃底;中间部分叫胃体;位于小肠入口之前的收缩部分叫幽门,食道入口叫贲门。胃每天分泌约1.5~2.5L胃液,胃液中主要含有三种成分,即胃蛋白酶原、盐酸(胃酸)和黏液。其中,胃底区的细胞分泌盐酸,胃中的胃液素细胞分泌胃蛋白酶原,当胃蛋白酶原处于酸性环境时(pH 1.6~3.2),胃蛋白酶被激活,可以水解一部分蛋白质。另外,胃还分泌凝乳酶,这种酶能凝结乳中蛋白,对于婴儿营养很重要。成人若长期不食用乳及其制品时,胃液分泌物中会缺少凝乳酶。

食物通过胃的速度主要取决于饮食的营养成分。碳水化合物通过胃的速度要比蛋白质和脂肪快些,而脂肪速度最慢。水可以直接通过胃到达小肠,在胃中几乎不停留。各种食物通过胃的速度不同,使食物具有不同的饱腹感。正常成人食物通过胃的速度为4~5h。

（五）小肠

小肠是消化管最长的一段,上连胃幽门,下接盲肠,成人全长5~7m,分为十二指肠、空肠和回肠三部分。十二指肠是小肠的起始段,位于腹腔的左上部,长约 20~25cm,形状呈"C"形,从右侧包绕胰头,可分为上部、降部、水平部和升部等四部分。大消化腺中的肝和胰分别以胆总管和胰管开口于十二指肠,将胆汁和胰液注入肠内,确保食物在小肠内得到充分的消化。空肠上端起于十二指肠空肠曲,下端与回肠相连,长约 2~3m,占据腹腔的左上部,其消化和吸收力强,蠕动快,肠内常呈排空状态,因而得名为空肠。回肠介于空肠和盲肠之间,长约 3~4m,占据腹腔的右下部,与盲肠交界处的环行肌增厚,起着括约肌的作用,可以防止回肠内容物过快地进入大肠,有利于小肠内容物的充分消化和吸收。小肠是消化吸收的主要场所,其无法消化吸收的食物残渣则从小肠进入大肠。

(六)大肠

大肠长约 1.5m,分盲肠、结肠、直肠三部分。食物从胃到小肠末端的移动需 30~90min,而通过大肠则需 1~7d。

在大肠中含有以大肠杆菌为主的大量细菌。这些细菌影响粪便的颜色和气味。在消化过程中没有起反应的食物成分可以通过细菌进行改变和消化。这样,某些复杂的多糖和少量简单的碳水化合物,如木苏糖(四碳糖)或棉籽糖(三碳糖)被转化为氢、二氧化碳和短链脂肪酸。没能消化的蛋白质残渣被细菌转化为有气味的化合物。此外,大肠内细菌还可以合成维生素 K、生物素和叶酸等营养素。

二、消化腺

(一)腮腺

唾液腺主要分为三对:腮腺、颌下腺、舌下腺。其中腮腺最大,位于外耳道的前下方,两侧面颊近耳垂处。腮腺的主要作用是分泌唾液,并通过开口于上颌第一磨牙相对的颊黏膜表面的腮腺导管排泄到口腔内,帮助消化食物。腮腺炎是其上发生最常见的疾病,主要表现为一侧或两侧耳垂下肿大,肿大腮腺呈半球形,以耳垂为中心边缘不清,表面发热有触痛,张口或咀嚼时局部感到疼痛。腮腺炎患者饮食宜软,避免酸辣等刺激性食物,要多饮开水,保持口腔清洁,肿胀部位可用中药适当进行外敷。

(二)颌下腺

唾液腺的一对,体积小于腮腺,位于颌下三角,腺体主要在下颌舌骨肌下方,部分从该肌后缘转向其上方,左右各一个,并发出颌下腺导管,在口底黏膜下向前行走,开口于舌系带基部的两侧。颌下腺能够分泌黏液和浆液状性质的口水,为进食时大量分泌口水的来源。

(三)舌下腺

舌下腺是唾液腺中最小的一对,细长而略扁,位于口底黏膜深面。其排泄管有大小两种小管约有 5~15 条,直接开口于口底黏膜。舌下腺与味觉有很大的联系,舌下腺受损直接影响舌头对味道的辨别。

(四)肝与胆

肝脏包括肝、胆囊和胆管。肝的主要消化功能之一是分泌胆汁,然后储存在胆囊中,胆汁能溶解和吸收膳食脂肪,并帮助排泄一些废物,如胆固醇和血红蛋白降解产物。肝脏消化吸收的作用还表现在储藏和释放葡萄糖,储存维生素 A、维生素 D、维生素 E、维生素 K 和维生素 B_1 等,以及对已被消化吸收的营养素进行化学转化。

除此之外,肝脏还有许多生理功能,包括有害化合物的解毒作用、产能营养素的代谢、血浆蛋白的形成、尿素的形成、多肽激素的钝化等。

(五)胰

胰脏由外分泌腺和内分泌腺组成。它是一个狭长形的腺体,横卧于上腹部腹后壁的前方,全长 14~20cm。在消化系统中,胰脏分泌的胰液由胰管注入十二指肠,有分解消化蛋白质、糖类和脂肪的功能。

(六)胃腺

胃腺处于胃黏膜上皮凹陷处,其分泌的胃液经过黏膜表面许多的小凹进入胃腔,维持胃内pH 稳定,有助于食物在胃内进行消化。

各种消化腺分泌的消化液主要功能见表 2-1。

表 2-1　各种消化液的分泌量及主要消化功能

消化液	分泌量/(L/24h)	pH	消化食物	产物
唾液	1~1.5	6.6~7.1	淀粉	麦芽糖(中间产物)
胃液	1.5~2.5	0.9~1.5	蛋白质	多肽(中间产物)
胆汁	0.5~1	6.8	脂肪	乳化的脂肪微粒
胰液	1.0~2.0	7.8~8.4	淀粉、蛋白质脂肪	葡萄糖、氨基酸、甘油、脂肪酸
小肠液	1.0~3.0	7.6	淀粉、蛋白质、中间产物、乳化脂肪	葡萄糖、氨基酸、甘油、脂肪酸

 复习思考题

1. 人体的消化道由哪几个主要器官部位组成?
2. 简述各类消化液的分泌量及主要的消化对象。
3. 胃由哪几部分组成?

第二节　各类营养素的消化吸收

食物经过消化,将大分子物质变成低分子物质,其中多糖分解成单糖,蛋白质分解成氨基酸,脂肪分解成脂肪酸、甘油等,维生素与矿物质则在消化过程中从食物的细胞中释放出来,通过消化道管壁进入血液循环,这些过程称为吸收。吸收的方式取决于营养素的化学性质。食物进入胃之前没有吸收,胃只能吸收少量的水分和酒精等,大肠主要吸收在小肠没被完全吸收的水分和无机盐,而营养物质的吸收主要在小肠进行。

当营养成分被消化吸收后,立即被运输到需要或储藏它们的组织。淋巴和血液是营养物的主要运输介质。在肠道的膜内有淋巴毛细管网状组织,胆固醇、水、长链脂肪和某些蛋白质被淋巴系统最终传送到静脉系统。大部分低分子营养物质被吸收进入血液循环后,与血液中蛋白质分子结合,再运输到各组织细胞。

一、碳水化合物的消化与吸收

碳水化合物是人类膳食中的宏量营养素,是人类获取能量最经济和最主要的来源,它在体内的消化和吸收比脂肪和蛋白质迅速且完全。人们膳食摄入的主要碳水化合物是呈淀粉形态的多糖,淀粉分子全部由葡萄糖单元组成。其中直链淀粉含数百个葡萄糖单元,支链淀粉含数千个葡萄糖单元。在天然淀粉中,直链淀粉约占 $22\% \sim 26\%$,是可溶性的,其余的则为支链淀粉。

通过膳食渠道摄入的多糖还有糖原,糖原广泛存在于动物体内,在肝脏及肌肉中含量较高。因其成分和结构近似支链淀粉,又称为动物淀粉。多糖的分子很大,不可能被人体直接吸收,必须先经过消化,也就是通过人体的消化系统将淀粉分子拆解成单糖——葡萄糖分子后,才能被吸收利用。多糖在人体中的水解离不开淀粉酶,其水解也有一个过程,如淀粉水解成糊精,再进一步水解成麦芽糖,最终才成为葡萄糖。

膳食中淀粉的水解是从口腔开始的。米饭刚进入口腔时我们不会感觉到甜味,但慢慢咀嚼一阵后就感觉有甜味了。这是因为唾液中的淀粉酶将部分淀粉逐步水解成了单糖的缘故。食物一进入胃,胃中的强酸性抑制了淀粉酶的活性,淀粉的水解就暂时停止。但食糜进入十二指肠后,能被胰脏分泌出来的淀粉酶充分水解成为葡萄糖。

淀粉水解后产生的葡萄糖被小肠壁细胞吸收后,转入血液构成血糖,被运送到身体的各部分,成为人体组织的营养物。

当人体血液中的葡萄糖含量较高时,人体肝脏和肌肉中的糖原合成酶即充分活化,同时磷酸化酶的活性下降,促使血液中的葡萄糖转化为糖原贮存于肝脏或肌肉组织中,使血糖水平下降而趋于正常。

而当血液中的血糖水平下降时,"库存"的肝糖原和肌糖原可分解为葡萄糖补充进血液,以维持人体生理消耗所需和血糖水平的正常。肝糖原可在肝脏直接分解为葡萄糖。而肌糖原不能直接分解为葡萄糖,但可通过糖酵解作用分解为乳酸,然后随血液流入肝脏后,再通过糖异生作用而间接转变为葡萄糖。人在饥饿 $12 \sim 18h$ 后,肝糖原几乎全部分解而消耗,而肌糖原只有在剧烈运动后才会趋于耗尽。

二、蛋白质的消化与吸收

(一)蛋白质的消化

蛋白质未经消化不易吸收,有时某些抗原、毒素蛋白可少量通过黏膜细胞进入体内,会产生过敏和毒性反应。一般情况下,食物蛋白质水解成氨基酸及小肽后方能被吸收。由于唾液中不含水解蛋白质的酶,所以食物蛋白质的消化从胃开始,但主要在小肠。

(二)蛋白质的吸收

1. 氨基酸和寡肽的吸收

经过小肠腔内和膜的消化,蛋白质被水解为可被吸收的氨基酸和 $2 \sim 3$ 个氨基酸的小肽。

过去认为只有游离氨基酸才能被吸收,现在发现2~3个氨基酸的小肽也可以被吸收。

2. 整蛋白的吸收

对低等动物而言,吞噬是摄入大分子的基本方式。而对高等动物,只有在胚胎阶段仍保持这种低级的原始机制。例如,母乳中的抗体可通过肠黏膜细胞的吞噬作用传递给婴儿。关于成年人对整蛋白吸收问题已有许多研究。有人将胰岛素和胰蛋白酶抑制剂同时注入大鼠的隔离肠祥,发现可引起血糖降低,说明有一部分胰岛素被吸收;人的血液中存在食物蛋白质的抗体,这说明食物蛋白质可进入血液而起抗原的作用。但一般认为,大分子蛋白质的吸收是微量的,无任何营养学意义,只是应当注意肠内细菌的毒素、食物抗原等可能会进入血液成为致病因子。

三、脂肪的消化与吸收

脂肪的消化主要是在小肠,其消化与吸收比较特殊。由于脂肪不溶于水,而体内的酶促反应是在水溶液中进行,所以脂肪必须先乳化才能进行消化。来自胆囊的胆盐在脂肪消化中起重要作用,它首先是净化脂肪,并减少它的表面张力,然后使脂肪乳化成非常细小的乳化微粒。胰液含有脂肪酶,脂肪在脂肪酶的作用下进行分解。分解的产物是甘油二酸酯、甘油一酸酯、脂肪酸和甘油。低于12个碳原子的短链脂肪酸直接被小肠黏膜内壁吸收。长链脂肪酸被酯化成甘油三酯,与胆固醇、脂蛋白、磷脂结合,形成乳糜微粒进入淋巴系统,最后进入血液,运送到身体各个组织。在所有食物的脂类中,只有牛奶的脂类是富含短链脂肪酸的,而长链脂肪酸都要通过淋巴系统运输。

长链脂肪酸的吸收是在小肠中穿过肠黏膜进入到肠黏膜的末端淋巴管,重新与在淋巴管中的甘油进行酯化,发生甘油三酯的再合成作用,这些乳糜微粒通过淋巴胸导管和辅助通路,主要在左侧颈静脉和锁骨下静脉的交汇处进入血液。在体温下呈液态的脂类能很好的被消化吸收,而那些熔点超过体温的很多脂类则很难消化吸收。因此,在37℃时仍然是固体的一些动物脂肪,人体很难吸收。

四、水和无机盐的消化与吸收

水和无机盐这一类物质,可以不经消化,在小肠被直接吸收。水在肠道是靠渗透压的原理被吸收。在无机盐中,钠盐是靠钠泵吸收,氯离子、碳酸氢根等负离子是靠电位差进行吸收。

水的吸收主要在小肠,大肠也可以吸收食物残渣中的水分。各种无机盐只有在溶解状态下才能被吸收,吸收后的水和无机盐经绒毛内的毛细血管进入血液循环。

五、维生素的消化与吸收

人体消化道中没有分解维生素的酶,胃液的酸性、肠液的碱性等变换不定的环境条件、其他食品成分以及氧的存在都可能影响维生素的消化。水溶性维生素在动、植物性食品的细胞中以结合蛋白质的形式存在,在细胞崩解过程中和蛋白消化过程中,这些结合物被分解,从而释放出维生素。脂溶性维生素溶解于脂肪中,可随着脂肪的乳化与分解而同时被消化。维生素只有在一定的酸碱性范围内,且往往在无氧的条件下才具有最大的稳定性,因此,易氧化的维生素在消化过程中也可能被破坏,而供给充足的、可作为抗氧化剂的维生素E可以减少维生素A等的氧化分解。

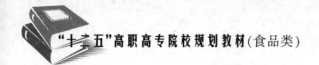

　　水溶性维生素一般以简单扩散方式被充分吸收,特别是相对分子质量小的维生素更容易被吸收。维生素 B_{12} 由于相对分子质量较大,需要与胃黏膜壁细胞分泌的内因子结合成一个大分子物质才能被吸收,吸收部位在回肠。脂溶性维生素包括维生素 A、维生素 D、维生素 E、维生素 K,因其溶解性与脂类相似,所以仍需胆汁进行乳化后才能被小肠吸收。吸收机理可能与脂类相似,吸收部位在小肠上段。脂肪可促进脂溶性维生素的吸收。

 复习思考题

1. 简述主要营养素的消化吸收特点。
2. 影响人体消化吸收的因素有哪些?

第三章　各类食品的营养价值

[学习目标]

　　1.知道食物营养价值的评定标准和意义。

　　2.知道动物性食物的主要种类及其营养特点。

　　3.知道植物性食物的主要种类及其营养特点。

　　4.知道加工食品营养价值的总体特点,知道食用油脂、调味品、酒类、茶的主要营养特点。

　　食物是人类所需能量和各种营养素的基本来源,是人类赖以生存、繁衍的物质基础。人类为了维持生命和保障身体健康,每天都要摄入一定量的食物,而营养素就蕴藏于形形色色、种类繁多的食物中。而各种食物因其所含营养素种类、数量和结构的不同,其营养价值也就各不相同。

　　现代人的生活水平不断提高,对食物的挑选余地也越来越大,如何选择食物的种类和数量来搭配成科学合理的膳食也引起了人们越来越多的关注。人们总是在思索这样的问题:什么样的食品对人体健康有益? 食品营养价值的评价指标又有哪些? 动物性食品与植物性食品在营养方面各有什么优势? 如何搭配食用才能更好地发挥它们的营养作用?

第一节　食物营养价值的评价

　　食物的营养水平关系着人类的健康和未来。按照其性质和来源食物可以分为动物性食物、植物性食物和用各种动植物原料加工制作的食品,它们的营养价值各有不同。

　　食品的营养价值(nutritional value)是指食品中所含营养素和热能能够满足人体营养需要的程度,包含营养素种类是否齐全、数量及其相互比例是否适宜,以及是否易被人体所消化吸收及利用。

　　在选择食物时,首先应充分掌握各类食物的营养价值,以使所选择的食物达到全面、均衡和配比合理的营养,从而避免营养不良或营养过剩的现象,以满足人体正常合理的营养需要。

一、食物营养价值的相对性

　　人体所需要的能量和营养主要是从食物获得的,而自然界供人类食用的食物有数百种,它们在所含营养素的组成和含量上各具特色,故营养价值高低有所不同。有的食物所含营养素种类齐全、数量及其相互比例适宜,容易被人体消化吸收利用,营养价值相对较高;而有的食物所含营养素种类不全,或数量欠缺,或相互比例不适当,不容易被人体消化吸收利用,其营养价值就相对较低。如粮谷类食物蛋白质中赖氨酸较少,其蛋白质营养价值较低,但谷类食物含有较多的矿物质、维生素、膳食纤维等,有利于预防一些慢性病;肉类中蛋白质组成适合人体的需要,其营养价值高,但脂肪组成中饱和脂肪酸比例较高,多食对患有心血管疾病、血脂过高的人不利。

另外,在同一类食物中因品种、部位、产地及成熟程度不同,其营养价值也有很大差异。且食物的营养价值在很大程度上还受储存、加工和烹调方法的影响,如水果在制成罐头、果脯的过程中大量维生素会被破坏,米面的精加工会损失大量的 B 族维生素。而相反,有的食物经过加工,其营养价值可以提高,如将大豆加工成豆腐、豆浆,能显著提高其所含蛋白质的消化率。

一般来说,食物所提供的营养素越接近人体需要的水平,其营养价值就越高,但事实上除母乳外,没有一种天然食物能在营养素的种类和数量上满足人体生理的全部需要,各种食物的营养价值都是相对的。食物的营养价值主要取决于食品的性质,即食品营养成分的天然组成及其在各种工艺处理下受到的影响,另外合理的膳食结构也是保证食品发挥其营养价值的重要条件。

二、食品营养价值评价指标

对食品营养价值的评价主要是从营养素的种类及含量、营养质量指数等方面来进行。

(一)营养素的种类和数量

食物中所含营养素的种类和含量越接近人体需要,表示该食物的营养价值就越高。对某种食物进行营养价值评定时,应对该食物所含营养素的种类进行分析并确定其含量,可采用化学分析法、仪器分析法、微生物法等方法。另外在日常生活和餐饮经营中,也可以通过查阅食物成分表来初步评定食物的营养价值。

(二)营养质量指数(INQ)

营养质量指数(index of nutritional quality,INQ)指营养素密度与能量密度相适应的程度,即营养素密度与能量密度之比。是营养学上评价食品营养价值的常用指标,它的主要优点是可以对食品相对营养价值的优劣一目了然,可很方便地用来评价食物营养价值与科学编制食谱。

营养素密度指食物中某种营养素含量占参考摄入量的比,体现了食品满足机体某种营养素需要的程度。能量密度指该食物中所含能量占参考摄入量的比,体现了食品满足机体能量需要的程度。

$$INQ = \frac{某营养素密度}{能量密度} = \frac{某营养素含量/该营养素参考摄入量}{所含能量/能量参考摄入量}$$

当 INQ = 1 时,表示食物的该营养素与能量含量达到平衡;INQ > 1 时,表示食物中该营养素的摄入量高于能量,食物的营养价值较高;INQ < 1 时,表示此食物中该营养素的摄入量低于能量的摄入,表明食物的营养价值较低,长期食用这种食物就可能发生能量过剩而该营养素的不足。

表 3-1 是以我国成年男子轻体力劳动者营养素的推荐摄入量为标准,计算 100g 鸡蛋中几种主要营养素的 INQ 值。

表 3-1 100g 鸡蛋中几种主要营养素的 INQ 值

营养素	DRIs	含量	INQ 值
能量(kcal)	2400	138.00	—
蛋白质(g)	75	12.70	2.94

续表

营养素	DRIs	含量	INQ 值
视黄醇(μgRE)	800	310.00	6.74
维生素 E(mg)	14	1.23	1.53
维生素 B$_1$(mg)	1.40	0.09	1.12
维生素 B$_2$(mg)	1.40	0.31	3.85
尼克酸(mg)	14	0.20	0.25
铁(mg)	15	2.00	2.32
钙(mg)	800	48.00	1.04

由表中可见,在鸡蛋的几种主要营养素中,除烟酸和抗坏血酸外,INQ 都大于1,说明鸡蛋是一种营养价值较高的食物。

(三)食物利用率

食物利用率是指食物进入体内后被机体消化、吸收和利用的程度。其结果的百分数越高,说明食物在体内越能够充分消化与利用,有着比较高的营养价值,反之则该种食物的营养价值就比较低。食物利用率一般用动物饲养方法来测定,代表的意义是动物每消耗 100g 饲料,体重能增加多少克。

计算公式如下:

$$食物利用率 = \frac{长值[饲养期间动物的增重值(g)]}{饲养期间总的饲料消耗量(g)} \times 100\%$$

(四)食物血糖生成指数

食物血糖生成指数(glycemic index,GI)简称血糖指数,指餐后不同食物血糖耐量曲线在基线内面积与标准糖(葡萄糖)耐量面积之比。

$$GI = \frac{某食物在食后2h 血糖曲线下面积}{相当含量葡萄糖在食后2h 血糖曲线下面积} \times 100\%$$

食物血糖生成指数是用以衡量某种食物或某种膳食组成对血糖浓度影响的一个指标,是评价食物碳水化合物的一个生理学参数。高 GI 则表示该种食物进入胃肠后消化快、吸收好,葡萄糖迅速进入血液,血糖浓度波动大;反之,低 GI 则表示食物在胃肠内停留时间长,葡萄糖进入血液后峰值低,下降速度慢,血糖浓度波动小。一般大于 70 为高 GI 食物,55～70 为中 GI食物,小于 55 为低 GI 食物,常见糖类的 GI 见表 3 - 2,常见食物的 GI 见表 3 - 3。最初食物血糖生成指数适用于指导糖尿病患者选择富含碳水化合物的食物,后扩大到肥胖者和代谢综合征患者的膳食管理及健康人群的营养教育中。

表 3 - 2 常见糖类的 GI

食物	GI	食物	GI
葡萄糖	100	麦芽糖	105.0 ± 5.7

续表

食物	GI	食物	GI
蔗糖	65.0 ± 6.3	绵白糖	83.8 ± 12.1
果糖	23.0 ± 4.6	蜂蜜	73.5 ± 13.3
乳糖	46.0 ± 3.2	巧克力	49.0 ± 8.0

表 3 - 3　常见食物的 GI

食物名称	GI	食物名称	GI	食物名称	GI
馒头	88	玉米粉	68	葡萄	43
熟甘薯	77	玉米片	79	柚子	25
熟土豆	66	大麦粉	66	梨	36
面条	82	菠萝	66	苹果	36
大米饭	83	苏打饼干	72	藕粉	33
烙饼	80	荞麦	54	鲜桃	28
苕粉	35	甘薯(生)	54	扁豆	38
南瓜	75	香蕉	52	绿豆	27
油条	75	猕猴桃	52	四季豆	27
荞麦面条	59	山药	51	白面包	88
西瓜	72	酸奶	48	可乐	40
小米	71	牛奶	28	大豆	18
胡萝卜	71	柑橘	43	花生	14

（五）食物的抗氧化能力

常见的抗氧化物有维生素 E、维生素 C、β - 胡萝卜素和组成抗氧化酶的微量元素,如锌、铜、锰、硒。此外,一些植物化学成分如酚类、类黄酮、类胡萝卜素等也是重要天然抗氧化物。而食物的抗氧化能力就取决于食物中含有的上述抗氧化物的含量。食物的抗氧化能力越大,其营养价值相对就越高。

三、评定食物营养价值的意义

评定食物的营养价值可以全面了解各种食物的天然组成成分,包括各种营养素、非营养素类物质、抗营养因素等,找出主要食物的营养缺陷,能指导人们科学地选购食物并加以合理搭配,形成平衡膳食以充分发挥各种食物的营养价值,提高食物的营养吸收利用,增进居民身体健康。通过食物营养价值的评定还可以提出改进或开发新食品的方向,充分利用食物资源。此外了解食物在加工烹调过程中营养素的变化和损失,选择科学的清洗烹饪方式,合理地进行加工烹调,也可以达到最大限度地保存食物中营养素的目的。

复习思考题

1. 什么是食物的营养价值？它可以用哪些指标来进行评价？
2. 什么是 INQ？它如何衡量食品的营养价值？
3. 什么是食物的血糖生成指数？它有什么用途？
4. 评定食物营养价值的意义体现在哪些方面？

第二节　动物性食品的营养价值

常见的动物性食品有畜禽肉、鱼虾类、蛋类、乳及乳制品等食物,在居民膳食结构中占有重要的地位,是人体优质蛋白质、脂肪、脂溶性维生素、B族维生素和矿物质的主要来源。

一、畜禽肉类的营养价值

畜禽肉包括畜肉和禽肉,前者指猪、牛、羊等的肌肉、内脏及其制品,后者包括鸡、鸭、鹅等的肌肉及其制品。因畜肉肌色较深,有"红肉"之称,而禽肉肉色较浅,有"白肉"之称,它们能给人体提供优质蛋白质、脂肪、矿物质和维生素,其营养成分的分布,与动物的种类、品质、年龄、部位、肥瘦程度及饲养情况等有很大关系。畜禽肉可加工烹制成各种美味佳肴,是人们经常食用且营养价值很高的食物。

畜禽的种类虽然很多,但其肉类组织结构基本相似,一般主要由肌肉组织、脂肪组织和结缔组织构成,并且在其不同的组织或部位中含有不同种类和数量的营养素。

(一)蛋白质

畜禽肉中的蛋白质主要存在于肌肉组织和结缔组织中,含量因动物的种类、年龄、肥瘦程度以及部位而异,约占动物总重量的10%～20%,牛肉中蛋白质含量约为10%～20%,猪肉中含量约为10%～17%,羊肉中含量约为9%～17%,鸭肉中含量约为15%～18%,鸡肉中含量甚至高达20%以上,畜禽肉中的蛋白质按照在肌肉组织中的部位不同,可以分为肌浆蛋白(20%～30%)、肌原纤维蛋白(40%～60%)和间质蛋白(10%～20%)。畜禽肉类蛋白质含有人体所需各种必需氨基酸,其氨基酸模式与人体比较接近,蛋白质的生物价一般都在80%以上,容易消化吸收,营养价值很高。畜禽肉含有较多的赖氨酸,适宜与谷类食物搭配食用,以发挥蛋白质的互补作用。

畜禽肉类中因含有可溶于水的含氮浸出物,包括肌凝蛋白原、肌肽、肌苷、嘌呤、尿素和氨基酸等非蛋白含氮浸出物,经烹调后,一些浸出物溶出,使肉汤具有鲜味。成年动物肉中的含氮浸出物要比幼年动物高,烹调加工后的味道更为鲜美;同样,禽肉的质地较畜肉细嫩且含氮浸出物多,所以禽肉炖汤的味道要比畜肉的鲜美。

(二)脂肪

畜禽肉类的脂肪含量因动物的品种、年龄、肥瘦程度、部位等不同有较大差异,大多蓄积于皮下、肠系膜、心、肾周围及肌肉间,约占体重的 10% ~30%,其含量低者为 2%,高者可达 89% 以上。在畜肉中,一般猪羊肉的脂肪含量较高,牛肉次之,兔肉的脂肪较少;在禽肉中,野禽的脂肪含量较低,鸭鹅的脂肪含量较高。

畜禽内脏脂肪的含量为 2% ~11%。另外在动物的脑、内脏和脂肪中含有较多的胆固醇,饮食中应注意避免过多摄入而影响身体健康。

动物脂肪所含有的必需脂肪酸明显低于植物油脂,因此其营养价值低于植物油脂。在动物脂肪中,畜肉的脂肪和胆固醇含量较多,且以饱和脂肪酸为主,熔点高,不易消化吸收,食用过多容易引起肥胖和高脂血症等疾病。而禽类脂肪所含必需脂肪酸的量高于家畜脂肪,易于机体消化吸收,所以总的来说,禽类脂肪的营养价值高于畜类脂肪的营养价值,尤其适合老年人及心血管疾病患者选用。

(三)碳水化合物

畜禽肉类中的碳水化合物主要是以动物淀粉(即糖原)的形式存在于肌肉和肝脏中,含量极少,正常含量约占体重的 5%。动物宰杀后在保存过程中,糖原在酶的作用下酵解形成乳酸,糖原含量迅速下降,乳酸相应增多,pH 降低,使肉的酸性增强,有利于肉的嫩化。

(四)维生素

畜禽肉可提供多种维生素,主要以 B 族维生素和维生素 A 为主。猪肉中硫胺素含量特别高,鸡肉中尼克酸的含量较高。在禽肉中还含有较多的维生素 E。畜禽的内脏中富含维生素,其中肝脏的维生素 A 和维生素 B_2 含量特别多。

(五)矿物质

畜禽肉中矿物质的含量一般为 0.8% ~1.2%,多集中在内脏器官如肝、肾及瘦肉中。畜禽肉中铁的含量以猪肝和鸭肝最丰富,为 23mg/100g 左右,其主要以血红素形式存在,吸收利用不易受食物中其他因素的干扰,消化吸收率很高,因此动物血被认为是很好的补铁食物。此外,畜禽肉还含有较多的磷、硫、钾、钠、铜等,钙的含量虽然不高,但吸收利用率很高。

(六)水分

畜禽类肌肉中的水分含量约为 75%,以结合水、不易流动的水和自由水的形式存在,分别占总水分的 5%、80% 和 15% 左右。

二、蛋类及其制品的营养价值

蛋主要指鸡、鸭、鹅、鹌鹑、鸽、鸵鸟、火鸡等禽类的蛋,各种蛋大小虽有不同,但结构和营养价值基本相似。蛋类营养素含量丰富,而且相对于其他食品来说性价比高,是被广大消费者喜爱并广泛应用于食品加工和烹调上的食品。另外,各种蛋还可以加工成咸蛋、松花蛋、蛋粉等蛋制品。

在人们日常饮食中食用最普通、销量最大的是鸡蛋,其营养价值高,且适合各种人群,包括成人、儿童、孕妇、乳母及病人等。

（一）蛋的结构

各种蛋的结构都由蛋壳、蛋清（蛋白）、蛋黄三部分组成。

蛋壳位于蛋的最外层，占整个鸡蛋重量的 11%～13%，主要由外蛋壳膜、石灰质蛋壳、蛋壳膜和蛋白膜所构成。新鲜的蛋壳最外面有一层水溶性胶状黏蛋白，起防止微生物进入蛋内和防止蛋内水分及二氧化碳过度向外蒸发的作用。当蛋生下来时，外蛋壳膜即附着在蛋壳的表面，外观无光泽，呈霜状，这个特征可以用来鉴别蛋的新鲜程度。由于这层膜为水溶性，在储存时要防潮，不能水洗或雨淋，否则会很快变质腐败。在蛋壳的内部有两层膜，紧附于蛋壳的一层叫作内蛋壳膜，附于内蛋壳膜里面的一层为蛋白膜，它们都为白色具弹性的网状膜，有阻止微生物通过的作用。蛋壳的颜色禽类的品种不同而异，与营养价值无关。

蛋清位于蛋壳与蛋黄之间，为黏稠、半透明的溶胶状物质。蛋清稀稠不一，外层为中等黏度稀蛋清，内层为胶质冻样的稠蛋清，越靠近蛋黄越稠。新鲜的蛋内蛋清浓稠，质量好，耐储藏。

蛋黄呈球形，是鸡蛋的胚胎组织，由鸡蛋尖端和钝端两侧的蛋黄系带固定在蛋的中心，其内容物为黄色不透明的乳状液。蛋黄表面包围有蛋黄膜，防止蛋黄内容物与蛋白相混。随着保管时间的延长和外界温度的升高，系带逐渐消失，蛋黄膜弹性减弱甚至破裂，最后形成散黄。根据这一点也可鉴别蛋的新鲜程度。

（二）蛋类的营养价值

蛋内含有丰富的营养成分，主要提供优质蛋白质、脂肪、矿物质和维生素。相对而言，蛋黄的营养价值比蛋清要高。另外，其微量营养成分受到品种、饲料、季节等多方面因素的影响。

1. 蛋白质

蛋类的蛋白质含量一般在 10% 以上，为完全蛋白，含有人体所需的各种必需氨基酸，而且氨基酸的模式与人体组织蛋白的模式基本相似，几乎能被人体全部吸收利用，是天然食品中最理想的优质蛋白质，其消化率为 98%，生物价达到 94。营养学上通常把鸡蛋作为蛋白质中必需氨基酸含量的参考标准，氨基酸评分同人奶蛋白质一样定为 100。

蛋清中所含的蛋白质种类主要为卵清蛋白、卵伴清蛋白、卵黏蛋白、卵类黏蛋白等糖蛋白，其含量占蛋清总蛋白的 80% 左右。生鸡蛋蛋清中含有抗生物素蛋白和抗胰蛋白酶，前者能与生物素在肠道内结合，影响生物素的吸收，食用者可引起食欲不振、全身无力等生物素缺乏的症状；后者能抑制胰蛋白酶的活力，妨碍蛋白质的消化吸收，所以生食蛋清对身体健康不利。对鸡蛋的烹调加热可破坏这两种物质，消除它们的不良影响。但是蛋过度加热时，会使蛋白质过分凝固，形成硬块反而会影响食欲及消化吸收。

蛋黄中的主要蛋白质是与脂类相结合的脂蛋白和磷蛋白，蛋黄中的蛋白质均具有良好的乳化性质。

2. 脂肪

蛋类脂肪中有大量的中性脂肪、磷脂和胆固醇，主要集中在蛋黄内，蛋清中很少。蛋黄的脂肪主要由不饱和脂肪酸所构成，常温下呈乳融状，分散成细小颗粒，易于消化吸收，对人体的脑及神经组织的发育有重大作用。

蛋黄中胆固醇含量较高，每个鸡蛋胆固醇含量约为 200mg，大量食用会引起高脂血症，诱发动脉粥样硬化、冠心病等疾病。蛋黄是磷脂的极好来源,所含卵磷脂具有降低血胆固醇的效果,并能促进脂溶性维生素的吸收,对心血管疾病有防治作用,是大脑和神经系统活动不可缺少的重要物质。因此,吃鸡蛋要适量。一般来说,每人每日吃 1~2 个鸡蛋,既对身体无明显不良影响,又可充分发挥其营养作用。

3. 碳水化合物

蛋类中碳水化合物含量较低,为 1%~3%,蛋黄中含量略高于蛋清。蛋类中碳水化合物分为两种状态存在:一部分与蛋白质相结合而存在,而另一部分则游离存在。蛋黄中主要含葡萄糖,多以与蛋白质结合的形式存在,蛋清中则主要含甘露糖和半乳糖。

4. 维生素

蛋中维生素含量十分丰富,且品种较为完全,包括所有的 B 族维生素、维生素 A、维生素 D、维生素 E、维生素 K 和微量的维生素 C,大部分都存在于蛋黄中。鸭蛋和鹅蛋的维生素含量总体而言高于鸡蛋。此外,蛋中的维生素含量受到品种、季节和饲料中含量的影响较大。

5. 矿物质

蛋中的矿物质主要存在于蛋黄部分,蛋黄中含矿物质为 1.0%~1.5%,包括钙、磷、铁、锌等,其中磷含量最为丰富。蛋清部分的矿物质含量较低。

蛋中含铁量较高,但以非血红素铁形式存在,而且由于与蛋黄中的卵黄磷蛋白结合,对铁的吸收具有干扰作用,故蛋黄中铁的生物利用率较低,仅 3% 左右。

蛋中的矿物质含量受饲料因素影响较大,因此可通过调整饲料的成分来改善蛋中矿物质的组成。目前市场上已有富硒蛋、富碘蛋、高锌蛋、高钙蛋等特种蛋出现,满足了不同人群的营养需求。

三、水产品的营养价值

水产品是指由水域中获取的水产资源,包括动物和植物两大类。其中可供人类食用的水产资源加工而成的食品,称为水产食品。

水产动物种类繁多,水产食用资源与人类饮食关系密切,许多都具有丰富的营养价值。这些丰富的资源作为高生物的蛋白、脂肪和脂溶性维生素来源,在人类的营养领域占有很重要的地位。在种类繁多的水产动物中,可供人类食用、具有食用价值的主要有鱼类和软体动物两大类。

(一)鱼类的营养价值

鱼肉的结构与畜禽肉相类似,可食部分占整个鱼体的 50%~70%,但鱼肉具有畜禽肉无法比拟的营养优势,营养价值更高。

1. 蛋白质

鱼类蛋白质含量为 15%~20%,分布于肌浆和肌基质中。鱼肉中的必需氨基酸组成较平衡,与人体需要接近,利用率较高,生物价可达 85~90,赖氨酸和亮氨酸含量较高,但色氨酸含量偏低。鱼肉结缔组织少,肌纤维细短,肉质细嫩,比畜禽肉更容易消化,非常适合幼儿及老年人食用,属完全蛋白质,是优质蛋白质的来源。存在于鱼类结缔组织与软骨组织中的含氮物主要是胶原和黏蛋白,它们是鱼汤冷却后呈现凝胶的主要物质。

鱼类中有些青皮红肉鱼类如金枪鱼、沙丁鱼、参鱼和秋刀鱼等,含有较多的组氨酸,死后在不新鲜或腐败变质的情况下易形成组胺而引起人体组胺中毒,体弱、过敏性体质和患有慢性病者食用这类鱼时尤其需要引起重视。这是一种类过敏性食物中毒,可以通过防止鱼类腐败变质和采用正确的烹饪方法来加以预防。

2. 脂类

鱼类的脂肪含量为 1% ~10%,平均 5% 左右,主要存在于皮下和脏器周围,肌肉组织中含量比较少。不同种类的鱼所含脂肪量差异很大,如鳕鱼脂肪含量在 1% 以下,而河鳗脂肪含量高达 10.8%。

鱼类脂肪多由不饱和脂肪酸组成,一般占 60% 以上,熔点低,常温下为液态,消化吸收率高。很多鱼类,尤其是海洋鱼类,含有丰富的二十碳五烯酸(EPA)和二十二碳六烯酸(DHA)。EPA 与 DHA 可以在动物体内由亚麻酸转化而来,但是转化速度非常缓慢,而在一些海水鱼类和藻类中,却可以大量转化。它们是大脑营养必不可少的多不饱和脂肪酸,具有降血脂、防血栓形成及防治动脉粥样硬化的作用,并有抗癌防癌的功效,有"脑黄金"之称。

鱼类胆固醇含量一般约为 100mg/100g,在鱼籽中胆固醇的含量则更高。

3. 碳水化合物

鱼类的碳水化合物含量较低,约为 1.5%,其主要存在形式为糖原。有些鱼几乎不含碳水化合物,如鲳鱼、银鱼等。

4. 维生素

鱼肉含有丰富的维生素 A 和维生素 D,维生素 B_2、烟酸等的含量也较高,而维生素 C 含量则很低。鱼油和鱼肝油是维生素 A 和维生素 D 的重要来源,也是维生素 E(生育酚)的一般来源。

一些生鱼制品中含有硫胺素酶和催化维生素 B_1 降解的蛋白质,会使鱼中的维生素 B_1 被破坏,因此大量食用生鱼可能造成维生素 B_1 的缺乏。所以鱼类不宜生食,死后应尽快加工烹调,通过加热来破坏硫胺素酶的活性,及时破坏硫胺素酶,以防止维生素 B_1 的损失。

5. 矿物质

鱼类的矿物质含量为 1% ~2%,高于畜禽肉类。其中硒和锌的含量丰富,此外,钙、钠、氯、钾、镁等含量也较多,海产鱼类富含碘。鱼类是人体钙的良好来源,主要是以磷酸钙的形式存在,易被人体消化吸收。海水鱼比淡水鱼含钙量高。

(二)软体动物类的营养价值

软体动物种类繁多,味道鲜美,其中有很多是名贵的菜肴,人们经常食用的软体动物有蛤类、扇贝、虾、蟹、牡蛎、章鱼等。其主要营养特点如下:

1. 蛋白质

软体动物蛋白质含量多数在 15% 左右,其中高的如对虾、章鱼等可以达到 17% 以上,低的如螺蛳、蛏子等,只有 7% 左右。软体动物蛋白质中含有全部的必需氨基酸,其中酪氨酸和色氨酸的含量均高于其他肉类。另外在贝类肉质中还含有丰富的牛磺酸。

2. 脂肪和碳水化合物

软体动物中脂肪和碳水化合物含量都比较低。其中脂肪含量平均在 1% 左右,但大部分为不饱和脂肪酸,容易被人体吸收。

3. 维生素

软体动物维生素含量与鱼类相似,有些含有较多的维生素 A、烟酸和维生素 E。

4. 矿物质

软体动物矿物质含量多为 1.0% ~1.5% ,其中钙、钾、钠、铁、锌、硒、铜等含量丰富,微量元素以硒的含量最为丰富。河虾的钙含量高,河蚌、田螺的铁含量高,而牡蛎、扇贝的锌含量较高。

5. 鲜味成分

人们喜爱食用水产动物的原因不仅在于它们营养丰富,还因为它们的肉质一般都非常鲜美,这与其中所含的一些呈味物质有关。鱼类和甲壳类的呈味物质主要是游离的氨基酸、核苷酸等,软体动物的呈味物质是甘氨酸、丙氨酸,贝类的主要呈味成分为琥珀酸及其钠盐,都具有很强的甜味和鲜味。

四、乳类及其制品的营养价值

乳类是一种营养成分齐全、组成比例适宜、易消化吸收并且营养价值高的天然食品,主要提供优质蛋白质、维生素 A、维生素 B_2 和钙。各种动物乳的营养成分存在一定的差别,在动物乳中以牛乳食用最为普遍,被称为"最接近理想的食品",适合于任何人。此外,经常食用的还有羊乳和马乳。乳类经浓缩、发酵等工艺可制成奶制品,如奶粉、酸奶、炼乳等。乳类及其制品具有很高的营养价值,主要提供优质蛋白质、脂肪、维生素 A、核黄素及矿物质、乳糖,组成比例适宜,易于消化吸收,不仅是婴儿的主要食物,也是老弱病患者的营养食品。

(一)牛乳的营养价值

1. 蛋白质

牛乳中的蛋白质含量比较稳定,平均为 3% ,主要有酪蛋白、乳白蛋白和乳球蛋白,还有少量的脂肪球膜蛋白。其中,酪蛋白的含量最多,占蛋白质总量的 81% 左右。酪蛋白为结合蛋白,与钙、磷等结合而形成酪蛋白胶粒存在于乳中,使乳具有不透明性。酪蛋白在皱胃酶的作用下生成副酪蛋白,加入过量的钙可形成不溶性的副酪蛋白盐的凝胶块,在食品加工中可利用此性质来生产奶酪。乳中的乳白蛋白为热敏性蛋白,受热时发生凝固而对酪蛋白有保护作用,乳球蛋白与机体的免疫有关,一般在初乳中的含量高于正常乳的含量。

牛乳中酪蛋白质与乳清蛋白质的比例恰与人乳组成相反,因而生产婴儿配方乳粉时常用乳清蛋白质加以调整。牛乳蛋白质的消化吸收率高达 90% 以上,生物价为 85,均高于一般肉类,因而是一种仅次于鸡蛋的优质蛋白质。同时,牛乳中含有丰富的赖氨酸,正好作为谷类食物的天然互补食品。

2. 脂肪

牛乳含脂肪 2.8% ~4.0% ,以微细的脂肪球状态分散于牛乳中,1mL 牛乳中约有脂肪球 20 亿~40 亿个,平均直径为 3μm。牛乳脂肪的熔点要低于体温,因此极易消化,消化吸收率一般为 95% 。牛乳脂肪中的脂肪酸种类要远比其他动植物的脂肪酸多,达 20 种以上,并且组成复杂,一些短链脂肪酸如丁酸、己酸、辛酸等含量较高,约占 8% ,导致了牛乳具有香味、柔润的口感及容易消化的特点。牛乳中油酸占 30% ,亚油酸和亚麻酸分别占 5.3% 和 2.1% ,此外还含有少量的卵磷脂、脑磷脂和胆固醇等,每 100g 中仅含胆固醇 13mg,是低胆固醇食品。

3. 碳水化合物

牛乳中的碳水化合物主要为乳糖,还有少量的葡萄糖、果糖和半乳糖。乳糖是哺乳动物乳汁中所特有的糖,在牛乳中含量约为 4.5% ~5%,具有调节胃酸,促进胃肠蠕动和消化腺分泌的作用,还能帮助钙、铁、锌等矿物质的吸收,也为促进婴儿肠道内双歧杆菌的繁殖提供了条件。

有些成年人摄入大量牛乳及乳制品后会出现胀气、腹泻,这是因为在肠道中乳糖可以被乳糖酶作用,分解为葡萄糖和半乳糖供人体吸收利用。婴儿出生后,消化道内含有较多的乳糖酶,但随着年龄的增长,乳糖酶的活性和含量也逐渐下降。当食用乳及乳制品时,由于体内乳糖酶的含量和活性过低,使乳中的乳糖不能被分解为葡萄糖和半乳糖为人体吸收,而被肠道分解,转化为乳酸,并伴有胀气、腹泻等症状,称之为"乳糖不耐症"。牛乳中乳糖含量比人乳中少。在生产乳制品时可事先添加乳糖酶使乳糖分解,这样既可以增加乳制品的甜度,又可防止乳糖不耐症的发生。此外,还可通过在一定时期内坚持食用乳制品以促进机体产生乳糖酶的方法,来克服乳糖不耐症。

4. 矿物质

牛乳是多种矿物质的重要来源。牛乳中矿物质含量为 0.7% ~0.75%,主要包括钠、钾、钙、镁、氯、磷、硫、铜等。大部分的矿物质与有机酸结合形成盐类,少部分与蛋白质结合。乳中矿物质的含量因品种、饲料、泌乳期等因素而有所差异,在初乳中含量最高,正常乳中含量会略有下降。

牛乳中钙的含量很高,100mL 牛乳中含钙 110mg,约为人乳中的 3 倍,且钙磷比例较合理,消化吸收率高,是膳食中最好的天然钙来源。

5. 维生素

牛乳中含有人体所需的各种维生素,但其含量却因季节、饲养条件及加工方式的不同而变化较大。牛乳中维生素 A、维生素 E 含量较高,也是 B 族维生素的良好来源,特别是维生素 B_2。维生素 A、维生素 D 等脂溶性维生素存在于牛乳的脂肪部分,因此,脱脂乳中的脂溶性维生素含量会有显著的下降,需要进行营养强化。在鲜乳中含有少量的维生素 C,但经消毒处理后所剩无几。

另外,乳类应避光保存,以避免其中的维生素流失。研究发现,鲜牛奶经日光照射 1min 后,B 族维生素很快消失,维生素 C 也所剩无几。即使在微弱的阳光下,经 6h 照射后,B 族维生素也仅剩一半,而在避光器皿中保存的牛奶不仅维生素没有消失,还能保持牛奶特有的鲜味。

鲜奶水分含量高,微生物容易生长繁殖,因此鲜奶须严格消毒灭菌后方可食用。实践中鲜奶的消毒方法常用煮沸法和巴氏消毒法。煮沸法是将奶直接煮沸,设备及操作简单,但对奶的理化性质影响较大,营养成分损失较多。巴氏消毒法有两种方式,即低温长时消毒法和高温短时消毒法,前者将牛奶在 63℃ 下加热 30min,后者在 90℃ 加热 1min 即可。正确地进行巴氏消毒对奶的组成和性质均无明显影响,能最大限度地保持鲜奶的营养和风味。

（二）乳制品的营养价值

常见的乳制品有消毒乳、炼乳、乳粉、酸奶、干酪、奶油等。因加工工艺不同,乳制品的营养成分有很大差异。

1. 奶粉

奶粉是液态奶经消毒、浓缩、干燥处理而成,具有储存期较长、食用方便的特点。根据食用目的,可按照不同的加工方法制成全脂奶粉、脱脂奶粉、配方奶粉等。

全脂奶粉是将鲜奶浓缩除去 70% ~80% 水分后,经喷雾干燥或热滚筒法脱水制成。脱脂奶粉是将鲜奶脱去脂肪,再经上述方法制成的奶粉。此种奶粉含脂肪仅为 1.3%,脱脂过程使脂溶性维生素损失较多,其他营养成分变化不大。脱脂奶粉一般供腹泻婴儿及需要少油膳食的患者食用。配方奶粉又称"母乳化奶粉",它以牛乳为基础,参照人乳组成的模式和特点,进行调整和改善,使各种营养成分的含量比例接近母乳,更适合婴儿的生理特点和需要。

2. 酸奶

酸奶是在消毒鲜奶中接种乳酸杆菌后经发酵培养而成的一种发酵奶制品。酸奶中乳糖减少,使乳糖酶活性低的成人易于接受。维生素 A、维生素 B_1、维生素 B_2 等的含量与鲜奶相似,但叶酸含量却增加了 1 倍,胆碱也明显增加。此外,酸奶的酸度增加,有利于对维生素的保护。乳酸菌进入肠道可抑制一些腐败菌的生长,防止腐败胺类对人体的不良作用。酸奶适合于消化功能不良的婴幼儿、老年人及乳糖不耐症的患者食用。

3. 炼乳

炼乳为浓缩奶的一种,按其成分可分为淡炼乳、甜炼乳、全脂炼乳、脱脂炼乳,若添加维生素等营养物质可制成各种强化炼乳。

淡炼乳为新鲜奶在低温真空条件下浓缩,除去约 2/3 的水分,再经灭菌而成。淡炼乳按适当的比例冲稀后,其营养价值基本与鲜奶相同。但是淡炼乳在加工时因需要高温灭菌处理,导致赖氨酸和维生素有一定的损失,因此常用维生素加以强化。淡炼乳在胃酸作用下,可形成凝块,便于消化吸收,适合婴儿和对鲜奶过敏者食用。甜炼乳是在鲜奶中加约 15% 的蔗糖后按上述工艺制成。其中糖含量可达 45% 左右,利用其渗透压的作用抑制微生物的繁殖。因其糖分含量过高,需经大量水冲淡,营养成分相对下降,不适合婴儿食用。

4. 奶酪

奶酪也称干酪,它是在原料乳中加入适量的乳酸菌发酵剂或凝乳酶,使蛋白质发生凝固,并加盐,经压榨排除乳清之后的产品,味美可口、营养价值很高。在干酪的生产过程中,除了维生素 D 和维生素 C 被破坏和流失外,其它维生素被大部分保留。由于发酵作用,乳糖含量降低,蛋白质被分解为肽和氨基酸等,消化吸收率增加,干酪蛋白质的消化率可高达 99%,因此干酪是乳糖不耐症和糖尿病患者可供选择的奶制品之一。

5. 含乳饮料

市场上的含乳饮料包括乳饮料、乳酸饮料、乳酸菌饮料等,其主要原料为水和牛乳,严格来说不属于乳制品范畴。总的来说,乳饮料的营养价值低于液态乳类产品,蛋白质含量约为牛奶的 1/3。但因其在加工过程中添加了糖或甜味剂、果汁、有机酸、香精等配料,所以各种乳饮料风味多样、味甜可口,受到儿童和青年的喜爱。

 复习思考题

1. 试比较禽肉和畜肉的营养价值。

2. 牛奶的营养特点是什么？

3. 什么是"乳糖不耐症"？可以通过什么样的途径来克服？

4. 巴氏消毒法有什么优点？具体有哪两种操作方法？

5. 鸡蛋有什么样的结构？其营养特点是什么？

6. 配方乳粉有什么营养特点？

7. 乳制品的种类主要有哪些？

第三节　植物性食品的营养价值

植物性食物是人类获取营养素及能量的主要来源,主要包括谷类、豆类及其制品、蔬菜、水果和菌藻类等。因品种、生长地区、生长环境与条件等不同,每类植物性食物的营养素含量和质量特点各不相同,了解它们各自的营养价值,就可以加以合理选择与利用,这一点对于以植物性食物为主的我国居民来说尤为重要。

一、谷类食品的营养价值

谷类包括大米、小麦、玉米、小米、高粱、莜麦、荞麦等,以大米和小麦为主,是膳食中的主食。谷类是世界上大多数国家传统膳食的主体,也是人体能量最主要、最经济的来源,在我国居民膳食中,约66%的能量、58%的蛋白质来自谷类,此外,谷类还供给较多的 B 族维生素和矿物质。

（一）谷类籽粒的结构与营养素分布

各种谷粒形态和大小各有不同,但去壳后的谷粒基本结构大致相似,都是由谷皮、糊粉层、胚乳和谷胚四部分组成。

谷皮为谷料的最外层,占谷粒质量的 13%～15%,主要由纤维素、半纤维素等组成,也含有一定量的蛋白质、脂肪、维生素和矿物质,含较高的灰分。磨粉后成为麸皮,可以作为饲料和高纤维食品的原料。

糊粉层位于谷皮与胚乳之间,占谷粒重量的 6%～7%,纤维素含量较多,并含有较高的蛋白质、脂肪、B 族维生素和矿物质,营养价值较高。但如果谷类加工碾磨过细则容易脱落而混入糠麸中,会使大部分营养素损失掉,且加工精度越高,营养素损失就越大。

胚乳是谷粒的主要部分,占谷料重量的 80%～90%,含有大量的淀粉和一定量的蛋白质,而脂肪、维生素和矿物质含量则很少。由于碳水化合物含量高,质地紧密,在碾磨过程中易先被碾碎,而胚乳是谷料主要营养成分集中之处,加工时应尽量全部保留下来。

谷胚位于谷粒的一端,占谷粒重量的 2%～3%,蛋白质、脂肪、矿物质、B 族维生素和维生素 E 含量都很丰富,营养价值很高。谷胚质地较软而有韧性,不易粉碎,但在加工时容易与胚乳分离而损失。在磨制精度低的面粉时,把胚芽磨入面粉中可提高面粉的营养价值,但由于其中的脂肪易变质,不利于储藏。

（二）谷类的营养价值

1. 蛋白质

谷类蛋白质的含量取决于品种、气候、地区及加工方法的差异,一般在 7%～12%。其主要由谷蛋白、白蛋白、醇溶蛋白和球蛋白组成。

粮谷类蛋白质的必需氨基酸组成不平衡,多数缺乏赖氨酸及苏氨酸,色氨酸、苯丙氨酸及蛋氨酸含量也偏低,而亮氨酸又过剩,因此谷类蛋白质营养价值低于动物性蛋白质,不属于优质蛋白质。赖氨酸通常为谷类蛋白质的第一限制氨基酸,因此可以采用氨基酸强化和蛋白质互补的方法来提高谷类蛋白质的营养价值。如谷类食物蛋白质中的赖氨酸含量普遍较低,宜与含赖氨酸多的豆类和动物性食物混合食用,以提高谷类蛋白质的营养价值。同样,由于玉米中缺乏色氨酸,亮氨酸含量太高影响异亮氨酸的利用,可以通过基因技术和遗传控制,培育出必需氨基酸含量高的谷类新品种,如高赖氨酸玉米,从而改善玉米蛋白质的氨基酸构成,使其营养价值明显提高。

2. 脂肪

谷类脂肪含量低,集中在糊粉层和胚芽中,在 0.4% ~ 7.2% ,其中以玉米和小麦中脂肪含量比较高。谷类脂肪组成主要为不饱和脂肪酸,质量较好。从玉米和小麦胚芽中提取的胚芽油含多不饱和脂肪酸,亚油酸高达 60% ,具有降低血清胆固醇、防止动脉粥样硬化的作用,是营养价值较高的食用油。

3. 碳水化合物

谷类中含有的碳水化合物主要是淀粉,含量最为丰富,主要集中在胚乳的淀粉细胞中,多数含量在 70% 以上。淀粉经烹调加工后,在人体内的消化吸收率很高,是人类最理想、最经济的热能来源,同时也是有发展前景的工业原料。大米中的碳水化合物含量较高,小麦粉次之,玉米中碳水化合物含量较低。

根据分子结构的不同,淀粉分为直链淀粉和支链淀粉,分别占 20% ~ 30% 和 70% ~ 80% ,其含量因品种而异。直链淀粉易溶于水、易消化,而支链淀粉胀性小而黏性强,不易消化吸收,如糯米中含支链淀粉较多,一次过多食用易引起消化不良的现象。现代遗传育种技术可以提高谷类中的直链淀粉含量,已培育出直链淀粉含量高达 70% 的玉米新品种。

4. 维生素

谷类是人类 B 族维生素的主要来源,如维生素 B_1、维生素 B_2、烟酸、泛酸、吡哆醇等,其中维生素 B_1 和烟酸含量最高,主要集中在胚芽和糊粉层中,胚芽中还含有丰富的维生素 E。谷类加工精度越高,保留的胚芽和糊粉层越少,维生素的损失就越多。因此要避免长期食用加工过精的大米、白面,以防止造成维生素和矿物质缺乏,尤其是维生素 B_1 缺乏引起的"脚气病"。

玉米含烟酸较多,但主要为结合型,不易被人体吸收利用,故以玉米为主食的地区居民容易发生烟酸缺乏病(癞皮病)。这种情况下可以对玉米采取用碱处理的方法,将结合型的烟酸水解成为游离型的烟酸,使其容易被人体吸收利用。

5. 矿物质

谷类含矿物质 1.5% ~ 3% ,包括钙、磷、钾、钠、镁及一些微量元素,主要分布在谷皮和糊粉层中。谷皮中由于含有较多的植酸,影响了磷和钙等矿物质在人体内的消化吸收。

对谷类进行加工有利于食用和消化吸收,但由于蛋白质、脂类、矿物质和维生素主要存在于谷粒表层和谷胚中,因此加工精度越高,营养素损失就越多,尤其对 B 族维生素和矿物质影响很大。为了保持良好的感官性状和利于消化吸收,又要最大限度地保留各种营养素,在居民生活水平不断提高、对精白米和精白面的消费量日益增长的情况下,应采取营养强化措施,改良加工方法,提倡粗细粮食混食等方法来克服这种缺陷引起的营养素缺乏。

粮谷类食物在烹调过程中也会损失一些营养素。如大米在淘洗过程中,维生素 B_1 可损失 30% ~60%,维生素 B_2 和烟酸可损失 20% ~25%,矿物质损失甚至可达到 70%。而且淘洗次数越多、浸泡时间越长、水温越高,营养素的损失就越多。另外,米、面的烹调方法不当时,如加碱蒸煮、油炸等,会造成更为严重的 B 族维生素损失。因此为保证谷类食物的营养素尽可能少流失,在烹饪加工时应选择合适的清洗和烹调方法。

二、豆类及其制品的营养价值

豆类按其营养特点分为大豆类(黄豆、黑豆、青豆等)和大豆类之外的其他豆类(红豆、豌豆、蚕豆、绿豆等)。豆制品是由大豆或绿豆等为原料制作的半成品食物,包括豆浆、豆腐、豆腐干等。另外还有应用现代食品加工技术对豆类进行深加工的产品,如浓缩大豆粉等。

豆类含有丰富的优质蛋白、不饱和脂肪酸、钙及 B 族维生素,是我国居民膳食中植物性蛋白质和植物性脂肪的重要来源。

(一)蛋白质

豆类中蛋白质含量较高,为20% ~36%,其中大豆类在30%以上,其他豆类约为20% ~25%。而豆制品中蛋白质含量差别较大,高者如豆腐干可达 16% ~20%,低者如豆浆、豆腐脑只有 2%左右。

豆类具有很高的营养价值,豆类蛋白质由球蛋白、清蛋白、谷蛋白及醇溶蛋白组成,其中球蛋白含量最高。大豆蛋白质中含有人体需要的全部必需氨基酸,属完全蛋白,是来自植物的优质蛋白质,其氨基酸配比平衡、消化率高。豆类蛋白质富含谷类食物较为缺乏的赖氨酸,是与谷类蛋白质互补的天然理想食品,与谷类食物混合食用,可较好地发挥蛋白质的互补作用。

各种豆制品因加工方法和含水量的不同,营养价值有很大的差别。如大豆蛋白质的消化率,整粒熟大豆仅为 65.3%,但加工成豆浆可达 84.9%,加工成豆腐则可提高到 92% ~96%。

(二)脂肪

豆类脂肪含量差异较大。大豆类高,在 15%以上,其他豆类如绿豆、赤小豆、扁豆等脂肪含量均较低,多在 1%以下。豆制品脂肪含量差别也很大,豆腐、豆腐干等较高,豆浆等较低。

豆类所含脂肪中不饱和脂肪酸高达 85%,其中油酸占 32% ~36%,亚油酸占 51.7% ~57.0%,亚麻酸 2% ~10%。此外还含有 1.64%左右的磷脂,天然的抗氧化能力较强,因此大豆油营养价值很高。豆类脂肪不含胆固醇,是高血压、动脉粥样硬化等疾病患者的理想食物。

(三)碳水化合物

大豆的碳水化合物含量为20% ~30%,而且组成比较复杂,有纤维素、半纤维素、果胶、甘露聚糖、蔗糖和水苏糖等,几乎完全不含淀粉或含量极微。其中一部分在人体内较难消化,食用时肠道内微生物能使水苏糖和棉籽糖等发酵而产酸产气,从而引起肠胀气,故称为"胀气因子"。而其他豆类的碳水化合物主要以淀粉形式存在,只含有少量的糖类,如赤小豆。

(四)维生素

豆类含有胡萝卜素、维生素 B_1、维生素 B_2、烟酸、维生素 E 等,其含量相对于谷类而言,胡萝卜素含量和维生素 E 较高,但维生素 B_1 的含量较低。干豆类几乎不含抗坏血酸,但经发芽做成豆芽后,不仅质地脆嫩,口感好,其维生素 C 含量也明显提高,如 100g 的黄豆芽就含有 8mg维生素 C。

(五)矿物质

豆类中所含的矿物质有钾、钠、钙、镁、铁、锌、硒等。大豆中的矿物质含量略高于其他豆类,铁的含量较为丰富,但生物利用率低,被吸收的绝对量少。大豆加工成的豆浆,不仅含有丰富的铁和钙,而且易于消化吸收,一定情况下,可以作为牛乳的替代品。

(六)抗营养因子

大豆中含有一些抗营养因子,如胰蛋白酶抑制剂、植物凝血素、皂苷、纤维素、植酸等,这些成分可妨碍人体对某些营养素的消化吸收。在食用前,必须经适当加工以消除这些抗营养因子,才能充分发挥大豆的营养价值。如蛋白酶抑制剂,它能抑制胰蛋白酶的消化作用,使大豆难以分解为人体可吸收利用的各种氨基酸,妨碍蛋白质的消化吸收。但经过加热煮熟后,这种因子即被破坏,蛋白质消化率随之提高,所以大豆及其制品(如豆浆)需经充分加热煮熟后再食用。

此外,豆类含有丰富的膳食纤维,每 100g 可达 10~15g。

三、蔬菜水果类的营养价值

蔬菜和水果是我国居民膳食的重要组成部分,是主要的副食品,在每日膳食中占的比例很大。它们主要提供丰富的维生素、矿物质、膳食纤维,还可以提供一定的有机酸和芳香物质,富含蔬菜水果的膳食不仅能满足人体所需要的营养,还能保持肠胃功能,增强免疫力,促进身体健康。

(一)蔬菜的营养价值

蔬菜水分多,能量低,并富含植物化学物质,是人体维生素和矿物质的主要来源,能刺激胃肠的蠕动和消化液的分泌,促进人们的食欲,并且可以帮助消化。蔬菜还有促进肉、鱼、蛋等食物中蛋白质消化吸收的作用。有研究表明,单独吃鱼肉,蛋白质消化吸收率为 70%,而肉菜同吃,蛋白质消化吸收率能达到 80% 以上。

值得引起人们注意的是,在植物性食物中,越来越多地发现了一些具有生物活性的植物化学成分,在预防心血管疾病和癌症方面发挥有积极的作用。如西兰花、卷心菜等十字花科蔬菜中含有的异硫氰酸盐,可以抑制由多种致癌物诱发的癌症。

蔬菜按其结构及可食部分不同,可分为叶菜类、根茎类、瓜茄类、鲜豆类和菌藻类,每类都有其营养特点,差别较大。另外蔬菜还可以根据颜色深浅分为深色蔬菜(深绿色、红色、紫红色和橘红色)和浅色蔬菜,一般深色蔬菜的营养价值高于浅色蔬菜。

1. 叶菜类

主要包括白菜、菠菜、油菜、韭菜、苋菜等。它们是胡萝卜素、维生素 B_2、维生素 C 和矿物质及膳食纤维的良好来源。蔬菜含丰富的维生素,一般叶部含量比根茎部高,嫩叶比枯叶高,深色的菜叶比浅色的高,另外深色蔬菜还含有更多的植物化学物质,能增加蔬菜的风味和香气,有促进食欲的作用。因此在选择时,应注意选择新鲜、色泽深的蔬菜。维生素 C 在代谢旺盛的蔬菜叶、茎、花中含量丰富,绿叶蔬菜和橙色蔬菜胡萝卜素的含量较高。蔬菜中维生素 B_2 含量虽不是很丰富,但在我国人民膳食中仍是维生素 B_2 的主要来源。

叶菜类蔬菜中蛋白质、脂肪和碳水化合物含量都比较低。

2. 根茎类

主要包括萝卜、胡萝卜、藕、山药、芋头、马铃薯、甘薯、蒜、竹笋等。根茎类蔬菜中蛋白质含量为 1% ~2%,脂肪含量不足 0.5%,碳水化合物含量相差较大,为 3% ~20%;维生素和膳食纤维的含量均较叶菜类低,约为 1%,胡萝卜中含胡萝卜素最高,每 100g 中可达 4130μg。

3. 瓜茄类

包括冬瓜、南瓜、丝瓜、黄瓜、茄子、番茄、辣椒等。瓜茄类因水分含量高,营养素含量相对较低。其中胡萝卜素含量以南瓜、番茄和辣椒中最高,维生素 C 含量以辣椒、苦瓜中较高,番茄是人体维生素 C 的良好来源。

4. 鲜豆类

包括毛豆、豇豆、四季豆、扁豆、豌豆等。鲜豆类营养素含量较高,其中蛋白质、膳食纤维含量都比其他蔬菜多,尤其胡萝卜素含量普遍较高。此外,还含有丰富的钾、钙、铁、锌、硒等。

5. 菌藻类

菌藻类食物包括食用菌和藻类食物。食用菌富含大量人体所需的氨基酸、维生素、矿物质和酶类,特别是所含的特殊物质具有重要的药用价值,而菌藻类食物富含蛋白质、膳食纤维、碳水化合物、维生素和微量元素,它们均是营养价值高、利于身体健康的食物。在食用菌藻类食物时,还应注意食品卫生,防止食物中毒,如为了预防毒蕈中毒,不要轻易品尝不认识的蘑菇,必须分辨清楚之后,证明确实无毒才可以食用。

蔬菜的营养价值除了受品种、部位、产地及季节等因素的影响外,还受烹调加工方法的影响,因此在清洗烹饪蔬菜时应选择正确的方法,以最大限度地减少营养素的流失。

(二)水果的营养价值

水果类可分为鲜果、干果、坚果和野果。水果是膳食中维生素、矿物质和膳食纤维的重要来源。一般来说,成熟水果比未成熟的水果营养成分含量高。

1. 鲜果及干果类

鲜果种类很多,主要有苹果、橘子、桃、梨、杏、葡萄、香蕉和菠萝等。新鲜水果的水分含量较高,可达 85% ~90%,营养素含量相对较低。蛋白质、脂肪含量较低,碳水化合物含量差异较大,主要以双糖或单糖的形式存在,所以味道甘甜,如苹果中的碳水化合物以果糖为主。水果中的有机酸如苹果酸、柠檬酸等含量丰富,能刺激人体消化腺分泌,有利于食物的消化,同时对维生素 C 的稳定性起保护作用。同时水果含有较多的膳食纤维,能促进肠道蠕动,起到降低胆固醇的作用,利于预防动脉粥样硬化。另外,水果中还含有具有特殊生物活性的芳香物质、黄酮类物质等植物化学物质,有益于人体的健康。

干果是新鲜水果经过加工晒干制成,如葡萄干、杏干、蜜枣和柿饼等。经过加工后,其维生素损失较多,特别是维生素 C。但干果便于储运,且别具风味,有一定的食用价值。还可以将新鲜水果加工成果脯,但果脯加工过程中维生素损失较多,且含糖量高。干果和果脯、果汁等水果制品虽可以延长保质期,但营养价值不如新鲜水果,不能作为新鲜水果的替代,但可以在携带或摄入不方便的情况下作为新鲜水果的补充。

2. 坚果

坚果是人们爱吃的食品,既是主要的日常零食,也是提取植物性油脂的主要原料。按照脂肪含量的不同,坚果可以分为油脂类坚果和淀粉类坚果,前者富含油脂,包括核桃、榛子、杏仁、松子、香榧、腰果、花生、葵花籽等,而后者淀粉含量高而脂肪很少,包括栗子、银杏、莲子、芡实等。

坚果蛋白质含量多,脂肪含量较高,且多为不饱和脂肪酸,是优质的植物性脂肪,食用坚果可能有助于心脏的健康。一般来说坚果的碳水化合物含量较少,但栗子、莲子等淀粉类坚果中碳水化合物的含量较高。另外,坚果类是维生素 E 和 B 族维生素的良好来源,还富含钾、镁、钙、铁、锌等矿物质。坚果虽是营养丰富的食物,但因其所含能量较高,也不可过量食用。

3. 野果

野果在我国蕴藏十分丰富,如沙棘、金樱子、刺梨、番石榴等,它们含有丰富的抗坏血酸、有机酸和生物类黄酮,营养价值很高,这类资源亟待开发利用。

 复习思考题

1. 谷类籽粒具有什么样的结构?
2. 谷类食物氨基酸组成有何营养特点?如何进行改善?
3. 豆类食物蛋白质有什么营养特点?如何提高大豆蛋白质的消化率?
4. 相比其他食物,水果蔬菜的营养价值有什么特点?
5. 什么是胀气因子?
6. 坚果分为哪些种类?它们的营养价值各有什么特点?

第四节 其他食品的营养价值

一、加工食品营养价值特点

食品包括天然食品和加工食品。天然食品是指在大自然中生长的、未经加工制作、可供人类食用的物品,如水果、蔬菜、谷物等;加工食品是指经过一定的工艺进行加工后生产出来的以供人们食用或者饮用为目的的制成品,如大米、小麦粉、果汁饮料、糕点等,但不包括以治疗为目的的药品。加工食品的营养价值与其原料有关,同时受食品加工技术的影响。

随着食品工业的不断发展,高新技术在食品工业中的应用越来越多,也越来越受到关注。如杀菌技术、辐照技术、膜分离技术、微波技术、真空冷冻技术、微胶囊技术等。

食品加工过程中采用杀菌技术,可以延长食品的保质期。一般在食品储藏加工过程中使用高温杀菌,应用热力杀灭绝大部分微生物,从而延长食品的存储期限。但在高温杀菌过程中,会导致食品营养成分的分解、氧化等反应,从而降低食品的营养价值。现代杀菌技术有超高压瞬时杀菌、辐照杀菌、超声波杀菌、磁力杀菌和电场等冷杀菌技术。在这些杀菌过程中食品温度并不高,与高温杀菌相比,有利于保持食品的色香味品质和营养素。食品辐照保藏技术是以辐照技术为基础,运用 X 射线、电子束等电离辐射产生的射线与物质作用产生的物理效应和生物效应对食品进行加工,达到杀虫、杀菌、抑制发芽的目的。在辐照杀菌采用的辐照强度下,一般食品温度基本不上升,可以保留较多营养素,保持营养品质。此外,真空冷冻干燥技术由于是将新鲜食品快速冷冻后,在高真空的条件下,水分由冻结的冰晶体直接升华成水蒸气,从而使物料脱水干燥,能有效防止热敏性物质因干燥时加热而失活,它具有防止产品表面硬化、增强复水性、最大限度地保持食品营养成分等优点。

二、几种加工食品的营养价值

(一)食用油脂

根据其来源,食用油脂可以分为植物油和动物油(动物脂肪),一般在常温(20℃)下呈液体状态的称为油,呈固体状态的称为脂。食用油脂的主成分为甘油三酯,是高能食品,提供丰富的能量并延长食物在胃中停留的时间,产生饱腹感。

1. 植物性油脂的营养价值

①植物油脂因含多不饱和脂肪酸,在常温下呈液态,吸收率高达95%以上。

②植物油中的亚油酸等不饱和脂肪酸可降低血中胆固醇的含量。

③植物油中的谷固醇在肠道壁吸收也可降低血浆胆固醇的含量。

④植物油提供人体必需脂肪酸并有助于脂溶性维生素的吸收。

2. 动物性油脂的营养价值

①动物性油脂因含较多的饱和脂肪酸,胆固醇的含量较多,易使血管发生动脉硬化。

②动物油脂因含脂溶性维生素较高,因此,也不能忽视其作用。

③黄油来自牛奶中的脂肪,含脂溶性维生素 A、维生素 D,是其他植物油所缺少的。

3. 常见的食用油脂

常见的食用油脂包括豆油、菜籽油、花生油、棉籽油、玉米油、向日葵油、芝麻油等植物性油脂,以及猪油(脂)、黄油等动物性油脂。在一些食品的加工中还常常用到棕榈油、可可脂等油脂。

①豆油:提取豆油的原料是大豆,豆油中含较多的亚油酸(50% ~55%)、油酸(22% ~25%)、亚麻酸(7% ~9%),营养价值较高。大豆毛油中富含维生素 E,但在精炼的过程中,大部分被分离除去。由于豆油的不饱和度较高,所以极易氧化酸败。

②菜籽油:菜籽油取自菜籽,其脂肪酸的组成受气候、品种的影响较大,国内部分地区传统菜籽油中必需脂肪酸的组成为:油酸(10% ~35%)、亚油酸(10% ~20%)、亚麻酸(5% ~15%)、花生四烯酸(7% ~14%);菜籽油中芥酸含量较高,另外还含有芥子苷、硫氰化合物,对人体有一定的毒性,需要进行精炼脱毒。

③花生油:花生油具有独特的花生香气和风味,含有 6% ~7% 的长链脂肪酸,熔点较一般植物油高。

④玉米油:玉米油又称玉米胚芽油,取自玉米胚芽,玉米胚芽中含油 36% ~47%;玉米油含不饱和脂肪酸高达85%,主要为油酸和亚油酸,而且组成比较稳定,由于玉米油中亚油酸含量高,因此其降低血清胆固醇的效能优于其他油脂。

⑤向日葵油:向日葵油又称葵花籽油,取自向日葵的籽仁,含不饱和脂肪酸也可高达85%,还富含维生素E和绿原酸,因此氧化稳定性很好,它与玉米油被列为"健康保健油脂"。

⑥芝麻油:芝麻油是我国古老的食用油之一,其不饱和脂肪酸约占80%,其中油酸和亚油酸基本相当;芝麻油含有芝麻酚、芝麻素等天然抗氧化剂,因此其稳定性较好,保质期较长。

⑦猪油:猪油中饱和脂肪酸含量很高,含有胆固醇,其营养价值不如植物油,但是猪油具有独特的香气和风味,而且有很好的起酥性,所以广泛用于食品工业。

4. 食用油脂的卫生

食用油脂的卫生问题主要是防止油脂的酸败。预防油脂的酸败,首先应要求油脂的纯度高、贮存条件合乎卫生,如在加工过程中,防止植物残渣的存留,避免微生物污染,限制水分的含量等。在近代食品工业中常加入抗氧化剂。

(二)调味品

菜肴烹调中的调味品种类繁多,如食盐、酱油、醋、糖、味精、面酱、麻油、花椒、胡椒、葱、姜、蒜、茴香、丁香、桂皮和咖喱粉等。此处重点指以粮食、蔬菜等为原料,经发酵、腌制、水解、混合等工艺制成的各种用烹调调味和食品加工的产品以及各种食品和添加剂。大致可以分为6大类:发酵调味品、酱腌菜类、香辛料类、复合调味品类、其他调味类及各种食品添加剂。

1. 酱油和酱类调味品

酱油和酱是以小麦、大豆及其制品为主要原料,接种曲霉菌种,经发酵酿制而成。酱油品种繁多,在普通酱油的基础上,可以制成风味酱油、营养酱油等等。酱类包括了以豆类和面粉、大米等为原料发酵制成的各种半固体咸味调味料。按照原料的不同,酱类可以分为以豆类为主制成的豆酱(大酱)、豆类和面粉混合制成的黄酱、以面粉为主的甜面酱、以蚕豆为主的蚕豆酱和豆瓣酱、大豆和大米制成的日本酱等。酱中加入其他成分还可以制成各种花色酱,如牛肉酱等。

豆、麦等原料经过微生物的作用,其中的蛋白质降解为氨基酸、多肽等含氮物质;淀粉分解为双糖和单糖;部分糖类发酵产生醇和有机酸,进一步生成具有芳香气味的酯类;氨基酸与糖类通过美拉德反应生成芳香物质和类黑素,因此酱类具有较深的颜色。酱油和酱所含的营养素种类和含量与其原料有很大关系。

一般酱油和酱中含有蛋白质和氨基酸,氮化合物是其呈鲜味的主要原因,也是其品质的重要标志。增鲜酱油中还添加了核苷酸,使其鲜味更加鲜明和自然。以大豆为原料制作的酱蛋白质含量比较高,以小麦为原料制作的酱其蛋白质含量相对较低。酱油中还含有少量原糖、糊精,使酱油具有一定的浓稠度及甜度。酱油中含有一定数量的维生素和矿物质,主要是B族维生素,且维生素B_2的含量在发酵后比原料中显著提高。酱油和酱中的咸味主要来自食盐,酱油中含氯化钠约13%。酱油中含有的少量有机酸,如乳酸、琥珀酸,酱中含有多种有机酸。酱油中的香气物质主要是酯类,其种类多、含量少;酱中的香气成分还包括醛类物质。酱熟化的时间越长,酱的香气物质含量越多,质量也更好。

2. 醋类

醋是一种常用的调味品,按原料的不同,分为粮食醋和水果醋;按照生产工艺可以分为酿造醋、配制醋和调味醋;按颜色可以分为黑醋和白醋。目前大多数食用醋都属于以酿造醋为基础调味制成的复合调味酿造醋。生产粮食醋的主要原料是大米、高粱、麦芽、豆类等加上麸皮。

通过蒸煮使原料中的淀粉糊化,在霉菌分泌的淀粉酶的作用下转变为小分子糊精、麦芽糖和葡萄糖,再经酵母发酵转变成酒精,再经醋酸菌发酵产生有机酸。其中加入少量盐、糖、鲜味剂和各种香辛料,可以制成各种调味醋。水果醋的主要原料是苹果、葡萄、柠檬、菠萝、柿子、香蕉、草莓等水果,其中的糖分经过乙醇发酵、醋酸发酵而产生各种有机酸类。除了醋酸之外,果醋中还含有与原料相关的其他有机酸,如苹果醋含有苹果酸、柠檬酸、琥珀酸、乳酸等,葡萄醋还含有酒石酸、琥珀酸和乳酸。果醋与普通醋相比,酸味丰富而柔和,还有浓郁的果香味,可作为饮料或西餐调味。白醋是用醋酸为主料,配以其他有机酸,再加入水、蔗糖、食盐、谷氨酸钠和酯类香精调制而成。

3. 味精

味精是以淀粉(小麦、玉米、甘薯等)为原料,用微生物发酵,经提取、浓缩、结晶等过程制成的,其主要成分是谷氨酸钠。

4. 食盐

主要成分是 NaCl,未精制粗盐中有少量 I,Mg,Ca,K 等,海盐含碘较多,精盐则较纯。正常人约需 6g/d,但目前食用量约 15 ~ 20g/d。

5. 食糖

日常调味用的多为蔗糖(99% 纯碳水化合物),只供能量,缺乏其他营养素。红糖未经精炼,碳水化合物约占 94%,有铁、铬及少量其他无机盐。

6. 蜂蜜

碳水化合物约占 80%,主要为葡萄糖和果糖。除供能量外,还有少量无机盐如 Ca,K,Fe,Cu,Mn 等,少量维生素 B_2、维生素 C 等。还有多种酶,有增强人体代谢及润肠功能。

(三)酒

1. 酒的分类

酒有着悠久的历史渊源,和人类的社会、文化和生活密切相关。1972 年 7 月 2 日,在墨西哥召开的世界营养食品会议上,酒被正式列为营养食品。酒的品种繁多,分类方法也不一致。

(1)发酵酒

是利用各种含淀粉和糖类的物质经酿造发酵,过滤制成的酒、如黄酒、清酒、啤酒、葡萄酒和果酒。乙醇 20% 以下。

(2)蒸馏酒

由制酒原料中糖酿造发酵而成。酒中有酒精和糖。一般白酒是将发酵形成的酒醅再经蒸馏而成,浓度达 40% ~ 60%,属烈性酒。如:中国白酒、白兰地、威士忌、伏特加、朗姆酒、金酒等。

(3)配制酒

是以蒸馏酒或发酵酒为主原料,加入水,糖或果汁,色素和香料等配制而成。如竹叶青、玫瑰酒、青梅酒。

上述分类主要是按生产方法的不同来分类的。此外还可以按酒度、原料、按总糖含量、香型、色泽、曲种等进行分类。酒饮料中酒精含量称为"酒度",可以以容积百分比表示、也可以以质量百分数表示,在欧美还常用标准酒度表示。

2. 酒中的营养成分和非营养成分

酒中除含水之外,主要是乙醇、CO_2,此外,还有甘油、醇类、醛类、有机酸和酯类等。酒精是酒的主要成分。

(1)酒的能量和营养成分

酒都含有不定数量的乙醇、糖和微量肽类或氨基酸,这些都是酒的能量来源,每克乙醇可以提供 29.2kJ 的能量,远远高于同质量的碳水化合物和蛋白质的能量值。酒提供的能量主要取决于其中所含的酒精的量。

蒸馏酒的能量主要来自乙醇,发酵酒的能量一方面来自乙醇,另一方面主要来自碳水化合物及其他成分。啤酒和汽水、果汁、脱脂奶一样,都属于"糖性饮料"。每升啤酒可提供大约1680kJ 的能量,相当于 200g 面包或 45g 植物油,因此有"液体面包"之称。而每升葡萄酒和黄酒提供的能量是啤酒的 1.5 倍以上。酒类的能量来源都是一些小分子物质,如乙醇、葡萄糖、蔗糖、麦芽糖、糊精,以及氨基酸、挥发性酸及高级醇等,所以极易被人体吸收利用,因此酒提供的能量高效而迅速。

糖是发酵酒类的主要营养成分,也是这类酒能量的主要来源。酒中的糖种类较多,主要有葡萄糖、麦芽糖、麦芽三糖、麦芽四糖、糊精等。酒中的糖不仅具有营养作用,也影响和决定酒的口味。如葡萄酒中的糖可以增加甘甜、醇厚的味感,但是糖度过高也会有甜腻的感觉。酒中的蛋白质主要以其降解产物如氨基酸和小分子肽的形式存在,由于酒的生产原料、酿制方法不同含量相差很大。黄酒、啤酒等发酵酒类中,氨基酸和肽的含量相对较多,而果酒中含量较少,蒸馏酒中几乎不含氨基酸。酒中矿物质的含量与酿酒的原料、水质和工艺有关。葡萄酒、黄酒和啤酒中矿物质含量最多,其中钾的含量较为丰富,钠、镁、钙、锌等都有不同程度的存在。分析数据资料表明,啤酒和葡萄酒中还含有多种 B 族维生素。

(2)酒中的非营养成分

酒类除了上述营养成分外,还含有很多其他非营养化学成分,它们的含量少,但直接或影响酒的色泽、香型、风味、口感等各种品质。主要包括有机酸、酯类、乙醇、醛、酮、酚类,葡萄酒中酚类物质最为丰富。

酒类中有可能含极少量的甲醇、甲醛,都有一定的毒性;另外还含有杂醇油,为高级醇类化合物,其呈苦味,直接影响白酒的风味。它们都是酒中的嫌忌成分,有一定的毒副作用。

(四)茶叶

茶是世界三大饮料之一。不同地区生长着不同类型和不同品种的茶树。以茶叶加工过程中发酵程度的不同,茶可以分为发酵茶、半发酵茶和不发酵茶;以茶叶的色泽分为红、绿、青、黄、白和黑茶;以茶叶商品形式分为条茶、碎茶、包装茶、速溶茶和液体茶;也有以采制工艺和茶叶品质特点为主,结合其他条件划分绿肥茶、红茶、乌龙茶、白茶、花茶、黑茶和再加工茶等 7大类。

茶叶中的营养成分包括蛋白质、脂质、碳水化合物、多种维生素和矿物质。蛋白质含量一般为 20% ~30%,但能溶于水而被利用的只有 1% ~2%,茶中维生素和矿物质含量丰富。茶叶中还含有多酚类、色素、茶氨酸、生物碱、皂苷类等非营养成份。研究发现,茶有抗衰老、抗突变、降血压、消炎、杀菌等功效。

三、功能食品的营养和保健功能

功能(健康)食品与普通食品相比,既具有一般食品的营养功能和感官功能,还具有一般食品所没有的第三功能即保健功能,可发挥调节人体生理节律、预防疾病、促进健康的特殊作用。这种功能来源于功能食品中某些具有调节人体生理节奏的功能成分。

功能性食品是以具有某一功能的动物、植物或天然物做原料,在医学上或营养学上具有特殊要求和功能的食品,而不是以医疗为目的的药品。一般食品以维持人体生命为目的,药品是以治疗疾病为目的,而功能性食品是以调节人体生理活动,预防或辅助治疗疾病、促进健康为目的。

功能性食品中具有某些特殊功能的成分一般被称为活性成分(亦称功能成分或功能因子),包括生理活性成分、药理活性成分、生理和药理两者兼有的活性成分。生理活性成分具有调节人体生理功能、提高免疫力、预防疾病、促进健康的作用。药理活性成分主要用于治疗疾病。生理和药理两者兼有的活性成分具有调节人体生理活动和治疗疾病双重功效。而含有活性成分的物质,则被称为活性物质。

功能性食品的主要种类包括增智益智功能食品(如大豆磷脂、二十二碳烯酸)、增强免疫的功能食品(如花粉、蛋黄免疫球蛋白)、提高运动能力的功能食品、延缓衰老的功能食品、调节血糖功能的食品(如甘露糖醇、蜂胶)、降血脂功能食品(如功能性油脂、含皂苷、多酚、黄酮类活性成分的功能食品、肽类降脂类食品)、减肥功能食品、改善贫血功能食品、改善胃肠道功能的功能食品。

 复习思考题

1. 什么是加工食品?
2. 我国目前开发利用的食品加工高新技术有哪些? 各有什么特点?
3. 什么是功能性食品? 功能性食品与药品有什么区别?
4. 什么是活性物质和活性成分?
5. 食用油脂的营养价值如何? 怎样保护油脂?
6. 酒分哪几类? 简述酒类所含的成分?
7. 概述酱油、酱、醋的营养特点。

第四章 合理膳食与营养平衡

[学习目标]

1. 知道合理膳食的含义、膳食结构的概念及类型。
2. 知道中国居民膳食指南的主要内容、膳食宝塔及其应用。
3. 知道肥胖、心血管疾病、高血压、糖尿病的膳食辅助治疗原则。
4. 知道食谱编制的依据及原则,会用计算法及食物交换份法编制食谱;会评价编成的食谱。

第一节 合理膳食

早在200多年前,我们祖先就认识到了饮食与医疗、健康之间的关系密切,提出了饮食要以"五谷为养、五果为助、五畜为益、五菜为充"的见解;并将食物分为四大类,以"养""助""益""充"来表示每类食物的营养价值和其在膳食中的作用,这与现代营养学的膳食原则不谋而合。

随着经济的发展和生活水平的提高,为了防止营养缺乏病的发生,人们认为合理膳食不仅要精,还要"多多益善""三餐饱食",这在经济快速发展的国家和地区尤为突出,结果导致某些与饮食相关的疾病发病率明显提高,并已成为目前严重威胁人类健康的主要疾病。因此,如何科学饮食,即通过合理调配膳食,即经济又保证摄入食物最大限度地满足机体生理需要,保证身体健康,具有非常重要的现实意义。

合理膳食,简单地说是指全面而平衡的膳食。是指在卫生的前提下,合理地选择食物和搭配食物,合理地贮存、加工和烹调食物,使食物中的营养素种类、数量及比例都能适应人们的生理、生活和劳动的实际需要。

一、膳食结构

(一)膳食结构的概念

膳食结构是指膳食中各类食物的数量及其在膳食中所占的比重。一般可以根据各类食物所能提供的能量及各种营养素的数量和比例来衡量膳食结构的组成是否合理。一个地区膳食结构的形成与当地生产力发展水平,文化、科学知识水平以及自然环境条件等多方面的因素有关。不同历史时期、不同国家或地区、不同社会阶层的人们,膳食结构往往有很大的差异。膳食结构不仅反映人们的饮食习惯和生活水平高低,同时也反映一个民族的传统文化,一个国家的经济发展和一个地区的环境和资源等多方面的情况。从膳食结构的分析上也可以发现该地区人群营养和健康、经济收入之间的关系。由于影响膳食结构的这些因素是在逐渐变化的,所以膳食结构不是一成不变的,通过适当的干预可以促使其向更健康的方向发展。但是这些因素的变化一般是很缓慢的,所以一个国家、民族或人群的膳食结构具有一定的稳定性,不会迅速发生重大变化。

(二)不同类型膳食结构的特点

膳食结构类型的划分有许多方法,但最重要的依据仍是动物性食物和植物性食物在膳食构成中的比例。根据膳食中动物性、植物性食物所占的比重,以及能量、蛋白质、脂肪和碳水化合物的供给量作为划分膳食结构的标准,世界不同地区的膳食结构主要有以下四种类型:

1. 动植物食物平衡的膳食结构

这种类型的膳食中动物性食物与植物性食物比例比较适当。日本人的膳食是这种类型的代表。该类型膳食的特点是:每日总能量在 8.36×10^3 kJ(2000kcal)左右,供能的营养素比例为:碳水化合物57.7%,脂肪26.3%,蛋白质16.0%;动物性蛋白质占总蛋白的42.8%,在动物性食品中海产品的比例占50%以上,该类型的膳食结构既能满足机体的需要,又不至于营养过剩,已经成为世界各国膳食结构调整的参考。

2. 以植物食物为主的膳食结构

此类膳食构成以植物性食物为主,动物性食物为辅。发展中国家大多为此种膳食结构,如印度、巴基斯坦等。此类膳食结构中谷类食物比例大,动物性食物消费较低。据 FAO 统计,20世纪80年代,这类国家膳食的能量供给约 $8.36 \times 10^3 \sim 9.61 \times 10^3$ kJ(2000~2300kcal),蛋白质仅 50g 左右,脂肪仅 30~40g。此类型膳食结构的特点是:体质弱、劳动生产率低,营养缺乏病是主要营养问题。但膳食纤维充足,动物脂肪少,有利于冠心病和高血脂症的预防。

3. 以动物食物为主的膳食结构

多数欧美发达国家的膳食构成属于此种类型。动物性食物和食糖的消耗量很大,高能量、高脂肪、高蛋白、低纤维素为其特征。每人每天平均获得能量高达 $1.38 \times 10^4 \sim 1.46 \times 10^4$ kJ(3300~3500kcal)。心脑血管疾病和恶性肿瘤已成为这些国家人口的主要死亡原因,尤其是心脏病的死亡率明显高于发展中国家。

4. 地中海式膳食结构

以居住在地中海地区的意大利、希腊的居民为典型代表。此类膳食结构的特点是饱和脂肪酸含量低,单不饱和脂肪酸摄入较多,食品加工程度低,经常吃新鲜的蔬菜、水果。橄榄油为主要的食用油,每天食用少量奶酪和酸奶,成年人每天喝少量葡萄酒,吃甜食和红肉较少。虽然地中海地区居民的脂肪摄入量不低,但心脑血管等慢性病的发病率却比欧美其他发达国家低很多,这种情况引起了西方科学家的注意,欧美很多国家纷纷参照这种模式改进自己国家的膳食结构。

(三)中国居民的膳食结构

1. 中国居民传统膳食结构的特点

中国居民的传统膳食以植物性食物为主,谷类、薯类和蔬菜的摄入量较高,肉类的摄入量较低,豆制品总量不高,而且随地区不同而不同,奶类消费在大部分地区不高。此种膳食的特点是"三高一低",即高碳水化合物、高膳食纤维、低脂肪。我国南方居民多以大米为主食,北方以小麦粉为主,谷类食物的供能比例占70%以上。谷类食物和蔬菜中所含的膳食纤维丰富,因此我国居民膳食纤维的摄入量也很高。这是我国传统膳食的优势之一。我国居民传统的膳食

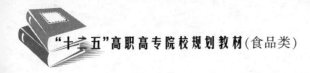

中动物性食物的摄入量很少,动物脂肪的供能比例一般在 10% 以下。

2. 中国居民膳食结构的变化

中国幅员辽阔,各地区各民族以及城乡之间的膳食构成存在很大差异,贫困地区和富裕地区的差别也较大。随着我国国民经济的持续快速发展,近十年来,我国城乡居民的膳食、营养状况有了明显的改善,但与此同时,我们也面临着营养缺乏和营养结构失衡的双重挑战。

2004 年,卫生部、科技部和国家统计局联合发布的"中国目前慢性病调查报告"显示,中国居民营养与健康状况不容乐观,与膳食相关的高血压、糖尿病、肥胖、高血脂等慢性病发病率逐年上升,患者年龄日趋年轻化。其中高血压患病人数达到 1.6 亿,糖尿病患者达到 2000 万人左右,血脂异常人数约 1.6 亿。1991 ~ 2000 年的 10 年间,我国居民肥胖和超重人数增加了 1 亿人,使肥胖患者达到 6000 万人,超重人数约 2 亿。目前我国由于膳食结构引起的问题主要有以下几个方面:

(1)脂肪摄入量过高、谷类食物摄入不足

根据最近全国居民健康调查的结果和研究显示,我国城市居民脂肪的摄入量占总能量的 35%,北京市民的脂肪摄入量已达到总能量的 38%,超过世界卫生组织推荐量的上限 30%。城市居民谷类食物供能比例仅为 47%,明显低于世界卫生组织推荐的 55% ~ 65% 适宜范围。加之由于体力活动的减少,肥胖、高血压和糖尿病的患病率明显增加。城市居民的疾病模式已经由以急性传染病和寄生虫病居首位转化为以肿瘤和心血管病为主,膳食结构的变化是影响疾病的原因之一。

(2)微量元素摄入不足,一些营养缺乏病仍然存在

钙、铁、维生素 A 等微量营养素摄入不足,根据 2002 年"中国居民营养与健康状况调查"的结果显示,我国居民平均贫血患病率为 15.2%,其中最主要的原因是缺铁性贫血。全国城乡钙摄入量仅为每天 389mg,相当于推荐摄入量的 41%。维生素 A 边缘缺乏率为 45.1%。在贫困和低收入居民的食物消费中,优质蛋白质在食物中所占的比例明显低于世界平均水平。据 2002 年全国调查数据显示,儿童营养不良在农村地区仍然比较严重,5 岁以下儿童生长迟缓率和低体重率分别为 17.3% 和 14.4%。

(3)动物性食品消费结构不够合理

在动物性食品消费中,蛋白质含量较低且耗粮较多的猪肉比重偏高,达 80%;蛋白质含量较高而耗粮较少的禽、蛋、奶、鱼类和草食性动物的比重过低。

(4)不科学、不文明的食物消费习惯依然存在

酒类特别是耗粮多的高浓度白酒消费过多,消费量增长过快;饭店用餐增加;畜肉类及油脂消费过多,谷类食物消费偏低;奶类、豆类制品摄入过低,盐的摄入量过高仍是全国普遍存在的问题。

3. 调整我国居民膳食结构的方略

针对当前我国膳食结构的特点与存在的问题,在调整我国居民膳食结构时应考虑以下几个方面:

(1)发挥我国膳食构成的长处

我国的传统膳食构成以谷类为主,虽有缺点但也提供了足够的能量、碳水化合物、膳食纤维等。所以,仍应将粮食生产放在首位,同时发展肉、蛋、奶和水产品的生产,调整膳食蛋白质的数量和质量,同时保证豆类、蔬菜、水果的适宜摄入量,避免出现欧美地区以动物性食物为主

的膳食结构的弊端,使我国居民的膳食结构逐步向均衡营养型转化。

(2)调整肉食结构

动物性食品消费量的增加,需要较多的粮食用于转化为动物性食品。中国肉类消费中猪肉所占比重较大,据统计,生产1kg猪肉需要投入6.56kg的粮食。在动物性食品中蛋白质的含量分别为:鸡22%、鱼15%~20%、鸭14.5%,而猪肉仅为9.5%。以每千克饲料可以转化为动物性蛋白质计,鸭为110g,鱼为90g,鸡为66g,猪肉仅为24g。因此如能适当改变膳食的肉食种类,增加水产品和禽类肉的供应,将有可能做到用较少的粮食取得同样数量的蛋白质。

(3)发展大豆生产

大豆中蛋白质含量近40%,其氨基酸组成接近人体需要而近似于动物蛋白,大豆中脂肪含量约占20%,其中不饱和脂肪酸达86%以上,还有一些对人体具有健康促进作用的植物化学物成分。我国有着大豆加工的优良传统,各种豆制品、发酵豆制品均有益于提高大豆的营养价值。此项措施对于提高农村人口的膳食蛋白质水平尤其适用。

(4)增加奶类的摄入

提倡人人喝奶,以保证钙、维生素A的摄入量达到适宜标准。

(5)开发蛋白质资源

培育优良品种,提高谷类的蛋白质含量,以及开发蕈、藻类蛋白质等,以提高膳食中蛋白质水平。

二、膳食指南

膳食指南是依据营养学原则,结合本国实际情况而制定的指导大众科学饮食、合理营养的指导性文件。制定膳食指南的目的是教育大众采用平衡膳食的饮食行为,优化饮食结构,减少与营养有关的疾病,提高全民健康水平。

膳食指南通常由营养科研机构根据大量研究数据和临床观察与流行病学的调查等综合结果而指出的,由各国政府部门颁布,因而具有科学性也具有很强的权威性。加之通俗易懂,能为广大民众理解和接受,因而,在预防由于膳食结构失衡而导致的营养缺乏病和多种慢性病方面发挥着重要的作用。

膳食指南是在长期的社会实践过程中发展起来的。在20世纪前30年,营养科学主要是认识营养素和营养缺乏病,营养教育和营养干预也主要是针对营养缺乏症,如1918年英国政府推荐儿童膳食必须包含一定量的牛奶等。第二次世界大战后,发达国家出现了营养过剩引起的慢性退行性疾病发病率上升,并成为人群主要死亡原因之一。通过营养学、医学、生物学和流行病学研究,证明了膳食和若干慢性病有关。1963年美国心脏病医师协会首先提出减少膳食脂肪和饱和脂肪酸的摄入以降低心血管病的危险。1968年瑞典出版了"北欧各国人群食物医学观",具体提出了减少脂肪能量、饱和脂肪酸和食糖,增加蔬菜、水果、脱脂乳、鱼、瘦肉和谷类,经常运动防止超重等条目。美国于1980年发表了《营养与健康:美国人口的膳食指南》第一版,并于1985年和1990年分别进行修改。从1990年开始,美国法律规定至少五年要联合发表一次《美国人口的膳食指南》。其他一些与美国有类似营养问题的国家,从20世纪70年代末起,都先后制定了各自的膳食指南。之后发展中国家也纷纷制定了符合本国国情的膳食指南,其主要内容包括预防营养素缺乏病及食品安全问题。为了使膳食结构达到科学、合理,提高大众的健康意识,促进国民健康,目前世界上已有100多个国家的政府制定了适合本国居

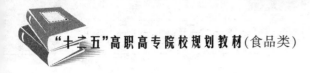

民的膳食指南。

膳食指南是合理膳食的基本规范,是食谱设计的总原则,是营养配餐的基本依据之一。

三、《中国居民膳食指南》及膳食宝塔

(一)中国居民膳食指南

近年来,我国社会经济快速发展,居民的膳食状况明显改善,城乡儿童青少年平均身高增加,营养不良患病率下降;但在贫困农村,仍存在着营养不足的问题。同时我国居民膳食结构及生活方式也发生了重要变化,与之相关的慢性非传染性疾病患病率增加,已成为威胁国民健康的突出问题。为了给居民提供最基本、科学的健康膳食信息,营养学会对1997年版的"膳食指南"进行了修改,制订了《中国居民膳食指南》(2007)。

《中国居民膳食指南》(2007)由一般人群膳食指南、特定人群膳食指南和平衡膳食宝塔三部分组成。一般人群膳食指南共有10条,适合于6岁以上的正常人群。共有以下10条内容:

1. 食物多样,谷类为主,粗细搭配

人类的食物是多种多样的,各种食物所含的营养成分不完全相同,每种食物都至少可提供一种营养物质。除母乳对0~6月龄婴儿外,任何一种天然食物都不能提供人体所需的全部营养素。平衡膳食必须由多种食物组成,才能满足人体各种营养需求,达到合理营养、促进健康的目的,因而提倡人们广泛食用多种食物。

食物可分为五大类:一是谷类及薯类,包括米、面、杂粮、马铃薯、甘薯、木薯等,主要提供碳水化合物、蛋白质、膳食纤维及B族维生素;二是动物性食物,包括肉、禽、鱼、奶、蛋等,主要提供蛋白质、脂肪、矿物质、维生素A、B族维生素和维生素D;三是豆类和坚果,包括大豆、其他干豆类及花生、核桃、杏仁等坚果类,主要提供蛋白质、脂肪、膳食纤维、矿物质、B族维生素和维生素E;四是蔬菜、水果和菌藻类,主要提供膳食纤维、矿物质、维生素C,胡萝卜素、维生素K及有益健康的植物化学物质;五是纯能量食物,包括动植物油脂、淀粉、食用糖和酒类,主要提供能量,动植物油脂还可提供维生素E和必需脂肪酸。

谷类食物是中国传统膳食的主体,是人体能量的主要来源,也是最经济的能源食物。随着经济的发展和生活的改善,人们倾向于食用更多的动物性食物和油脂。根据2002年中国居民营养与健康状况调查的结果,在一些比较富裕的家庭中动物性食物的消费量已超过了谷类的消费量,这类膳食提供的能量和脂肪过高,而膳食纤维过低,对一些慢性病的预防不利。坚持谷类为主,就是为了保持我国膳食的良好传统,避免高能量、高脂肪和低碳水化合物膳食的弊端。人们应保持每天适量的谷类食物摄入,一般成年人每天摄入250~400g为宜。另外,要注意粗细搭配,经常吃一些粗粮、杂粮和全谷类食物。每天最好能吃50~100g。稻米、小麦不要研磨得太精,否则谷类表层所含维生素、矿物质等营养素和膳食纤维大部分会流失到糠麸中。

2. 多吃蔬菜水果和薯类

新鲜蔬菜水果是人类平衡膳食的重要组成部分,也是我国传统膳食重要特点之一。蔬菜水果是维生素、矿物质、膳食纤维和植物化学物质的重要来源,水分多、能量低。薯类含有丰富的淀粉、膳食纤维以及多种维生素和矿物质。富含蔬菜、水果和薯类的膳食对保持身体健康,保持肠道正常功能,提高免疫力,降低患肥胖、糖尿病、高血压等慢性病风险具有重要作用,所以近年来各国膳食指南都强调增加蔬菜和水果的摄入种类和数量。推荐我国成年人每天吃蔬

菜 300～500g,最好深色蔬菜约占一半,水果 200～400g,并注意增加薯类的摄入。

尽管蔬菜与水果在营养成分和健康效应方面有很多相似之处,但它们毕竟是两类不同的食物,其营养价值各有特点。一般而言,蔬菜品种远远多于水果,而且蔬菜的维生素、矿物质、膳食纤维和植物化学物质的含量都高于水果,所以水果不能代替蔬菜。在膳食中,水果可补充蔬菜摄入的不足。水果中的碳水化合物、有机酸和芳香物质比蔬菜多,而且水果食用前不需加热,其营养成分不受烹调因素的影响,所以蔬菜也不能代替水果。推荐每餐有蔬菜,每日吃水果。

由于新鲜水果一般不易长期保存,携带和摄入比较麻烦,所以人们采用各种方法将水果加工成制品,延长其保存期并方便食用,如果汁、水果罐头、果脯等。这些加工过程都会使水果中的营养成分发生一定的损失。因此水果制品不能替代新鲜水果,应尽量选择新鲜水果。

膳食纤维虽然不能被人体消化吸收,但在体内具有重要的生理作用,维持人体健康必不可少。它可以增加粪便的体积,软化粪便,刺激结肠内的发酵,降低血中总胆固醇和(或)低密度胆固醇的水平,降低餐后血糖和(或)胰岛素水平。因此膳食纤维具有预防便秘、血脂异常、糖尿病的作用,并有益于肠道健康。膳食纤维在植物性食物中含量丰富,蔬菜、水果是膳食纤维的良好来源,同种蔬菜或水果的边缘表皮或果皮的膳食纤维含量高于中心部位,如果食用时将其去掉,就会损失部分膳食纤维。

3. 每天吃奶类、大豆或其制品

奶类营养成分齐全,组成比例适宜,容易消化吸收。除含丰富的优质蛋白质和维生素外,含钙量较高,且利用率也很高,是膳食中钙质的极好来源。大量的研究表明,儿童青少年饮奶有利于其生长发育,增加骨密度,从而推迟其成年后发生骨质疏松的年龄;中老年人饮奶可以减少其骨质丢失,有利于骨健康。根据我国城乡居民钙摄入量的情况,应大大提高奶类的摄入量。建议每人每天饮奶 300g 或相当量的奶制品,对于饮奶量更多或有高血脂和超重肥胖倾向的人应选择减脂、低脂、脱脂奶或其制品。

大豆含有丰富的优质蛋白质、必需脂肪酸、B 族维生素、维生素 E 和膳食纤维等营养素,而且含有磷脂、低聚糖、异黄酮、植物固醇等多种植物化学物质。为提高农村居民的蛋白质摄入量及防止城市居民过多消费肉类带来的不利影响,应当适当多吃大豆及其制品,建议每人每天摄入 30～50g 大豆或相当量的豆制品。

4. 常吃适量的鱼、禽、蛋和瘦肉

鱼、禽、蛋和瘦肉都属于动物性食物,是人类优质蛋白、脂类、脂溶性维生素、B 族维生素和矿物质的良好来源,是平衡膳食的重要组成部分。动物性食物中蛋白质不仅含量高,而且氨基酸组成更适合人体需要,尤其富含赖氨酸和蛋氨酸,如与谷类或豆类食物搭配食用,可以明显发挥蛋白质互补作用。但动物性食物一般都含有一定量的饱和脂肪和胆固醇,摄入过多可能增加患心血管病的危险性。

鱼类脂肪含量一般较低,且含有较多的多不饱和脂肪酸,有些海产鱼类富含二十碳五烯酸和二十二碳六烯酸,对预防血脂异常和心血管病等有一定作用。禽类脂肪含量也较低,且不饱和脂肪酸含量较高,其脂肪酸组成也优于畜类脂肪。蛋类富含优质蛋白质,各种营养成分比较齐全,是很经济的优质蛋白质来源。畜肉类一般含脂肪较多,能量高,但瘦肉脂肪含量较低,铁含量高且利用率好。肥肉和荤油为高能量和高脂肪食物,摄入过多往往会引起肥胖。

5. 减少烹调油用量,吃清淡少盐膳食

脂肪是人体能量的重要来源之一,并可提供必需脂肪酸,有利于脂溶性维生素的消化吸收,但是脂肪过多摄入是引起肥胖、高血脂、动脉粥样硬化等多种慢性疾病的危险因素之一。膳食盐的摄入量过高与高血压的患病率密切相关。食用油和食盐摄入过多是我国城乡居民共同存在的营养问题。为此,建议我国居民应养成吃清淡少盐膳食的习惯,即膳食不要太油腻,不要太咸,不要摄入过多的动物性食物和油炸、烟熏、腌制食物。建议每人每天烹调油用量不超过25g或30g;食盐摄入量不超过6g,包括酱油、酱菜、酱中的食盐量。

6. 食不过量,天天运动,保持健康体重

进食量和运动是保持健康体重的两个主要因素,食物提供人体能量,运动消耗能量。如果进食量过大而运动量不足,多余的能量就会在体内以脂肪的形式积存下来,增加体重,造成超重或肥胖;相反如果食量不足,就可能由于能量不足而引起体重过低或消瘦。体重过高和过低都是不健康的表现,易患多种疾病,缩短寿命。所以,应保持进食量和运动量的平衡,使摄入的各种食物所提供的能量能满足机体的需要,而又不造成体内能量过剩,使体重维持在适宜范围。成人的健康体重是指体质指数(BMI)(体重与身高的平方之比)为 $18.5 \sim 23.9 kg/m^2$ 之间。

正常生理状态下,食欲可以有效控制进食量,不过饱就可保持健康体重。一些人食欲调节不敏感,满足食欲的进食量常常超过实际需要,过多的能量摄入导致体重增加,食不过量对他们意味着少吃几口,不要每顿饭都吃到十成饱。

由于生活方式的改变,身体活动减少、进食量相对增加,我国体重超重和肥胖的发生率正在逐年增加,这是心血管疾病、糖尿病和某些肿瘤发病率增加的主要原因之一。运动不仅有助于保持健康体重,还能够降低患高血压、中风、冠心病、2 型糖尿病、结肠癌、乳腺癌和骨质疏松等疾病的风险;同时还有助于调节心理平衡,有效消除压力,缓解抑郁和焦虑症状,改善睡眠。目前我国大多数成年人体育活动不足或缺乏体育锻炼,应改变久坐少动的不良生活方式,养成天天运动的习惯,坚持每天多做一些消耗能量的活动。建议成年人每天进行累计相当于步行6000 步以上的身体活动,如果身体条件允许,最好进行 30 分钟中等强度的运动。

7. 三餐分配要合理,零食要适当

合理安排一日三餐的时间及食量,进餐定时定量。早餐提供的能量应占全天总能量的25% ~30% ,午餐应占 30% ~40% ,晚餐应占 30% ~40% ,可以根据职业、劳动强度和生活习惯进行适当调整。一般情况下,早餐安排在 6:30 ~8:30,午餐在 11:30 ~13:30,晚餐在 18:00 ~20:00进行为宜。要天天吃早餐并保证其营养充足,午餐要吃好,晚餐要适量。不暴饮暴食,不经常在外就餐,尽可能与家人共同进餐,并营造轻松愉快的进餐氛围。零食作为一日三餐之外的营养补充,可以合理选用,但来自零食的能量应计入全天能量摄入之中。

8. 每天足量饮水,合理选择饮料

水是膳食的重要组成部分,是一切生命必需的物质,在生命活动中发挥着重要的功能。体内水的来源有饮水、食物中含的水分和体内代谢产生的水。水的排出主要通过肾脏,以尿液的形式排出,其次是经肺呼出,经皮肤和随粪便排出。进入体内的水和排出来的水基本相等,处于动态平衡。水的需要量主要受年龄、环境温度、身体活动等因素的影响。一般来说,健康成人每天需要水 2500mL 左右。在温和的气候条件下生活的轻体力活动的成年人每日最少饮水1200mL(约 6 杯)。在高温或强体力劳动的条件下,应适当增加。饮水不足或过多都会对人体健康带来危害。饮水应少量多次,要主动饮水,不要感到口渴时再喝水。饮水最好选择白开水。

饮料多种多样,需要合理选择,如乳饮料和纯果汁饮料含有一定量的营养素和有益膳食成分,适量饮用可以作为膳食的补充。有些饮料添加了一定的矿物质和维生素,适合热天户外活动和运动后饮用。有些饮料只含糖和香精香料,营养价值不高。多数饮料都含有一定量的糖,大量饮用特别是大量饮用含糖量高的饮料,会在不经意间摄入过多能量,造成体内能量过剩。另外,饮后如不及时漱口刷牙,残留在口腔内的糖会在细菌作用下产生酸性物质,损害牙齿健康。有些人尤其是儿童青少年,每天喝大量含糖的饮料代替喝水,是一种不健康的习惯,应当加以改正。

9. 饮酒应限量

在一些特定的场合,饮酒是一种习俗。高度酒含能量高,白酒基本上是纯能量食物,不含其他营养素。无节制的饮酒,会使食欲下降,食物摄入量减少,以致发生多种营养素缺乏、急慢性酒精中毒、酒精性脂肪肝,严重时还会造成酒精性肝硬化。过量饮酒还会增加患高血压、中风等疾病的危险;并可导致事故及暴力的增加,对个人健康和社会安定都是有害的,应该严禁酗酒。另外饮酒还会增加患某些癌症的危险。若饮酒尽可能饮用低度酒,并控制在适当的限量以下,建议成年男性一天饮用酒的酒精量不超过 25g,成年女性一天饮用酒的酒精量不超过 15g。孕妇和儿童青少年应忌酒。

10. 吃新鲜卫生的食物

一个健康人一生需要从自然界摄入大约 60 吨食物、水和饮料。人体一方面从这些饮食中吸收利用本身必需的各种营养素,以满足生长发育和生理功能需要;另一方面又必须防止其中的有害因素诱发食源性疾病。食物放置过长就会引起变质,可能产生对人体有毒有害的物质。另外,食物中还可能含有或混入各种有害因素,如致病菌、寄生虫和有毒化学物质等。吃新鲜卫生的食物是防止食源性疾病、实现食品安全的根本措施。

正确采购食物是保证食物新鲜卫生的第一关。一般来说,正规的商场和超市、知名的食品企业比较注重产品的质量,也更多地接受政府和消费者的监督,在食品卫生方面具有较强的安全性。购买预包装食品还应当留意查看包装标识,特别应关注生产日期、保质期和生产单位;也要注意食品颜色是否正常,有无酸臭味,形态是否异常,以便判断食物是否发生了腐败变质。烟熏食品及有些加色食品,可能含有苯并芘或亚硝酸盐等有害成分,不宜多吃。

食物合理储藏可以保持新鲜,避免污染。高温加热能杀灭食物中大部分微生物,延长保存时间;冷藏温度常为 $4 \sim 8{}^{\circ}\!C$,一般不能杀灭微生物,只适于短期贮藏;而冻藏温度低达 $-23 \sim -12{}^{\circ}\!C$,可抑制微生物生长,保持食物新鲜,适于长期贮藏。

烹调加工过程是保证食物卫生安全的一个重要环节。需要注意保持良好的个人卫生以及食物加工环境和用具的洁净,避免食物烹调时的交叉污染,对动物性食物应当注意加热熟透、煎、炸、烧烤等烹调方式如果使用不当容易产生有害物质,应尽量少用,食物腌制要注意加足食盐,避免高温环境。有一些动物和植物性食物含有天然毒素,例如河豚鱼、毒蕈、含氰苷类的苦味果仁和木薯、未成熟或发芽的马铃薯、鲜黄花菜和四季豆等。为了避免误食中毒,一方面需要学会鉴别这些食物,另一方面应了解对不同食物进行浸泡、清洗、加热等去除毒素的具体方法。

(二)中国居民膳食宝塔

1. 膳食宝塔结构

膳食宝塔共分五层,包含我们每天应吃的主要食物种类。膳食宝塔各层位置和面积不同,

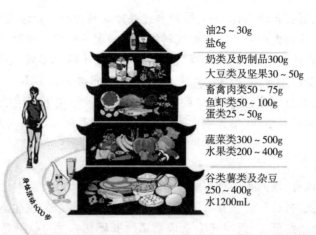

油25～30g
盐6g
奶类及奶制品300g
大豆类及坚果30～50g
畜禽肉类50～75g
鱼虾类50～100g
蛋类25～50g
蔬菜类300～500g
水果类200～400g
谷类薯类及杂豆
250～400g
水1200mL
身体活动6000步

这在一定程度上反映出各类食物在膳食中的地位和应占的比重。谷类食物位居底层,每人每天应该吃250～400g;蔬菜和水果居第二层,每天应吃300～500g和200～400g;鱼、禽、肉、蛋等动物性食物位于第三层,每天应该吃125～225g(鱼虾类50～100g,畜禽肉类50～75g,蛋类25～50g);奶类和豆类食物居第四层,每天应吃相当于鲜奶300g的奶类及奶制品和相当于干豆30～50g的大豆及制品。第五层塔顶是烹调油和食盐,每天烹调油不超过25g或30g,食盐不超过6g。膳食宝塔没有建议食糖的摄入量,因为我国居民现在平均吃糖的量还不多,对健康的影响还不大。但多吃糖有增加龋齿的危险,尤其是儿童、青少年不应吃太多的糖和含糖量高的食品及饮料。饮酒的问题已在《中国居民膳食指南》中说明。

新的膳食宝塔图增加了水和身体活动的形象说明,强调足量饮水和增加身体活动的重要性。水是膳食的重要组成部分,是一切生命必需的物质,其需要量主要受年龄、环境温度、身体活动等因素的影响。摄入量在《中国居民膳食指南》基本内容中已作了相关说明。

目前我国大多数成年人身体活动不足或缺乏锻炼,应改变久坐少动的不良生活方式,养成天天运动的习惯,坚持每天多做一些消耗体力的活动。建议成年人每天进行累计相当于步行6000步以上的身体活动,如果身体条件允许,最好进行30min中等强度的运动。

2. 中国居民平衡膳食宝塔的应用

(1)确定适合自己的能量水平,并以此确定食物需要

膳食宝塔中建议的每人每天各类食物适宜摄入量范围适用于一般健康成人,在实际应用时要根据个人年龄、性别、身高、体重、劳动强度、季节等情况适当调整。年轻人、身体活动强度大的人需要的能量高,应适当多吃主食;年老、活动少的人需要的能量少,可少吃些主食。

(2)同类食物互换,调配丰富的膳食

人们吃多种多样的食物不仅是为了获得均衡的营养,也是为了使饮食更加丰富多彩,以满足不同人们口味享受的需要。应用平衡膳食宝塔应当把营养与美味结合起来,按照同类互换、多种多样的原则调配一日三餐。同类互换就是以粮换粮、以豆换豆、以肉换肉。例如大米可与面粉或杂粮互换,馒头可以与相应量的面条、烙饼、面包等互换;大豆可以与相当量的豆制品互换;瘦猪肉可以与等量的鸡、鸭、牛、羊、兔肉互换;鱼可与虾、蟹等水产品互换;牛奶可以与羊奶、酸奶、奶粉或奶酪等互换。在选用品种、形态、颜色、口感、烹调方法等方面实现多种多样。

(3)合理分配三餐食量

一般情况下,早、晚餐各占30%,中餐占40%。

（4）因地制宜充分利用当地食物资源

我国幅员辽阔，各地的饮食习惯及物产不尽相同，只有因地制宜充分利用当地资源才能有效地应用平衡膳食宝塔。例如牧区奶类资源丰富，可以适当增加奶类的摄入量；渔区可以适当提高鱼及其他水产品的摄入量；农村山区则可多利用山羊奶及花生、瓜子、核桃等资源。在某些情况下，由于地域、经济或物产所限无法采用同类互换时，也可以暂用豆类替代乳类、肉类，或用蛋类替代鱼、肉。

（5）养成习惯长期坚持

膳食对健康的影响是长期的结果。应用平衡膳食宝塔需要自幼养成习惯，长期坚持，才能充分体现其对健康的作用。

 复习思考题

1. 合理膳食、膳食结构的概念是什么？
2. 目前世界上存在哪些不同类型的膳食结构？中国属于哪一种类型？各有何特点？
3. 中国居民膳食指南有哪些内容？
4. 中国居民膳食宝塔的结构是怎样的？
5. 中国居民膳食宝塔应用时应注意哪些要点？

第二节　营养配餐及食谱编制

一、营养配餐

营养配餐就是按人们身体的需要，根据食物中各种营养物质的含量，设计一天、一周或一个月的食谱，使人体摄入的蛋白质、脂肪、碳水化合物、矿物质、维生素等营养素比例合理，即达到平衡膳食。营养配餐是实现平衡膳食的一种措施。平衡膳食的原则通过食谱才得以表达出来，充分体现其实际意义。

（一）营养配餐的目的和意义

营养配餐可将各类人群的膳食营养素参考摄入量具体落实到用膳者的每日膳食中，使他们能按需要摄入足够的能量和各种营养素，同时又防止营养素或能量的过高摄入。

可根据群体对各种营养素的需要，结合当地食物的品种、生产季节、经济条件和厨房烹调水平，合理选择各类食物，达到平衡膳食。

通过编制营养食谱，可指导食堂管理人员及大规模餐饮服务业有计划的管理膳食，也有助于家庭有计划地管理家庭膳食，并且有利于成本核算。

（二）营养配餐的理论依据

营养配餐是一项实践性很强的工作，与人们的日常饮食直接有关，要做到营养配餐科学合理，需要以一系列营养理论为指导。

1. 中国居民膳食营养素参考摄入量

中国居民膳食营养素参考摄入量(DRIs)是每日平均膳食营养素摄入量的一组参考值,包括平均需要量(EAR)、推荐摄入量(RNI)、适宜摄入量(AI)和可耐受最高摄入量(UL)。制订DRIs的目的在于更好地指导人们膳食实践,评价人群的营养状况并为国家食物发展供应计划提供依据。DRIs是营养配餐中能量和主要营养素需要量的确定依据。DRIs的RNI是个体适宜营养素摄入水平的参考值,是健康个体膳食摄入营养素的目标。编制营养食谱时,首先需要以各营养素的推荐摄入量(RNI)为依据确定需要量,一般以能量需要量为基础。制定出食谱后,还需要以各营养素的RNI为参考评价食谱的制定是否合理,如果与RNI相差不超过10%,说明编制的食谱合理可用,否则需要加以调整。

2. 中国居民膳食指南和平衡膳食宝塔

膳食指南本身就是合理膳食的基本规范,为了便于宣传普及,它将营养理论转化成一个通俗易懂、简明扼要的可操作性指南,其目的就是合理营养、平衡膳食、促进健康。因此,膳食指南的原则就是食谱设计的原则,营养食谱的制定需要根据膳食指南考虑食物种类、数量的合理搭配。

平衡膳食宝塔则是膳食指南量化和形象化的表达,是人们在日常生活中贯彻膳食指南的工具。宝塔建议的各类食物的数量既以人群的膳食实践为基础,又兼顾食物生产和供给的发展,具有实际指导意义。同时平衡膳食宝塔还提出了实际应用时的具体建议,如同类食物互换的方法,对制定营养食谱具有实际指导工作。根据平衡膳食宝塔,我们可以很方便的制定出营养合理、搭配适宜的食谱。

3. 食物成分表

食物成分表是营养配餐工作必不可少的工具。要开展好营养配餐工作,必须了解和掌握食物的营养成分。中国疾病控制中心营养与食品安全所于2004年出版了新的食物成分表,所列食物除部分以原料性食物外,主要以包装食品为主,包括了757条食物的一般营养成分数据,239条食物的氨基酸数据,323条食物的脂肪酸数据,另外还收录入了部分食物的胆碱、生物素、泛酸、维生素K、维生素D的数据。"食部"是指按照当地的烹调和饮食习惯,把从市场上购买的样品去掉不可食的部分之后,所剩余的可食部分所占的比例。食品的食部不是固定不变的,它会因食物的运输、储藏和加工处理不同而有改变。因此当认为食部的实际情况和表中食部栏内所列数字有较大出入时,可以自己实际测量食部的量。通过食物成分表,我们在编制食谱时才能将营养素的需要量转换为食物的需要量,从而确定食物的品种和数量。在评价食谱所含营养素摄入量是否满足需要量时,同样需要参考食物成分表中各种食物的营养成分数据。

4. 营养平衡理论

(1)膳食中三种宏量营养素需要保持一定的比例平衡

膳食中蛋白质、脂肪和碳水化合物除了各具特殊的生理功能外,其共同特点是提供人体所必需的能量。所以在讨论能量时也把它们称为"产能营养素"。在膳食中,这三种产能营养素必须保持一定的比例,才能保证膳食平衡。若按其各自提供的能量占总能量的百分比计,则脂肪占有20%~30%,碳水化合物占55%~65%,蛋白质占10%~15%。

(2)膳食中优质蛋白质与一般蛋白质保持一定的比例

动物性蛋白质和大豆蛋白质所含的必需氨基酸种类齐全、比例恰当,人体利用率高,称为优质蛋白。常见食物蛋白质的氨基酸组成,都不可能完全符合人体需要的比例,多种食物混合食用,才容易使膳食氨基酸组成符合人体需要的模式。因此,在膳食构成中要注意将动物性蛋白质、一般植物性蛋白质和大豆蛋白质进行适当的搭配,并保证优质蛋白质占蛋白质供给量的1/3以上。

（3）饱和脂肪酸、单不饱和脂肪酸和多不饱和脂肪酸之间的平衡

不同食物来源的脂肪,脂肪酸组成不同,有饱和脂肪酸、单不饱和脂肪酸和多不饱和脂肪酸。一般认为,在脂肪提供的能量占总能量的30%范围内,饱和脂肪酸提供的能量占总能量的7%左右,单不饱和脂肪酸提供的能量占总能量的比例在10%以内,剩余的能量均由多不饱和脂肪酸提供为宜。

二、食谱编制

（一）食谱编制的原则

食谱编制的总则是满足平衡膳食和合理营养的要求。

1. 满足每日膳食营养素及能量的供给量

要根据用膳者的年龄、生理特点、劳动强度,选用食物并计算其用量,使一周内平均每日能量及营养素摄入量能达到膳食供给量标准,以满足人体的需要。

2. 各营养素之间比例适当

除了全面达到能量和各种营养素的需要量外,还要考虑到个体营养素之间的合适比例,充分利用不同食物中营养素之间的互补作用,使其发挥最佳协同作用。

3. 食物多样

"中国居民平衡膳食宝塔"将食物分成谷薯、蔬菜、水果、豆类、奶、瘦肉(含鱼虾)、蛋、油脂(含硬果)等八类,每种食物所含营养成分的种类和配比不同,故每天应从这八类食物的每一类中选用1～3种适量食物,组成平衡膳食,对同一类食物可更换品种和烹调方法,尽量做到主食有面有杂粮,副食有荤有素有菜汤,注意菜肴的色、香、味、形。

4. 食品安全无害

食品要安全、无毒、无污染,符合国家卫生标准。

5. 减少营养素的损失

在进行食物加工时,应尽量减少食物的营养损失。

6. 其他因素

考虑用膳饮食习惯、进餐环境、用膳目的和经济能力,结合当时气候情况、食物供给情况、食堂的设备条件和厨师的烹饪技术等因素,以编制切实可行的食谱。

7. 及时更换调整食谱

食谱执行一段时间后应对其效果进行评价,不断调整食谱。

（二）营养食谱的制定方法

通常有两种食谱编制方法,即营养成分计算法和食品交换份法,目前已有一些食谱编制软件可以使用。

1. 计算法

（1）确定用餐对象全日能量供给量

能量是维持生命活动正常进行的基本保证,能量不足,人体中血糖下降,就会感觉疲乏无力,进而影响工作、学习的效率;另一方面能量若摄入过多则会在体内贮存,使人体发胖,也会

引起多种疾病。因此,编制食谱首先应该考虑的是保证从食物中摄入适宜的能量。

用膳者一日三餐的能量供给量可参照膳食营养素参考摄入量(DRIs)中能量的推荐摄入量(RNI),根据用餐对象的劳动强度、年龄、性别等确定。例如办公室男性职员按轻体力劳动计,其能量供给量为10.03MJ(2400kcal)。集体就餐对象的能量供给量标准可以以就餐人群的基本情况或平均数值为依据,包括人员的平均年龄、平均体重,以及80%以上就餐人员的活动强度。如就餐人员的80%以上为中等体力活动的男性,则每日所需能量供给量标准为11.29MJ(2700kcal)。

能量供给量标准只是提供了一个参考的目标,实际应用中还需参照用餐人员的具体情况加以调整,如根据用餐对象的胖瘦情况制定不同的能量供给量。因此,在编制食谱前应对用餐对象的基本情况有一个全面的了解,应当清楚就餐者的人数、性别、年龄、机体条件、劳动强度、工作性质以及饮食习惯等。

(2)计算宏量营养素全日应提供的能量

能量的主要来源为蛋白质、脂肪和碳水化合物,为了维持人体健康,这三种能量营养素占总能量比例应当适宜,一般蛋白质占10%～15%,脂肪占20%～30%,碳水化合物占55%～65%,具体可根据本地生活水平,调整上述三类能量营养素占总能量的比例,由此可求得三种能量营养素的一日能量供给量。

如已知某人每天能量需要量为11.29MJ(2700kcal),若三种产能营养素占总能量的比例取中等值分别为蛋白质占15%、脂肪占25%、碳水化合物占60%,则三种能量营养素各应提供的能量如下:

蛋白质 11.29MJ(2700kcal) × 15% = 1.6935MJ(405kcal)

脂肪 11.29MJ(2700kcal) × 25% = 2.8225MJ(675kcal)

碳水化合物 11.29MJ(2700kcal) × 60% = 6.774MJ(1620kcal)

(3)计算三种能量营养素每日需要数量

知道了三种产能营养素的能量供给量,还需将其折算为需要量,即具体的质量,这是确定食物品种和数量的重要依据。由于食物中的产能营养素不可能全部被消化吸收,且消化率也各不相同,消化吸收后,在体内也不一定完全彻底被氧化分解产生能量。因此,食物中产能营养素产生能量的多少按如下关系换算:即1g碳水化合物产生能量为16.7kJ(4.0kcal),1g脂肪产生能量为37.6kJ(9.0kcal),1g蛋白质产生能量为16.7kJ(4.0kcal)。根据三大产能营养素的能量供给量及其能量折算系数,可求出全日蛋白质、脂肪、碳水化合物的需要量。

如根据上一步的计算结果,可算出三种能量营养素需要量如下:

蛋白质 1.6935MJ ÷ 16.7kJ/g = 101g(405kcal ÷ 4kcal/g = 101g)

脂肪 2.8225MJ ÷ 37.6kJ/g = 75g(675kcal ÷ 9kcal/g = 75g)

碳水化合物 6.774MJ ÷ 16.7kJ/g = 406g(1620kcal ÷ 4kcal/g = 405g)

(4)计算三种能量营养素每餐需要量

知道了三种能量营养素全日需要量后,就可以根据三餐的能量分配比例计算出三大能量营养素的每餐需要量。一般三餐能量的适宜分配比例为:早餐占30%,午餐占40%,晚餐占30%。

如根据上一步的计算结果,按照30%、40%、30%的三餐供能比例,其早、中、晚三餐各需要摄入的三种能量营养素数量如下:

早餐：

蛋白质 101g × 30% = 30g

脂肪 75g × 30% = 23g

碳水化合物 406g × 30% = 122g

中餐：

蛋白质 101g × 40% = 40g

脂肪 75g × 40% = 30g

碳水化合物 406g × 40% = 162g

晚餐：

蛋白质 101g × 30% = 30g

脂肪 75g × 30% = 23g

碳水化合物 406g × 30% = 122g

（5）主副食品种和数量的确定

已知三种能量营养素的需要量，根据食物成分表，就可以确定主食和副食品种和数量了。

1）主食品种、数量的确定

由于粮谷类是碳水化合物的主要来源，因此主食的品种、数量主要根据各类主食原料中碳水化合物的含量确定。

主食的品种主要根据用餐者的饮食习惯来确定，北方习惯以面食为主，南方则以大米居多。根据上一步的计算，早餐中应含有碳水化合物 122g，若以小米粥和馒头为主食，并分别提供 20% 和 80% 的碳水化合物。查食物成分表得知，每 100g 小米粥含碳水化合物 8.4g，每 100g 馒头含碳水化合物 44.2g，则：

所需小米粥重量 = 122g × 20% ÷ (8.4/100) = 290g

所需馒头重量 = 122g × 80% ÷ (44.2/100) = 220g

2）副食品种、数量的确定

根据三种产能营养素的需要量，首先确定了主食的品种和数量，接下来就需要考虑蛋白质的食物来源了。蛋白质广泛存在于动植物性食物中，除了谷类食物能提供的蛋白质，各类动物性食物和豆制品是优质蛋白质的主要来源。因此副食品种和数量的确定应在已确定主食用量的基础上，依据副食应提供的蛋白质质量确定。

计算步骤如下：

①计算主食中含有的蛋白质重量。

②用应摄入的蛋白质重量减去主食中蛋白质重量，即为副食应提供的蛋白质重量。

③设定副食中蛋白质的 2/3 由动物性食物供给，1/3 由豆制品供给，据此可求出各自的蛋白质供给量。

④查表并计算各类动物性食物及豆制品的供给量。

⑤设计蔬菜的品种和数量。

仍以上一步的计算结果为例，已知该用餐者午餐应含蛋白质 40g、碳水化合物 162g。假设以馒头（富强粉）、米饭（大米）为主食，并分别提供 50% 的碳水化合物，由食物成分表得知，每 100g 馒头和米饭含碳水化合物分别为 44.2g 和 25.9g，按上一步的方法，可算得馒头和米饭所需重量分别为 184g 和 313g。

由食物成分表得知,100g馒头(富强粉)含蛋白质6.2g,100g米饭含蛋白质2.6g,则:

主食中蛋白质含量 = 184g × (6.2/100) + 313g × (2.6/100) = 20g

副食中蛋白质含量 = 40g − 20g = 20g

设定副食中蛋白质的2/3应由动物性食物供给,1/3应由豆制品供给,因此:

动物性食物应含蛋白质重量 = 20g × 66.7% = 13g

豆制品应含蛋白质重量 = 20g × 33.3% = 7g

若选择的动物性食物和豆制品分别为猪肉(脊背)和豆腐干(熏),由食物成分表可知,每100g猪肉(脊背)中蛋白质含量为20.2g,每100g豆腐干(熏)的蛋白质含量为15.8g,则:

猪肉(脊背)重量 = 13g ÷ (20.2/100) = 64g

豆腐干(熏)重量 = 7g ÷ (15.8/100) = 44g

确定了动物性食物和豆制品的重量,就可以保证蛋白质的摄入。

3)选择蔬菜的品种和数量

蔬菜的品种和数量可根据不同季节市场的蔬菜供应情况,以及考虑与动物性食物和豆制品配菜的需要来确定。

4)确定纯能量食物的量

油脂的摄入应以植物油为主,有一定量动物脂肪摄入,因此以植物油作为纯能量食物的来源。由食物成分表可知每日摄入各类食物提供的脂肪含量,将需要的脂肪总含量减去食物提供的脂肪量即为每日植物油供应量。

(6)调整食谱

根据粗配食谱中选用食物的用量,计算该食谱的营养成分,并与食用者的营养素供给量标准进行比较,如果不在80%~100%之间,则进行调整,直至符合要求。

(7)编制一周食谱

一日食谱确定后,可根据食用者饮食习惯、市场供应情况等因素在同一类食物中更换品种和烹调方法,编制成一周食谱。

2. 食物交换份法

食物交换份法简单易行,易于被非专业人员掌握。该法是将常用食物按其所含营养素量的近似值归类,计算出每类食物每份所含的营养素值和食物质量,然后将每类食物的内容列出表格供交换使用,最后,根据不同能量需要,按蛋白质、脂肪和碳水化合物的合理分配比例,计算出各类食物的交换份数和实际重量,并按每份食物等值交换表选择食物。本法对病人和正常人都适用,此处仅介绍正常人食谱的编制。

(1)根据膳食指南,按常用食物所含营养素的特点划分为五大类食物。

第一类:谷类及薯类。谷类包括米、面、杂粮;薯类包括马铃薯、甘薯、木薯等。主要提供碳水化合物、蛋白质、膳食纤维、B族维生素。

第二类:动物性食物。包括肉、禽、鱼、奶、蛋等,主要提供蛋白质、脂肪、矿物质、维生素A和B族维生素。

第三类:豆类及制品。包括大豆及其他干豆类,主要提供蛋白质、脂肪、膳食纤维、矿物质和B族维生素。

第四类:蔬菜水果类。包括鲜豆、根茎、叶菜、茄果等,主要提供膳食纤维、矿物质、维生素C和胡萝卜素。

第五类:纯能量食物。包括动植物油、淀粉、食用糖和酒类,主要提供能量。植物油还可提供维生素 E 和必需脂肪酸。

(2)各类食物的每单位食物交换代量表。

①谷类、薯类:见表 4 - 1。每份谷、薯类食物大约可提供能量 756kJ(180kcal)、蛋白质 4g、碳水化合物 38g。

②蔬菜、水果类:见表 4 - 2。每份蔬菜、水果大约可提供能量 336kJ(80kcal)、蛋白质 5g、碳水化合物 15g。

③动物性食物:见表 4 - 3。每份食物大约可提供能量 378kJ(90kcal)、蛋白质 10g、脂肪 5g、碳水化合物 2g。

④豆类:见表 4 - 4。每份豆类大约可提供能量 188kJ(45kcal)、蛋白质 5g、脂肪 1.5g、碳水化合物 3g。

⑤纯能量食物:见表 4 - 5。每份食物大约可提供能量 188kJ(45kcal)、脂肪 5g。

表 4 - 1　谷类和薯类食物交换代量表

食物	重量/g
面粉	50
大米	50
玉米面	50
小米	50
挂面	50
高粱米	50
面包	75
干粉丝(皮条)	40
土豆(食部)	250
凉粉	750

表 4 - 2　蔬菜、水果类食物交换代量表

食物(食部)	重量/g
大白菜、油菜、圆白菜、韭菜、菠菜等	500 ~ 750
芹菜、莴笋、雪里蕻(鲜)、空心菜等	500 ~ 750
西葫芦、西红柿、茄子、苦瓜、冬瓜、南瓜等	500 ~ 750
菜花、绿豆芽、茭白、蘑菇(鲜)等	500 ~ 750
柿子椒	350
鲜豇豆	250
倭瓜	350
萝卜	350
蒜苗	200
水浸海带	350
李子、葡萄、香蕉、苹果、桃、橙子、橘子等	200 ~ 250

表4-3　动物性食物交换代量表

食物(食部)	重量/g
瘦猪肉	50
瘦羊肉	50
瘦牛肉	50
鸡蛋(500g约8个)	1个
肥瘦猪肉	25
肥瘦羊肉	25
肥瘦牛肉	25
鱼虾	50
酸奶	200
牛奶	250
牛奶粉	30

表4-4　豆类食物交换代量表

食物	重量/g
豆浆	125
豆腐(南)	70
豆腐(北)	42
油豆腐	20
豆腐干	25
熏干	25
腐竹	5
千张	14
豆腐皮	10
豆腐丝	25

表4-5　纯能量食物交换代量表

食物	重量/g
菜籽油	5
豆油、花生油、棉籽油、芝麻油	5
牛油、羊油、猪油(未炼)	5

(3)按照中国居民平衡膳食宝塔上标出的数量安排每日膳食(见表4-6)。

表4-6　平衡膳食宝塔建议不同能量膳食的各类食物参考摄入量(g/d)

食物	低能量 约7.5MJ(1800kcal)	中等能量 约10.0MJ(2400kcal)	高能量 约11.7MJ(2800kcal)
谷类	300	400	500

食物	低能量 约 7.5MJ(1800kcal)	中等能量 约 10.0MJ(2400kcal)	高能量 约 11.7MJ(2800kcal)
蔬菜	400	450	500
水果	100	150	200
肉、禽	50	75	100
蛋类	25	40	50
鱼虾	50	50	50
豆类及其制品	50	50	50
奶类及其制品	100	100	100
油脂	25	25	25

根据个人年龄、性别、身高、体重、劳动强度及季节等情况适当调整。从事轻体力劳动的成年男子如办公室职员等,可参照中等能量膳食来安排自己的进食量;从事中等以上强度体力劳动者如一般农田劳动者,可参照高能量膳食进行安排;不参加劳动的老年人可参照低能量膳食来安排。女性一般比男性的食量小,因为女性体重较轻及身体构成与男性不同。女性需要的能量往往比从事同等劳动的男性低 200kcal 或更多些。一般来说,人们的进食量可自动调节,当一个人的食欲得到满足时,他对能量的需要也就会得到满足。

(4)根据不同能量的各种食物需要量,参考食物交换代量表,确定不同能量供给量的食物交换份数。

如对于在办公室工作的男性职员,根据中等能量膳食各类食物的参考摄入量,需要摄入谷类 400g、蔬菜 450g、水果 150g、肉、禽类 75g、蛋类 40g、鱼虾类 50g、豆类及豆制品 50g、奶类及奶制品 100g、油脂 25g,这相当于 8(400/50)份谷薯类食物交换份、1~2 份果蔬类交换份、4 份肉蛋奶等动物性食物交换份、2 份豆类食物交换份、5 份油脂类食物交换份。值得注意的是,食物交换代量表的交换单位不同,折合的食物交换份数也不同。这些食物分配到一日三餐中可以这样安排:

早餐:牛奶 250g、白糖 20g、面包 150g、大米粥 25g;

午餐:饺子 200g(瘦猪肉末 50g、白菜 300g)、小米粥 25g、炝芹菜 200g;

加餐:梨 200g;

晚餐:米饭 150g、鸡蛋 2 个、炒莴笋 150g(全日烹调用油 25g)。

还可以根据食物交换表,改变其中的食物种类,这样安排:

早餐:糖三角 150g、高粱米粥 25g、煎鸡蛋 2 个、咸花生米 15g;

午餐:米饭 200g、瘦猪肉丝 50g、炒菠菜 250g;

加餐:梨 200g;

晚餐:烙饼 100g、大米粥 25g、炖大白菜 250g、北豆腐 100g(全日烹调用油 20g)。

食物交换份法是一个比较粗略的方法,实际应用中,可将计算法与食物交换份法结合使用,首先用计算法确定食物的需要量,然后用食物交换份法确定食物种类及数量。通过食物的同类互换,可以以一日食谱为模本,设计出一周、一月食谱。

(三)成人营养食谱编制案例

为一苏南中等劳动强度男子设计一午餐、一日食谱,采用营养成分计算法进行食谱编制。

1. 查找总能量和各营养素供给量

查中国居民膳食营养师参考摄入量得该男子每日需要能量为2700kcal,若三种产能营养素占总能量的比例取中等值分别为蛋白质占15%、脂肪占25%、碳水化合物占60%,通过上文中计算可知三种能量营养素各应提供的能量如下:蛋白质405kcal、脂肪675kcal、碳水化合物1620kcal。

2. 计算碳水化合物、蛋白质、脂肪供给量

从上文可知,该男子每日需要蛋白质101g、脂肪75g、碳水化合物405g。

3. 计算三种能量营养素每餐需要量

一般三餐能量的适宜分配比例为:早餐占30%,午餐占40%,晚餐占30%。根据上文计算结果得早、中、晚三餐各需要摄入的三种能量营养素数量如下:

早餐:蛋白质30g、脂肪23g、碳水化合物122g;

中餐:蛋白质40g、脂肪30g、碳水化合物162g;

晚餐:蛋白质30g、脂肪23g、碳水化合物122g。

4. 确定常用食物

参照表4-7确定常用食物(牛奶、鸡蛋、蔬菜、水果等)的用量。

瘦肉和豆腐提供蛋白质按2:1比例分配。

表4-7 食物用量计算表

食物	用量(g)	蛋白质(g)	脂肪(g)	碳水化合物(g)
牛奶	250	250×3.0%*=8	250×3.2%*=8	250×4.6%*=12
鸡蛋	60	60×12.7%*=8	60×9%*=5	
蔬菜	500			500×3.2%*=16
水果	500			500×13%*=65
大米 (粳米,标一米)	312÷77.4%* =403	403×7.7%*=31	403×0.6%*=2	405-(12+16+65)=312(忽略瘦肉和豆腐的碳水化合物)
猪瘦肉类	36÷20.3%* =177	101-(8+8+31) =54 54×2/3=36	177×6.2%*=11	
豆腐(内酯)	18÷5%*=360	54-36=18	360×1.9%*=7	
豆油	42		75-(8+5+2+11+7)=42	

注:*为查食物成分表得营养素含量。

5. 计算主食用量

鉴于该男子为苏南地区人,采用大米(粳米,标一米)作为主食。碳水化合物摄入总量(405g)减去以上常用食物中碳水化合物量,得谷类碳水化合物用量312g,再除以谷类(大米)碳水化合物含量77.4%,得大米(粳米,标一米)用量403g。

6. 计算副食、油脂用量

计算方法同上。食用油脂肪含量以99%计。

7. 粗配食谱

以表计算出来的主副食为基础,粗配食谱(见表4-8)。

表4-8 苏南中等强度劳动男子粗配食谱

餐次	饭菜名称	食物名称	食物数量/g
早餐	牛奶	牛奶	250
	鸡蛋	鸡蛋	60
	泡饭	粳米(标一米)	80
	苹果	苹果	100
午餐	米饭	粳米(标一米)	180
	茭白肉丝	瘦猪肉丝	100
		茭白	150
		植物油	10
	红烧豆腐	豆腐(内酯)	200
		植物油	10
	青菜	青菜	150
		植物油	10
	桃子	桃子	200
晚餐	米饭	粳米(标一米)	140
	黄瓜肉丝	黄瓜	150
		肉丝	80
		植物油	10
	苋菜	苋菜	150
		植物油	10
	柑橘	柑橘	100

8. 调整食谱

根据粗配食谱中选用食物的用量,计算该食谱的营养成分,并与食用者的营养素供给量标准进行比较,如果不在80% ~100%之间,则进行调整,直至符合要求。

三、食谱的计算与评价

营养食谱编制出后,还应该对食谱进行评价,确定编制的食谱是否科学合理。应参照食物成分表初步核算该食谱提供的能量和各种营养素的含量,与DRIs进行比较,相差在10%左右,可认为合乎要求,否则要增减或更换食品的种类或数量。值得注意的是,制定食谱时,不必严格要求每份营养餐食谱的能量和各类营养素均与DRIs保持一致。一般情况下,每天的能量、蛋白质、脂肪和碳水化合物的量出入不应该很大,其他营养素以一周为单位进行计算、评价即可。

根据食谱的制订原则,食谱的评价应该包括以下几个方面:

(1)食谱中所含五大类食物是否齐全,是否做到了食物种类多样化?

(2)各类食物的量是否充足?

(3)全天能量和营养素摄入是否适宜?

(4)三餐能量摄入分配是否合理,早餐是否保证了能量和蛋白质的供应?

(5)优质蛋白质占总蛋白质的比例是否恰当?

(6)三种产能营养素(蛋白质、脂肪、碳水化合物)的供能比例是否适宜?

以下是评价食谱是否科学、合理的过程:

(1)首先按类别将食物归类排序,并列出每种食物的数量。

(2)从食物成分表中查出每100g食物所含营养素的量,算出每种食物所含营养素的量。计算公式为:

食物中某营养素含量 = 食物量(g) × 可食部分比例 × 100g食物中营养素含量/100

(3)将所用食物中的各种营养素分别累计相加,计算出一日食谱中三种能量营养素及其他营养素的量。

(4)将计算结果与中国营养学会制订的"中国居民膳食中营养素参考摄入量"中同年龄同性别人群的水平比较,进行评价。

(5)根据蛋白质、脂肪、碳水化合物的能量折算系数,分别计算出蛋白质、脂肪、碳水化合物三种营养素提供的能量及占总能量的比例。

(6)计算出动物性及豆类蛋白质占总蛋白质的比例。

(7)计算三餐提供能量的比例。

以下是某19岁男大学生的一日食谱,我们将以此食谱为例,介绍如何对现有的食谱进行计算和评价。

1. 食谱中营养素的计算

(1)按类别将食物归类排序,并列出每种食物的数量,如表4-9所示,从食物成分表中查出各种食物每100g的能量及各种营养素的含量,然后计算食谱中各种食物所含能量和营养素的量。

表4-9 某19岁男生一日食谱

早餐		午餐		晚餐	
食物名称	原料毛重	食物名称	原料毛重	食物名称	原料毛重
馒头	富强粉100g	米饭	粳米150g	米饭	粳米150g
牛奶	牛奶200g	红烧肉	肥瘦猪肉100g	肉丝炒芹菜	瘦猪肉50g
榨菜	榨菜25g		黄豆芽150g		芹菜100g
酱蛋	鸡蛋50g	炒黄豆芽	植物油10g	菠菜豆腐汤	菠菜100g
			酱油10g		豆腐100g
	酱油10g		盐3g		植物油10g
					盐3g

以计算300g粳米中所含营养素为例,从食物成分表中查出粳米:食部为100%,每100g食

部含能量 347kcal,蛋白质 8.0g,脂肪 0.6g,碳水化合物 77.7g,硫胺素 0.22mg,核黄素 0.05mg,尼克酸 2.6mg,钙 3mg,铁 0.4mg。

净重(g) = 毛重(g) × 食部(%)

故 300g 粳米的净重量为:300 × 100% = 300g,所以 300g 粳米可提供:

能量 = 347kcal(1.456MJ) × 300/100 = 1041kcal

蛋白质 = 8.0 × 300/100 = 24(g)

脂肪 = 0.6 × 300/100 = 1.8(g)

碳水化合物 = 77.7 × 300/100 = 233.1(g)

硫胺素 = 0.22 × 300/100 = 0.66(mg)

核黄素 = 0.05 × 300/100 × 0.15 × 300/100 = 0.15(mg)

尼克酸 = 2.6 × 300/100 = 7.8(mg)

钙 = 3 × 300/100 = 9(mg)

磷 = 99 × 300/100 = 297(mg)

铁 = 0.4 × 300/100 = 1.2(mg)

其他食物计算方法和过程与此类似。

(2)合并所有食物的营养素含量:将各食物的能量和营养素累计相加,就得到该食谱提供能量和营养素的合计为:能量 10.146MJ(2425kcal),蛋白质 90.3g,脂肪 80.6g,碳水化物 337.5g,硫胺素 1.6mg,核黄素为 1.2mg,尼克酸 18.8mg,抗坏血酸为 54.5mg,视黄醇当量为 913μg,钙为 674mg,磷为 1269mg,铁 19.1mg。

2. 计算结果的比较

查中国居民膳食营养素参考摄入量知:18 岁以上成年男子轻体力劳动者 DRIs 为:能量 2400kcal,蛋白质 75g,硫胺素为 1.4mg 核黄素 1.4mg,尼克酸 14mg,抗坏血酸 100mg,视黄醇当量 800μg,钙 800mg,磷 700mg,铁 15mg。参照该男子的 DRIs 发现,其核黄素、抗坏血酸、钙偏低,其余均满足。

3. 能量比较及蛋白质比较

(1)计算能量、蛋白质、脂肪的食物来源分布

表 4-10　该男生摄入的能量来源

	食物分类	摄入量合计	占总能量(%)
能量的食物来源/kcal	谷类	1391kcal	57.4
	豆类	147kcal	6.1
	薯类	—	—
	动物性食物	643.5kcal	26.6
	纯能量食物	180kcal	7.4
	其他植物性食物	61.25kcal	2.5
能量的营养素来源/g	蛋白质	89.4g	14.74
	脂肪	80.6g	29.91
	谷类	34.3g	38.3

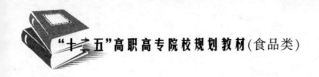
续表

	食物分类	摄入量合计	占总能量(%)
蛋白质的食物来源	豆类	14.85g	16.6
	动物性食物	34.92g	39.1
	其他食物	5.36g	6.0

由表 4 - 10 可以得出:

蛋白质供能占总能量比例 = (90.3g × 4kcal/g)/2425kcal × 100% = 14.9%

脂肪供能占总能量比例 = (80.6g × 9kcal/g)/2425kcal × 100% = 29.9%

碳水化合物提供能量占总能量比例 = 100% - 14.7% - 29.9% = 55.4%

优质蛋白为动物性食物及豆类食物的蛋白质总和:

动物性及豆类蛋白质占总蛋白质比例 = 39.1% + 16.6% = 55.7%

合理的三大营养素占总热能比为:碳水化合物占 55% ~ 65%,蛋白质占 10% ~ 15%,脂肪占 20% ~ 30%,优质蛋白的摄入占总蛋白的比例以 30% ~ 40% 为宜。经过比较认为该男生三种供能营养的供能比例适当,动物性及豆类蛋白质占总蛋白质的比已足够。

(2)计算三餐提供能量占全天摄入总能量比例

将早、中、晚三餐所有食物提供的能量分别按餐次累计相加,得到每餐摄入的能量,然后除以全天摄入的总能量,得到每餐提供能量占全天总能量的比例:

早餐　540kcal ÷ 2425kcal × 100% = 22.3%

午餐　1077kcal ÷ 2425kcal × 100% = 44.4%

晚餐　807kcal ÷ 2425kcal × 100% = 33.3%

合理的早、中、晚三餐的能量分配比应该是 30%、40%、30%,该男生的早餐能量偏低、中餐偏高、晚餐基本满足。

(3)膳食模式分析

将该男大学生各种食物摄入量与平衡膳食宝塔建议中等能量膳食参考摄入量进行比较(见表 4 - 11),发现水果和鱼虾明显缺乏,肉禽类、豆类和豆制品、奶类及奶制品偏高,可以适当降低。

表 4 - 11　该男生与平衡膳食宝塔建议膳食参考摄入量比较(g/d)

食物	男大学生	食物中能量(约 2400kcal)
谷类	400	400
蔬菜	425	450
水果	—	150
肉、禽	150	75
蛋类	50	40
鱼虾	—	50
豆类和豆制品	250	50
奶类及奶制品	200	100
油脂	20	25

复习思考题

1. 营养配餐的目的和意义是什么？
2. 食谱编制的原则是什么？
3. 用计算法编制轻体力活动成人男性的一日食谱。
4. 用食物交换份法编制轻体力活动成人女性的一日食谱。
5. 以下是 12 岁女孩的一日食谱，请对该食谱进行评价。

餐次	食物名称	用量	餐次	食物名称	用量
早餐	牛奶	200mL		植物油	5g
	面包	面粉 50g		米饭	大米 100g
	苹果	50g		西红柿炒鸡蛋	西红柿 125g
	鸡蛋	50g			鸡蛋 60g
午餐	青椒肉片	青椒 100g	晚餐		植物油 5g
		瘦猪肉 45g		韭菜豆腐汤	韭菜 25g
		植物油 6g			南豆腐 30g
	熏干芹菜	熏干 30g			植物油 3g
		芹菜 100g		馒头	面粉 100g

第三节　营养与疾病

一、膳食营养与肥胖病

　　肥胖是一种由多因素引起的慢性代谢性疾病。早在 1948 年，WHO 已将其列入疾病分类名单。已有证据表明：超重和肥胖患者不仅有较高的死亡率，而且有潜在的发生糖尿病、动脉粥样硬化、高血压、冠心病、呼吸通气不良、骨关节炎、痛风、胆结石、自身免疫性疾病和结/直肠癌的危险，对各种应激的反应低下。同时，肥胖者也因受到歧视和对自身体型的不满而产生自卑感，导致自杀率高、结婚率低等社会问题。由此可见，超重和肥胖引发了一系列健康、社会和心理问题。

　　（一）肥胖的定义、分类及诊断

1. 肥胖的定义

　　肥胖是指人体脂肪的过量储存，表现为脂肪细胞增多和细胞体积增大，即全身脂肪组织块增大，与其他组织失去正常比例的一种状态。如果脂肪主要在腹壁和腹腔内蓄积过多，被称为"中心型"或"向心性"肥胖。中心性肥胖是多种慢性病最重要的危险因素之一。

2. 肥胖的类型

（1）遗传性肥胖

指遗传物质（染色体、DNA）发生改变而导致的肥胖，此类肥胖极为罕见。常有家族性肥胖倾向。

（2）继发性肥胖

指由于脑垂体－肾上腺轴发生病变、内分泌紊乱或其他疾病、外伤引起的内分泌障碍而导致的肥胖。

（3）单纯性肥胖

指由于营养过剩所造成的全身性脂肪过量积累而造成的肥胖。

3. 肥胖的诊断

目前，人们已经建立了许多诊断或判断肥胖的标准和方法，常采用的有下列几种：

（1）体质指数（body mass index，BMI）

体质指数是评价肥胖常用的指标。计算公式为：$BMI = 体重（kg）/[身高（m）]^2$。该指标考虑了身高和体重两个因素，常用来对成人体重过低、正常超重和肥胖进行分类。对某些特殊人群，BMI 就不能准确地反映超重和肥胖的程度。这是因为虽然肥胖和过重都是机体能量正平衡的结果，但它们却是两个有着不同内涵的概念。肥胖可导致过重，但运动员及体力劳动者则往往不是由于肥胖而是因肌肉发达所致过重；反之，一些平日不爱活动或活动量极小的所谓"虚胖"的人，虽不过重，也不排除体脂的过度积聚。即肥胖不一定就过重，过重也不一定就肥胖，用仪器测定体脂百分含量（体脂%）有助于判断肥胖的程度。目前，不同的地区、组织对 BMI 与体型关系的划分标准不一（见表 4 - 12、表 4 - 13 和表 4 - 14）。

表 4 - 12　WHO 对成人 BMI 的划分标准

分类	BMI
低体重（营养不足）	<18.5
正常范围	18.5 ~ 24.9
超重	≥25.0
肥胖前状态	25.0 ~ 29.9
一级肥胖	30.0 ~ 34.5
二级肥胖	35.0 ~ 39.9
三级肥胖	≥40.0

表 4 - 13　2002 年亚洲成人 BMI 的划分标准

分类	BMI
体重过低	<18.5
正常范围	18.5 ~ 22.9
超重	≥23.0
肥胖前状态	23.0 ~ 24.9
一级肥胖	25.0 ~ 29.5
二级肥胖	≥30.0

表 4 – 14   2003 年提出的中国成人 BMI 划分标准

分类	BMI
体重过低	<18.5
正常范围	18.5 ~ 23.9
超重	24.0 ~ 27.9
肥胖	≥28.0

BMI 也用来评估儿童和青少年的超重和肥胖。然而,由于儿童和青少年在不断地生长发育,使评估变得十分复杂,因为随年龄的增加,他们的体重也在不断地增加,且不同的性别体重增加的速度不同。因此,对这一群体的肥胖评估必须考虑性别和年龄因素。国际肥胖工作组(International Task Forceon Obesity)于 2000 年提出采用成人肥胖和超重的指标确定该群体的超重百分位数作为儿童肥胖的判断标准。

(2)肥胖度

根据体重(body weight)来估计肥胖必须考虑种族、地区、年龄、性别、身高及体格类型,对于妊娠期妇女,尚需考虑由妊娠所引起的体重正常增加。如果单独考核该指标,而没有考虑身高等因素的影响,并不能准确地进行评价。常采用肥胖度来衡量肥胖的程度。

肥胖度(%) = [实际体重(kg) – 身高标准体重(kg)]/身高标准体重(kg) × 100%

判断标准:肥胖度(%) ≥10% 为超重;20% ~ 29% 为轻度肥胖;30% ~ 49% 为中度肥胖;≥50% 为重度肥胖。

其中,身高标准体重(kg) = 身高(cm) – 110(身高在 165cm 以上或年龄 <40 岁者),或身高标准体重(kg) = 身高(cm) – 105(身高在 165cm 以下或年龄 >40 岁者)(Broea 法)。

身高标准体重(kg) = [身高(cm) – 100] ×0.9;2 岁以上儿童的标准体重(kg) = 年龄 ×2 +8(平田公式)。

(3)腰围

腰围(waist circuit,WC)测量是一种简便实用的方法,也是衡量脂肪在腹部蓄积程度最简单、实用的指标。脂肪在体内的分布,尤其是在腹部堆积的程度,与肥胖相关性疾病有更强的关联。BMI 并不太高,但腹部脂肪增加,致使腰围大于界值似乎是肥胖相关性疾病发生危险性独立的预测因素。同时使用腰围和体质指数可以更好地估计肥胖与多种相关慢性疾病的关系。WHO 建议,以 WC 男性 >94cm、女性 >80cm 作为肥胖的判断标准。

(4)腰臀比值

腰臀比值(waist to hip ratio,WHR)即腰围与臀围的比值。其分界值因年龄、性别、人种的不同而不同。目前,有用腰围代替腰臀比以预测向心性肥胖的倾向。WHR 男性 ≥0.9、女性 ≥0.85 可判断为中心性肥胖。

(5)皮褶厚度

临床上常以肩胛下和上臂肱三头肌腹处皮褶厚度(skin – fold thickness)之和来判断营养状况。对于均匀性肥胖者来说,以皮褶厚度判断的肥胖程度与用 BMI 判断的结果大致相同。评价标准:两者皮褶厚度之和:男性在 10 ~ 40mm、女性在 20 ~ 50mm 为正常;男性 >40mm、女性 >50mm 为肥胖;男性 <10mm、女性 <20mm 为消瘦。

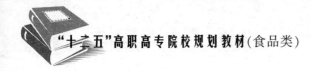

(6)其他指标

密度测量法(多采用水下称重法)是多年来测定体脂量的"金标准",但需要特殊的设备,结果还受肺残气量、腹腔内气体及体液总量的影响。双能量吸收测量法,包括双能量 X 射线吸收测量法及双光子吸收测量法,其价值与密度测量法相似,甚至更好。此外,还有稀释法、体围测量法、阻抗测量法、传导法、中子激活法等,均能较精确地推算出体脂的含量,更适用于科研。

(二)肥胖的发病因素

肥胖的原因复杂,迄今尚不完全清楚。多数研究者认为,长期能量过剩是肥胖的直接起因。多年来的研究提示,与之相关的因素很多。

1. 遗传因素

大约有 40% ~70% 的肥胖者由遗传因素决定。多项研究表明,单纯性肥胖具有遗传倾向,肥胖者的基因可能存在多种变化或缺陷,已经证明 15 号染色体有缺陷。国外学者曾经统计双亲肥胖者 1562 人,下一代肥胖的发生率最高组达 87%,最低组为 63%,而对照组则仅为 38% 和 36%;双亲之一,特别是母亲为肥胖者,子女中有 40% 的人较胖。近年来的研究表明,肥胖还受基因表达的调控。

2. 社会环境因素

(1)饮食因素

肥胖的直接起因是机体长期处于能量过剩状态。导致能量过剩的原因有:摄入过多;消耗过少;既摄入过多又消耗过少。

随着我国国民经济的发展,食物供应较为丰富,在外就餐和购买现成的加工食品及快餐食品的机会增多,导致居民膳食结构发生变化,高蛋白质、高脂肪食物的摄入量大增,尤其在大城市,人们摄入动物性脂肪和蛋白质增多,谷类食物减少,富含膳食纤维和微量营养素的新鲜蔬菜和水果的摄入量也偏低,能量的总摄入量超过能量的消耗,导致肥胖的发生。进食行为也是影响肥胖发生的重要因素,如经常暴饮暴食、夜间加餐、喜欢零食,尤其是感到生活乏味或在看电视时进食过多的零食。

(2)体力活动因素

机体对能量的需要通常取决于体力活动、体型和机体组成成分、年龄、气候和其他生态学因素。

对每一个人来说,体力活动是决定能量消耗多少的一种最重要的因素,也是抑制机体脂肪积聚的一种最强有力的"制动器"。因为经常参加体力活动不仅可增加能量的消耗,还可使机体的代谢率增加,提高静息代谢率。因此,肥胖很少见于重体力劳动者或经常积极参加体育运动的人群。

(3)神经精神因素

临床实践表明:不少肥胖者有精神、情绪方面的波动。由于事业遭到挫折、精神受刺激、情绪不稳定(如悲伤、焦虑、抑郁或有被遗弃的感觉),或由于疲倦,或为了回避现实生活中的某些难以处理的问题,或为了回避某种紧张气氛,或为了回避与别人接触,而采取代偿性进食,想通过餐桌上的乐趣来补偿生活中的种种不快,久而久之,这一部分人就会逐渐肥胖起来。当然,同样的环境压力所致的精神负荷对不同神经活动类型的个体可产生截然不同的效应:一部分人可表现为肾上腺素能神经受刺激或交感神经兴奋,以致其食欲受到抑制,长此以往,人即消瘦;而另一部分人则表现为迷走神经兴奋、胰岛素分泌增加、食欲亢进,持续下去,人即肥胖。有精神、情绪方面问题的肥胖者,很可能还与其神经活动类型有关。

(4)其他因素

至少还有三种潜在因素可导致肥胖的增加。

①妊娠期营养因素:胚胎发育早期孕母的食物摄入量对胎儿出生后的营养状态有较大的影响。有研究报道称:妊娠最后3个月和生后第一个月营养较差的母亲,子女发生肥胖的较少,而妊娠前6个月营养较差的母亲,子女肥胖的发生率较高。这是由于下丘脑饮食控制中枢的作用,还是脂肪细胞群多少的变化,或是其他副作用机制的作用,目前尚未明确。

②人工喂养及辅食添加:人工喂养会失去母乳喂养所特有的奶量自动调节机制,有研究发现,在生后4周内就喂以固体食物造成27.71%的儿童肥胖。过食、人工喂养、过早添加固体食物均是引起肥胖的高危因素。

③疾病和使用某些药物:某些疾病使用某些药物可引起肥胖。

(三)肥胖症患者的营养防治

1. 饮食治疗原则

纠正能量过剩。以限制和调配饮食为基础,采用中等降低能量摄入并积极参加体力活动的方案,使体重逐渐缓慢地降低到目标水平。

膳食的供能量必须低于机体的实际耗能量,即必须供应低能量饮食,以造成能量的负平衡,直至体重恢复到正常水平。然后注意控制能量的摄入,以维持能量的动态平衡。

供能的具体数值应依据下述情况统筹考虑:首先要看治疗前患者长期日常的膳食能量水平,其次视肥胖是处在上升发展阶段还是在平衡稳定阶段。对儿童要考虑生长发育的需要,对老人则要注意有无并发症的存在。

对能量的控制一定要循序渐进、逐步降低、并适可而止。切忌骤然猛降或降至最低安全水平以下。

应辅以适当的体力活动,以增加能量的消耗。不可盲目地过于控制饮食,以免神经性厌食的发生。对于孕妇,为保持胎儿发育的正常,减少妊娠毒血症的发生,应以合理地控制能量的摄入为主,并多进行体力活动。

对于轻度肥胖的成年人,可按每月稳步减肥 0.5~1.0kg,即按每日负能 525~1050kJ 的标准来确定一日三餐的供能量。

2. 运动法

在控制饮食的同时,适当地增加体力活动不仅可改善糖耐量、降低胰岛素分泌、促进体脂分解、减少体蛋白丢失和增加体蛋白合成,有利于机体氮平衡的维持,而且当体力上经受一定的刺激之后,还会使人感到精神振奋,有一种难以形容的"健康感",可有效地改善心理状态、增强治疗信心。至于活动项目,应根据体质状况而定,可考虑选择慢跑、快走、跑走结合、体操、打太极拳等,体质较好者,可选择游泳、爬坡、打乒乓球或羽毛球等,但不宜参加竞赛性活动。不同控制肥胖的措施对机体机能的影响不同。

3. 药物疗法

大多数肥胖者在认识到肥胖对健康的危害后,能在医疗保健人员的指导下控制饮食量,减少脂肪的摄入,并增加体力活动,使体重显著减轻。但由于种种原因体重仍然不能减低时,或行为疗法效果欠佳者,可考虑用药物辅助减重。有的肥胖患者因担心增加体力活动可能加重原有的疾病出现新的变化,也有必要采用药物辅助减重。

4.非药物疗法

手术治疗仅适合于那些极度肥胖或有严重肥胖并发症者。对 BMI > 40 的极度肥胖者,或者因肥胖引起心肺功能不全等而使用其他减肥治疗方法长期无效者,经过慎重选择可以考虑以外科手术作为辅助治疗的方法,包括胃肠道手术和局部去脂术。

二、膳食营养与糖尿病

糖尿病(diabetes mellitus,DM),中医称之为消渴症。糖尿病患者由于体内胰岛素分泌量不足或者胰岛素效应差,葡萄糖不能进入细胞内,结果导致血糖升高,尿糖增加,出现多食、多饮、多尿、而体力和体重减少的所谓"三多一少"的症状。患者主要出现糖代谢紊乱,同时出现脂肪、蛋白质、水及电解质等多种代谢紊乱,继而出现症状,发展下去可发生眼、肾、脑、心脏等重要器官及神经、皮肤等组织的并发症,糖尿病患者有 50% 以上死于冠心病。一旦患糖尿病,目前还不能根治,不仅降低病人的生活质量,还降低其劳动能力,甚至致残、致死,给个人、家庭和社会带来沉重的经济和精神负担。

(一)糖尿病分类和诊断

1.糖尿病分类

根据美国糖尿病协会(ADA)1997 年提出的糖尿病分型标准,糖尿病可分成:

(1)1 型糖尿病

1 型糖尿病,即胰岛素依赖型糖尿病,血浆胰岛素水平低于正常低限,体内胰岛素绝对不足,容易发生酮症酸中毒,必须依赖外源性胰岛素治疗。发病年龄多见儿童和青少年,也可发生于其他年龄,多有糖尿病家族史,起病急,出现症状较重。

(2)2 型糖尿病

2 型糖尿病,即非胰岛素依赖型糖尿病,是最常见的糖尿病类型,占全世界糖尿病病人总数 90%,在我国占 95%。发病年龄多见于中、老年人、起病隐匿,症状较轻或没有症状,不一定依赖胰岛素治疗。

(3)其他类型糖尿病

如孕期糖尿病、感染性糖尿病、药物及化学制剂引起的糖尿病、胰腺疾病、内分泌疾病伴发的糖尿病等。

对于在正常上限与糖尿病诊断标准之间的血糖者,称为空腹耐糖不良及(餐后)耐糖不良,它们是从正常血糖发展成糖尿病的一个中间阶段,不作为糖尿病的一个类型。

2.糖尿病的诊断标准

成人空腹血糖值为 3.9 ~ 6.0mmol/L,餐后 2h 血糖值 < 7.8mmol/L。美国糖尿病协会1997 年公布的糖尿病诊断标准,包括我国在内的许多糖尿病专家目前都在采用,诊断原则如下:

(1)糖尿病危险人群(老人、肥胖、有糖尿病家史、高血压、高脂血症、有妊娠糖尿病史、应激性高血糖等)或有糖尿病症状者(口渴、多尿、乏力、体重降低、皮肤瘙痒、反复感染等),空腹血糖≥7.0mmol/L,或任何一次血糖值≥11.1mmol/L 即可诊断为糖尿病。

(2)如结果可疑,应再作葡萄糖耐量试验。成人空腹服 75g 葡萄糖后测血糖,餐后 2h 血糖值≥11.1mmol/L 可诊断为糖尿病;7.8～11.1mmol/L 为耐糖量降低。

（3）单独空腹血糖 6.1～7.0mmol/L,称为空腹耐糖不良。

（4）无论空腹或餐后 2h 血糖水平在临界值左右的病人,需隔一段时间复查,用口服葡萄糖试验来证实,直到肯定诊断或排除糖尿病为止。

（二）糖尿病的发病因素

1. 血糖代谢异常

高血糖和糖尿病的形成是一个复杂的过程。正常情况下,人体的血糖代谢存在一个平衡状态,当血糖浓度过低时,肝糖原分解成葡萄糖,与此同时,人体就会产生饥饿感而进食。当食物经过胃肠道吸收转化为葡萄糖进入血液,两者的共同作用使血糖浓度升高;相反,当血糖浓度过高时,葡萄糖合成肝糖原,同时非糖物质转化为葡萄糖的速度下降,血糖浓度下降。而一旦这个平衡状态被破坏,人体就会出现糖耐量的异常。

那么血糖代谢的平衡状态是由什么来维持的呢?胰岛素直接参与血糖的代谢,维持血糖的平衡。如果机体由于肥胖、高血压等出现对胰岛素不敏感或胰岛素受体敏感性下降(即胰岛素抵抗),胰岛素需求量就会增加。此时,掌管胰岛素分泌的胰岛 β 细胞就会分泌更多的胰岛素来满足要求,而胰岛素分泌的增多又反过来会促使胰岛素抵抗加重,如此恶性循环,长期会造成胰岛素细胞疲劳,当 β 细胞因疲劳出现功能障碍时,胰岛素分泌就相对不足,此时,组织细胞对血糖的利用率下降,糖代谢紊乱,机体就会出现高血糖,如果血糖水平不降或持续上升,就出现糖耐量异常,最终可能转化为糖尿病。

2. 肥胖

目前认为肥胖是糖尿病的一个重要诱发因素,约有 60%～80% 的成年糖尿病患者在发病前均为肥胖者,肥胖是诱发 2 型糖尿病的最重要的因素之一。肥胖的程度与糖尿病的发病率呈正比。

中度肥胖者其糖尿病发病率比正常体重者高 4 倍,而极度肥胖者高 30 倍,且腹部肥胖较臀部肥胖者发生糖尿病的危险性更大。

3. 饮食

高糖、高脂肪饮食可诱发糖尿病,尤其是长期以精米精粉为主食,造成微量元素及维生素的大量丢失也可能诱发糖尿病。据调查资料表明,食用五谷杂粮,特别是粗粮的人中,很少有糖尿病患者。

4. 体力活动

体力活动的减少亦是目前糖尿病增高的一个重要因素。体力活动可增加组织对胰岛素的敏感性、降低体重、改善代谢、减轻胰岛素抵抗,使高胰岛素血症缓解,降低心血管并发症。

5. 应激因素

应激是当人体受到外界致病因素影响时机体的保护性生理反应。当处于急性心肌梗死、严重外伤、大手术等应激情况时,胰高血糖素、糖皮质激素等对抗胰岛素的激素增加,使部分患者发生高血糖。这些人中部分患者随疾病的好转可恢复正常,而另一部分则成为糖尿病患者。

6. 精神神经因素

因为精神的紧张、情绪的激动、心里的压力等会引起某些应激激素分泌大量增加,而这些激素都是升高血糖的激素,也是与胰岛素对抗的激素。这些激素长期大量的释放,势必会造成

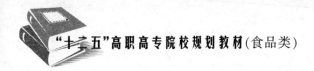

内分泌代谢调节紊乱,引起高血糖,导致糖尿病。

另外,糖尿病有一定的遗传现象,假如父或母患非胰岛素依赖型糖尿病,子女发病的危险率约为 5% ~ 10%;如父母均患有非胰岛素依赖型糖尿病,则子女的发病危险率更高。

(三)糖尿病患者的防治

尽管糖尿病目前不能根治,但现已有充分的证据证明,通过综合治疗以成功控制血糖的方法在减少糖尿病的微血管和神经系统的合并症方面发挥主要作用。

1. 糖尿病综合调控原则

我国学者结合国内外的实际经验,提出了糖尿病"五套马车"综合治疗原则,即饮食治疗、运动治疗、糖尿病的教育与心理治疗、药物治疗和病情监测,其中饮食治疗则是"驾辕之马",意指饮食治疗对糖尿病控制最为重要。

对新诊断的糖尿病人,一般先用饮食治疗,在用单纯饮食(包括运动)治疗 1 ~ 2 个月效果不佳时,才考虑选用口服降糖药,口服降糖药效果仍不佳时,再选用胰岛素。无论用何种药物治疗方法都必须长期坚持饮食治疗。糖尿病健康教育可调动糖尿病人自身及其家属的积极性,使他们以积极的态度对待疾病。对血、尿、心电图以及眼底检查监测可给病人提供病情信息,及时调整治疗方案。糖尿病治疗应该组成"合作团队",由护理、营养、医生(包括内分泌、眼科、外科、神经科等)及其他卫生保健专业人员组成综合防治队伍,共同攻克糖尿病。只要认真执行这五条原则,良好控制患者病情,就可推迟或避免急性或慢性并发症的发生和发展。

2. 饮食调控原则

(1)饮食调控目标

①接近或达到血糖正常水平力求使食物摄入、能量消耗(即体力活动)与药物治疗等三方面治疗措施在体内发挥最佳协同作用,使血糖水平达到良好控制水平;

②保护胰岛 β 细胞,增加胰岛素的敏感性,使体内血糖、胰岛素水平处于一个良性循环状态;

③维持或达到理想体重;

④接近或达到血脂正常水平;

⑤预防和治疗急、慢性并发症:如血糖过低、血糖过高、高脂血症、心血管疾病、眼部疾病、神经系统疾病等;

⑥全面提高体内营养水平,增强机体抵抗力,保持身心健康,从事正常活动,提高生活质量。

(2)历史上饮食调控原则的改变

随着人们认识的深入,饮食调控在糖尿病的治疗中起着越来越重要的作用。近百年来饮食调控原则不断发生改变,其变化趋势是脂肪摄入比例减少,碳水化物摄入比例增加,蛋白质比例变动不大。

1994 年美国糖尿病协会(ADA)在营养建议中提出,热量来源比例要强调个体化,意指饮食调控原则或饮食处方应因人而异,要根据每个病人的营养评价结果确定。

(3)饮食调控原则

饮食调控是各种类型糖尿病最基本的治疗方法,糖尿病人必须长期坚持下去。

①合理控制总热能

合理控制总热能摄入量是糖尿病饮食调控的总原则，以下各项原则都必须以此为前提。

体重是检验总热能摄入量是否合理控制的简便有效的指标，建议每周称 1 次体重，并根据体重不断调整食物摄入量和运动量。肥胖者应逐渐减少能量摄入并注意增加运动，消瘦者应适当增加能量摄入，直至实际体重略低于或达到理想体重。

糖尿病人每天摄入的热能多在 4.18 ~ 10.89MJ(1000 ~ 2600kcal) 之间，大约占同类人群 RDA 的 80%。应根据个人身高、体重、年龄、劳动强度，并结合病情和营养状况确定每日热能供给量，具体计算方法参见表 4 – 15。年龄超过 50 岁者，每增加 10 岁，比规定值酌情减少 10% 左右。

表 4 – 15　糖尿病患者每日热能供给量[kJ(kcal)/kg(体重)]

体型	卧床	轻体力	中等体力	重体力
消瘦	84 ~ 105(20 ~ 25)	146(35)	167(40)	188 ~ 209(45 ~ 50)
正常	63 ~ 84(15 ~ 20)	125(30)	146(35)	167(40)
肥胖	63(15)	84 ~ 105(20 ~ 25)	125(30)	146(35)

注：正常体重(kg) = 身高(cm) – 105，高(低)于标准体重的 20% 为肥胖(消瘦)。

②选用高分子碳水化合物

碳水化合物供能应占总热能的 60% 左右，一般成人轻劳动强度每天碳水化物摄入量为 150 ~ 300g(相当于主食 200 ~ 400g)，如果低于 100g，可能发生酮症酸中毒。最好选用吸收较慢的多糖，如玉米、荞麦、燕麦、莜麦、红薯等；也可选用米、面等谷类；注意在食用含淀粉较多的根茎类、鲜豆等蔬菜(如马铃薯、藕等)时要替代部分主食；限制小分子糖(如蔗糖、葡萄糖等)的摄入。

不同种类含等量碳水化物的食物进入体内所引起的血糖值也不同，这可以用血糖指数 (glycemic index，GI) 来反映。GI 指分别摄入某种食物与等量葡萄糖 2h 后血浆葡萄糖曲线下面积之比。在常用主食中，面食的血糖指数和吸收率比米饭低，而粗粮和豆类又低于米面，故糖尿病人应多选用低 GI 食物，注意适当增加粗粮和面食的比例。

③增加可溶性膳食纤维的摄入

可选用高纤维膳食，建议每日膳食纤维供给量约为 40g。可溶性膳食纤维(如一些半纤维素、果胶等)具有降低血糖、血脂及改善葡萄糖耐量的功效，主张多用。不少研究表明，主要含葡甘聚糖的魔芋精粉有降血糖的功效。含可溶性膳食纤维较多的食物还有整粒豆、燕麦麸、香蕉、杏等，玉米和大麦的可溶性膳食纤维含量高于稻米。

④控制脂肪和胆固醇的摄入

心脑血管疾病及高脂血症是糖尿病常见的并发症，因此糖尿病饮食应注意控制脂肪和胆固醇的摄入。每天脂肪供能占总热能的比例应不高于 30%。总量过高、过低或脂肪酸比例不适当都对病情不利。尽量减少可见脂肪的用量，每天植物油用量宜 20g 左右；一般建议饱和脂肪酸(S)、单不饱和脂肪酸(M)、多不饱和脂肪酸(P)之间的比例为 1:1:1；每天胆固醇摄入量在 300mg 以下，高胆固醇血症患者应限制在 200mg 以下。

⑤选用优质蛋白质

多选用大豆、兔、鱼、禽、瘦肉等食物,优质蛋白质至少占1/3。蛋白质提供的热能可占总热能的10%～20%,总热能偏低的膳食蛋白质比例应适当提高;伴肝、肾疾患时蛋白质摄入量应降低,此时特别要注意保证优质蛋白质的供给。

⑥提供丰富的维生素和无机盐

补充B族维生素(包括维生素B_1、尼克酸、维生素B_{12}等)可改善神经症状,而充足的维生素C可改善微血管循环。富含维生素C的食物有猕猴桃、柑、橙、柚、草莓、鲜枣等,可在两餐之间食用,摄入甜水果或水果用量较大时要注意替代部分主食,血糖控制不好要慎用。

补充钾、钠、镁等无机盐是为了维持体内电解质平衡,防止或纠正电解质紊乱。在无机盐中铬、锌、钙尤其受到关注,因为三价铬是葡萄糖耐量因子的组成部分,而锌是胰岛素的组成部分,补钙对预防骨质疏松症有益。

⑦食物多样

糖尿病人常用食品一般分为谷薯(包括含淀粉多的豆类)、蔬菜、水果、大豆、奶、瘦肉(含鱼虾)、蛋、油脂(包括硬果)等八类。糖尿病人每天都应吃到这八类食品,每类食品选用1～3种。每一餐中都要有提供能量、优质蛋白质和保护性营养素的食物。

⑧合理进餐制度

糖尿病人的进餐时间很重要,要定时、定量。两餐间隔时间太长容易出现低血糖。一天可安排3～6餐,餐次增多时可从正餐中抽出一小部分食物作为加餐用。餐次及其热能分配比例可根据饮食、血糖及活动情况决定,早餐食欲好、空腹血糖正常、上午活动量较大者可增大早餐热能比例。早、午、晚三餐比例可各占1/3,也可为1/5、2/5、2/5或其他比例。

⑨防止低血糖发生

如果降糖药物过量,饮食过少或活动突然增多,糖尿病患者容易出现低血糖。饮酒后也容易出现低血糖,这是因为饮酒后乙醇在体内代谢使细胞内氧化型辅酶Ⅰ消耗增加,减少了来自糖原异生途径的糖量,还会抑制升糖激素的释放;加之饮酒时往往减少正常饮食的摄入,酒精吸收快,不能较长时间维持血糖水平;饮酒还可使糖负荷后胰岛素的分泌增加,对用胰岛素、降糖药治疗的糖尿病患者更容易发生低血糖。尤其对使用速效、短效、药效峰值高的降糖药物和胰岛素的病人,要特别注意防止低血糖的发生。因此,糖尿病患者应该戒酒。

发生低血糖时,应及时抢救。立即服用白糖、葡萄糖或馒头25g,严重者或不能吞咽者,可静脉推注50%的葡萄糖溶液20～40mL,并严密观察病情。

⑩急重症糖尿病患者的饮食摄入应在医师或营养师的严密监视下进行。

(4)糖尿病食谱

常用两种方法编制食谱,即食品交换份法和营养成分计算法,也可用电脑软件进行编制。食品交换份法在国内外普遍采用,故这里作为重点介绍。

①食品交换份:每一个食品交换份的任何食品所含的热能相似(多定为377kJ,即90kcal),一个交换份的同类食品中蛋白质、脂肪、碳水化物等营养素含量相似。因此,在制定食谱时,同类食品中的各种食物可以互相交换。

②计算举例:

某女性,65岁,身高160cm,体重60kg,轻体力劳动,空腹血糖7.5mmol/L,餐后2h血糖12mmol/L,血脂正常,用单纯饮食控制。

标准体重：160 - 105 = 55(kg)

体型：体重范围为 44~66(kg)，该例为 60kg，属正常体型。

每日热能：55×125×(1-0.2) = 5500kJ(1315kcal,14.6 交换份)

蛋白质：1315×15%÷4 = 49(g)

脂肪：1315×25%÷9 = 36(g)

碳水化物：1315×60%÷4 = 197(g)

③粗配食谱：

首先设定必需的常用食物的用量，比如 30g 奶粉，1 个鸡蛋，500g 蔬菜，200g 水果，25g 大豆等。

然后用每天碳水化合物摄入总量(197g)减去以上常用食物中碳水化合物量，得谷薯类碳水化合物用量(146g)，除以相当于 1 个交换份该类食物所含碳水化合物含量(20g)，得谷薯类用量为 7 个食品交换份(相当于 175g)，再乘以相当于 1 个交换份的该类食品所含蛋白质量(2g)得 14g；依此类推，计算出蛋白质、脂肪用量，肉类和油脂的用量。粗配食谱具体步骤参见表 4-16。

④根据粗配食谱中选用食物的用量，计算该食谱的营养成分，并与食用者的营养素供给量标准进行比较，如果未达到营养素供给量标准的 80%~100%，则应进行调整，直至符合要求。

表 4-16 食物交换份计算表

食物	交换份	重量/g	蛋白质/g	脂肪/g	碳水化物/g
低脂奶粉	1.5	1.5×20	1.5×5	1.5×3	1.5×6
鸡蛋	1	1×60	1×9	1×6	
蔬菜	1	1×500	1×5		
水果	1	1×200	1×1		1×21
大豆	1	1×25	1×9	1×4	1×4
谷薯类	7[a]	7×25 = 175	7×2		146[A]
兔肉	0.4[b]	0.4×100 - 40	3.5[B]	0.4×6	
食油	1.9[c]	1.9×10 = 19		19.1[C]	
合计	14.8		49	36	197

注：A = 197 - (9 + 17 + 21 + 4) = 146　　　B = 49 - (7.5 + 9 + 5 + 1 + 9 + 14) = 3.5　　　C = 36 - (4.5 + 6 + 4 + 2.4) = 19.1

(A、B、C 是从营养素摄入总量减去表中上面食物该营养素量得到，计算顺序是碳水化合物、蛋白质、脂肪)

a = 146÷20 = 7　　b = 3.5÷9 = 0.4　　c = 19.1÷10 = 1.9

⑤编排一周食谱：一日食谱确定以后，可根据食用者饮食习惯、市场供应情况等因素在同一类食物中更换品种和烹调方法，编排成一周食谱。

三、膳食营养与心血管疾病

(一)膳食营养与冠状动脉粥样硬化性冠心病

1. 冠状动脉粥样硬化性冠心病定义和分类

冠状动脉粥样硬化性心脏病，简称冠心病，有时又被称为冠状动脉病或缺血性心脏病，是指由于冠状动脉硬化引起管腔狭窄或阻塞,导致心肌缺血、缺氧而引发的心脏病。

冠状动脉粥样硬化(atherosclerosis,AS)是一种炎症性、多阶段、退行性的复合性病变,使受损的动脉管壁增厚变硬,失去弹性,管腔缩小。根据病变的程度可分为三种类型:

(1)脂肪条纹

一种黄色不固着的病变,常见于青年人。

(2)纤维斑块

进展性的动脉粥样硬化的特征性病变,这种病变是引发临床表现的最主要原因。

(3)复合病变

由于纤维斑块出血、钙化、细胞坏死和附壁血栓发生变性引发的病变,常与动脉管腔闭塞有关。

2. 冠状动脉粥样硬化性冠心病与膳食因素

随着各种研究资料的不断积累,心血管疾病的危险因素已被确定,包括吸烟、总胆固醇(total cholesterol,TC)和低密度脂蛋白胆固醇(low density lipoprotein cholesterol,LDL – C)水平升高、超重和肥胖、高血压、糖尿病、久坐少动的生活方式、高密度脂蛋白胆固醇(high density lipoprotein cholesterol,HDL – C)水平降低、三酰甘油(triglyceride,TG)升高、载脂蛋白 A 水平增加等,多可以通过膳食和生活方式予以调控。因此,有必要了解膳食营养与动脉粥样硬化之间的关系。

(1)脂类代谢与动脉粥样硬化

①血浆脂类和脂蛋白

血浆中的脂类主要分为 5 种,即三酰甘油、磷脂、游离胆固醇、胆固醇酯以及少量的游离脂肪酸。血浆中的脂类不能游离存在,它们必须与某些蛋白质结合成脂蛋白大分子,方能循环于血液之中。脂蛋白中的蛋白部位称载脂蛋白。用超速离心法可将脂蛋白分为乳糜微粒、极低密度脂蛋白、低密度脂蛋白和高密度脂蛋白;用蛋白电泳法可分为乳糜微粒、α – 脂蛋白、前 β – 脂蛋白、β – 脂蛋白。各种脂蛋白的主要功能见表 4 – 17。

表 4 – 17 各种脂蛋白的主要功能

脂蛋白种类	合成部位	主要功能
乳糜微粒	小肠黏膜细胞	运输外源性蛋白(三酰甘油)进入血液
极低密度脂蛋白	肝细胞	运输内源性三酰甘油至全身
低密度脂蛋白	VLDL 降解物	转运胆固醇到全身组织被利用
高密度脂蛋白	肝、肠壁,CM 的残体	转运外周组织胆固醇到肝代谢或排出

乳糜微粒(chylomicron,CM)来源于膳食脂肪,高脂肪膳食可增加 CM 的合成。CM 含外源性三酰甘油 90% 左右,其生理功能是将食物来源的三酰甘油从小肠运输到肝外组织中被利用。CM 颗粒大,不能进入动脉内,一般不引起动脉粥样硬化。近年来的研究表明:CM 也可能与动脉粥样硬化有关。

极低密度脂蛋白(very low density lipoprotein,VLDL)和 CM 都是以三酰甘油为主,因此,被统称为富含三酰甘油的脂蛋白。VLDL 的三酰甘油主要由肝脏合成,最重要的底物是游离脂肪酸。流经肝脏的血液中游离脂肪酸的含量增加或肝脏自身合成的脂肪酸增加,都可加速肝脏合成和分泌 VLDL。肝脏利用游离脂肪酸合成三酰甘油的速率受膳食的影响,高碳水化合物膳食可促进 VLDL 的合成和分泌,膳食脂肪则使肝脏合成和分泌 VLDL 减少。

低密度脂蛋白(low density lipoprotein,LDL)是由极低密度脂蛋白在肝脏内转化而来,肝脏也可直接合成。LDL 是血浆中胆固醇含量最多的一种脂蛋白,是所有血浆脂蛋白中首要的致动脉粥样硬化性脂蛋白。

高密度脂蛋白(high density lipoprotein,HDL)颗粒最小,脂质和蛋白质各占一半。HDL 可进一步分为 HDL2 和 HDL3,两者化学结构的主要区别是,HDL2 中的胆固醇含量较 HDL3 多,而载脂蛋白的含量相对较少。HDL 主要由肝脏和小肠合成,是一种抗动脉粥样硬化的血浆脂蛋白,能将周围组织中包括动脉壁内的胆固醇转运到肝脏进行代谢,具有抗 LDL 氧化的作用,并能使损伤的内皮细胞修复,还能稳定前列环素的活性,因此,是冠心病的保护因子。

②高脂血症和高脂蛋白血症

血脂高于正常值的上限称为高脂血症。血浆的脂类不能游离存在,都与蛋白质结合后循环于血液中,因此脂蛋白可认为是脂类在血液运输中的基本单位。WHO 建议将高脂蛋白血症分为五型,我国 Ⅱ 型和 Ⅳ 型的发病率高。高胆固醇、高 LDL、低 HDL 血症被公认是 AS 的主要危险因素,大量的研究证明:降低血浆的三酰甘油、总胆固醇、LDL 和升高 HDL 可防治动脉粥样硬化,能够降低冠心病的发生率及死亡率。目前,临床治疗动脉粥样硬化的主要措施是改善血脂。

③不同的脂肪酸与动脉粥样硬化

膳食脂肪的摄入总量,尤其是饱和脂肪酸的摄入量与动脉粥样硬化呈正相关。脂肪酸的饱和程度不同、脂肪酸碳链长度不同对血脂的影响不一,膳食中的胆固醇不是通过影响血浆胆固醇的水平,而可能是通过影响动脉粥样硬化脂蛋白残体中胆固醇的含量来增加冠心病(CHD)的危险性。单不饱和脂肪酸能降低血总胆固醇和 LDL,而不降低 HDL 水平;摄入适量的 $n-6$ 多不饱和脂肪酸,如亚油酸,能降低血胆固醇的含量,$n-3$ 多不饱和脂肪酸如 α-亚麻酸、二十碳五烯酸(EPA)和二十二碳六烯酸(DHA)能降低血胆固醇及三酰甘油的含量,并升高血浆 HDL 的水平;增加反式脂肪酸的摄入量,可使 LDL 的水平升高、HDL 降低,使 TC/HDL 比值增高,LDL/HDL 比值增加,以及脂蛋白 A 升高,明显增加心血管疾病的危险性,致动脉粥样硬化的作用比饱和脂肪酸更强。膳食脂肪酸碳链的长度不同对血脂的影响也不一样,如小于 10 个碳原子和大于 18 个碳原子的饱和脂肪酸几乎不升高血液胆固醇;而含 12~16 个碳原子的饱和脂肪酸如棕榈酸、豆蔻酸和月桂酸有升高血胆固醇的作用。膳食中的磷脂能使血浆胆固醇浓度降低,避免胆固醇在血管壁沉积,而植物固醇能够在消化道与胆固醇竞争性形成"胶粒",抑制胆固醇的吸收,降低血浆胆固醇。

(2)膳食能量、碳水化合物与动脉粥样硬化

进食大量碳水化合物,特别是能量密度高、缺乏纤维素的双糖或单糖类,使糖代谢加强,细胞内 ATP 增加,脂肪合成增加。低脂高糖膳食可能会引起潜在的不良反应,包括血浆 TG 的升高和 HDL-C 的浓度降低及 LDL-C 颗粒变小、变致密,对胰岛素抵抗和 2 型糖尿病患者尤其如此。如果用单不饱和脂肪酸替代碳水化合物,这些反应将会得到改善。膳食纤维能够降低胆固醇和胆酸的吸收,降低血清 TG、LDL 的水平,以调节血脂。

(3)蛋白质与动脉粥样硬化

蛋白质与动脉粥样硬化的关系尚在进一步的研究中。来自动物和植物的膳食蛋白质,尤

其是大豆蛋白,对许多心血管疾病的危险因素有预防作用。最近的研究资料表明:蛋白质摄入量占总能量24%,可显著地降低心血管疾病的危险性。但在一些动物实验中发现,增加蛋氨酸摄入能引起动脉内膜的损伤,高动物性蛋白(如酪蛋白)膳食可促进动脉粥样硬化的形成,因为通过动物性食品增加蛋白质,如果不是选择瘦肉和脱脂奶,将会增加胆固醇的摄入,而覆盖高蛋白膳食可能产生的健康效应,因此,还需要进一步研究高蛋白质膳食的长期安全性。

(4)抗氧化膳食成分与动脉粥样硬化

自由基介导的氧化反应及其产物在动脉粥样硬化发生的过程中起重要作用。体内、外试验表明:维生素E、维生素C、β - 胡萝卜素及微量元素硒等有抗氧化和清除自由基的作用,因而被认为有预防动脉粥样硬化的作用。当叶酸、维生素 B_{12} 和维生素 B_6 缺乏时,血浆同型半胱氨酸浓度升高可作为动脉粥样硬化的独立危险因素。膳食中补充这类维生素可降低高血浆同型半胱氨酸对血管的损伤,以减轻动脉粥样硬化的病理改变。

(5)其他膳食因素

少量饮酒可增加血 HDL 水平,大量饮酒则引起肝脏的损伤和脂代谢的紊乱,致血 TG 和 LDL 升高;茶叶中含有茶多酚等化学物质,可抗氧化并降低胆固醇在动脉壁的堆集。大蒜和洋葱具有降低血胆固醇水平和提高 HDL 水平的作用。植物性食物中含有大量的植物化学物,如黄酮、异黄酮、花青素类化合物和皂苷类化合物,均具有降低血浆胆固醇、抗氧化和抑制动脉粥样硬化的作用。

3. 冠状动脉粥样硬化性冠心病患者的营养防治

动脉粥样硬化或冠状动脉粥样硬化性心脏病的防治涉及所有可调控的危险因素,包括戒烟、控制体重、调节血脂、积极的生活方式、饮食控制等。营养治疗的原则是在平衡膳食的基础上,控制总能量和总脂肪,限制膳食饱和脂肪酸和胆固醇,保证充足的膳食纤维和多种维生素,保证适量的矿物质和抗氧化营养素。

(1)控制总能量摄入,保持理想体重

能量摄入过多易引发肥胖,肥胖又是动脉粥样硬化的重要危险因素。要控制总能量的摄入,适当增加运动,以保持标准体重。

(2)限制脂肪和胆固醇摄入

限制膳食中脂肪总量以及饱和脂肪酸和胆固醇的摄入是防治高胆固醇血症、动脉粥样硬化以及冠心病的重要措施。膳食中脂肪提供的能量占总能量的 20% ~25%。用单不饱和脂肪酸(MUFA)或多不饱和脂肪酸(PUFA)代替饱和脂肪酸(SFA)。经常吃适量的禽、蛋、瘦肉,少吃含胆固醇高的食物,控制胆固醇的摄入量 <300mg/d,对于高胆固醇血症患者应进一步降低饱和脂肪酸的摄入量,胆固醇的摄入量 <200mg/d。

(3)食物多样,谷类为主

多吃粗粮,粗细搭配,提高植物性蛋白的摄入,尤其是提高大豆及大豆制品的摄入,限制简单糖和双糖高的食品,少吃甜食和含糖饮料。

(4)多吃蔬菜、水果和薯类

蔬菜、水果能供给机体充足的维生素、矿物质和膳食纤维等。叶酸、维生素 B_{12}、维生素 B_6 摄入量的增加可降低血清同型半胱氨酸的水平,膳食纤维也可有效地降低血脂及血清胆固醇,有利于降低冠心病的发病率和死亡率。适当地多吃保护性食品,如洋葱和香菇等,具有促进心血管健康的作用,摄入富含黄酮类的植物性食物有助于心血管的健康和抑制动脉粥样硬化的形成。

（5）饮食清淡少盐

膳食中各种来源的钠均可影响机体的血压水平,因此,应限制钠的摄入量,降低冠心病的发病率。成人每日摄入的盐应限制在4g以下。

（二）膳食营养与原发性高血压

高血压(hypertension)是最常见的心血管病,是全球范围内重大的公共卫生问题,不仅患病率高、致残率高、死亡率高,而且可引起心、脑、肾并发症,是冠心病、脑卒中和早死的主要危险因素。

1. 原发性高血压的定义与分类

高血压是指体循环动脉收缩期和（或）舒张期血压持续增高,在未用抗高血压药的情况下,收缩压（SBP）≥140mmHg（18.7kPa）和（或）舒张压（DBP）≥90mmHg（12kPa）,根据血压水平将高血压分为1,2,3级。收缩压≥140mmHg而舒张压<90mmHg者为单纯性收缩期高血压。患者既往有高血压史,目前正在用抗高血压药,血压虽然低于140/90mmHg,也应该诊断为高血压。《2010中国高血压防治指南》对18岁以上成人血压水平的定义和分类见表4-18。

表4-18 血压水平的定义和分类

类别	收缩压/（mmHg/kPa）	舒张压/（mmHg/kPa）
理想血压	<120/16.0	<80/10.7
正常高值	120~139/16.0~18.5	80~89/10.7~11.9
高血压	≥140/18.7	≥90/12.0
1级高血压（轻度）	140~159/18.7~21.2	90~99/12.0~13.2
2级高血压（中度）	160~179/21.3~23.9	100~109/13.3~14.5
3级高血压（重度）	≥180/24.0	≥110/14.7
单纯收缩期高血压	≥140/18.7	<90/12

2. 原发性高血压与膳食营养因素

（1）超重和肥胖与高血压

大量的研究证实:肥胖或超重是血压升高的重要危险因素,特别是向心性肥胖,约20%~30%的高血压与肥胖相关。体质指数与血压水平有着明显的正相关关系,随着体质指数的增加,血压水平也相应地增加。肥胖儿童高血压的患病率是正常体重儿童的2~3倍,成人肥胖者也有较高的高血压患病率,超过理想体重20%者患高血压的危险性是低于理想体重20%者的8倍以上。高血压患者60%以上有肥胖或超重,肥胖的高血压患者更易发生心绞痛和猝死。

（2）脂类与高血压

增加多不饱和脂肪酸的摄入和减少饱和脂肪酸的摄入都有利于降低血压。在这一方面,$n-3$多不饱和脂肪酸的作用近年来受到较多的关注。临床研究发现,每天摄入鱼油4.8g可使血压降低约3.0~1.5mmHg（0.40~0.20kPa）。$n-3$多不饱和脂肪酸有降压作用可能与改变前列腺素的代谢、改变血管内皮细胞的功能和抑制血管平滑肌细胞的增殖有关。$n-6$多不饱和脂肪酸是否具有降压作用有较多的争议。

（3）蛋白质与高血压

关于蛋白质与血压关系的资料较少。1990年发表的中国7省市食物营养与健康状况研究表明：动物性食物、动物性蛋白质摄入量及动物蛋白质占总蛋白质的比例均与人群的高血压患病率呈负相关。在人群中提高优质蛋白质的摄入量可能对血压有保护作用，但膳食蛋白质可以影响血压的机制尚不清楚。

（4）碳水化合物与高血压

有关碳水化合物对血压影响的研究也较少。横向观察研究和前瞻性分析都证明：膳食纤维与血压呈负相关，膳食纤维与其他营养素高度相关。在一些研究中，以可溶性和不溶性膳食纤维混合物作为来源，仅可溶性膳食纤维影响胃肠道功能并间接地影响胰岛素代谢，这可能是膳食纤维降低血压的机制。动物实验研究发现，简单糖类（如葡萄糖、蔗糖和果糖）可升高血压。

（5）盐与高血压

食盐（氯化钠）的摄入量与高血压关系显著。盐的增加使体液渗透压增高，下丘脑的饮水中枢产生口渴的感觉，增加饮水；体液渗透压增高还使下丘脑视上核和室旁核释放抗利尿激素（ADH），后者促进远曲小管和集合管对水的重吸收。

可见，盐通过影响体液容量是其升高血压的重要机制之一。有研究显示，钠摄入量每降低100mmol/d，高血压者的收缩压下降5.8mmHg(0.77kPa)，舒张压下降2.5mmHg(0.33kPa)；血压正常者的收缩压/舒张压仅分别下降2.3mmHg/1.4mmHg(0.31kPa/0.19kPa)。

（6）钾与高血压

钾有降低血压的作用，在不同类型的研究中取得的结果始终是一致的。膳食钾摄入高的人，收缩压和舒张压分别下降3.11mmHg/1.97mmHg(0.41kPa/0.26kPa)，且对高钠引起的高血压患者，补充膳食钾降血压更为明显。这可能与钾通过直接的扩血管作用、改变血管紧张肽原酶－血管紧张肽－醛固酮轴对肾钠的控制以及钠尿的排出而降低血压等作用有关。

（7）钙、镁与高血压

钙摄入不足可使血压升高，在膳食中增加钙可引起血压降低。美国全国健康和膳食调查结果显示：与摄入量为1200mg者相比，每日钙摄入量低于300mg者患高血压的危险性增高2～3倍。一般认为，膳食中每天钙的摄入少于600mg就有可能导致血压升高。几个横向和前瞻性观察发现，高镁膳食也可降低血压，可能是镁可降低血管的紧张性和收缩性，从而降低了血压。

（8）乙醇与高血压

大多数研究发现，饮酒和血压呈"J"形的关系，轻度饮酒者（每天约14～28g）比绝对戒酒者血压为低，而与不饮酒者相比，每天饮约42g或更多者血压明显升高。提示少量的乙醇具有舒血管作用，而大量的乙醇具有收缩血管作用。其机制仍未完全阐明，一些研究认为与乙醇可刺激交感神经、刺激促肾上腺皮质激素释放激素，抑制细胞膜 $Na^+ - K^+ - ATP$ 酶的活性，引起细胞内钙离子升高，使血管阻力增加等因素有关。

3. 原发性高血压患者的营养防治

（1）控制总能量，保持理想体重

体重与血压、体重变化与血压变化之间的相关研究表明：过重者减体重和避免肥胖应是防治高血压的关键策略。控制体重可使高血压的发生率减低28%~40%。建议体质指数应控制在24以下。减重的关键是"吃饭适量,活动适度",一方面是减少总能量的摄入,强调少脂肪并限制过多碳水化合物的摄入;另一方面则需增加体育锻炼,同时还需积极控制其他危险因素。老年高血压则需严格限盐。减重的速度可因人而异,首次减重宜在5kg,以增强减重的信心。保持理想体重可提高整体的健康水平,减少包括癌症在内的许多慢性病。

(2)减少膳食脂肪,补充适量的优质蛋白质

流行病学资料显示:即使不减少膳食中的钠和不减重,如果将膳食脂肪控制在总能量的25%以下,饱和脂肪酸、单不饱和脂肪酸和多不饱和脂肪酸的比例为1:1:1,连续40天可使男性的SBP和DBP下降12%,女性下降5%。应改善动物性食物的结构,减少含脂肪高的猪肉,增加含蛋白质较高而脂肪较少的禽类及鱼类。蛋白质的质量从高到低依次为奶、蛋、鱼、虾、鸡、鸭、猪、牛、羊肉。在植物蛋白中,豆类蛋白最好。

(3)多吃蔬菜和水果

研究证明:增加蔬菜或水果的摄入,减少脂肪的摄入,可使SBP和DBP有所下降。素食者的血压比肉食者低,可能是提高水果、蔬菜、食物纤维和低脂肪的综合作用。

(4)减少钠盐,补充钾和钙

WHO建议,每人每日食盐的用量以不超过6g为宜。我国膳食中的钠约80%来自烹调或含盐高的腌制品,因此,限盐首要减少烹调用盐及含盐高的调料,包括食盐、酱油、味精、咸菜、咸鱼、咸肉、酱菜等。应增加含钾多含钙高的食物,如麸皮、赤豆、杏干、蚕豆、扁豆、冬菇、竹笋、紫菜等。

(5)限制饮酒

WHO对饮酒的新建议是:酒,越少越好。高血压患者应戒酒,因饮酒可增加降压药物的抗性。如饮酒,建议每日饮酒量应为少量,男性饮乙醇不超过30g,即葡萄酒100~150mL,或啤酒250~500mL,或白酒25~50mL;女性则减半,孕妇不饮酒。

(6)增加体力活动

每个参加运动的人特别是中老年人和高血压患者,应根据自身的身体状况和所选择的运动种类以及气候条件等,决定自己的运动种类、强度、频度和持续运动的时间。可选择步行、慢跑、太极拳、门球、气功等。运动强度必须因人而异,需在医师的指导下进行,运动时的适宜心率为180(或170)减去年龄,如50岁的人运动心率为120~130次/min。如果求精确,则以最大心率的60%~85%作为运动适宜心率。运动频度一般为每周3~5次,每次持续20~60min。

(7)减轻精神压力,保持心理平衡

长期精神压力大和抑郁是引发高血压和其他一些慢性病的重要原因之一。这种精神状态常使高血压患者采纳不健康的生活方式,如酗酒、吸烟等,并降低对抗高血压治疗的依从性。有精神压力和心理不平衡的人应减轻精神压力和改变心态,要正确对待自己、他人和社会,积极参加社会和集体活动有利于降低血压。

(三)营养与高脂血症

中国人群的血脂水平和血脂异常患病率虽然尚低于多数西方国家,但随着社会经济的发展,人民生活水平的提高和生活方式的改变,人群平均的血清TC水平正逐步升高。

1. 高脂血症的定义、诊断和分型

高脂血症(hyperlipidemia)是血浆中某一类或几类脂蛋白水平升高的表现,全称为高脂蛋白血症。然而血浆 HDL－L 减低也是一种血脂代谢紊乱,因而用脂质异常血症更能全面准确地反映血脂代谢紊乱状态。由于高脂血症使用时间长而且简明通俗,所以仍然广泛沿用。

高脂血症的诊断主要是根据血浆(清)总胆固醇(TC)、甘油三酯(TG)水平和 LDL－C 浓度进行诊断。关于高脂血症的诊断标准,目前国际和国内尚无一个统一的方法。我国高血脂的诊断标准见表 4－19。

表 4－19　中国高脂血症诊断标准(1997)

判断	血浆(TC)		血浆(TG)	
	mmol/L	mg/L	mmol/L	mg/L
合适水平	<5.2	<2000	<2.3	<2000
临界高值	5.2～5.7	2000～2200	2.3～4.5	2000～4000
高脂血症	>5.7	>2200	>4.5	>4000
低 HDL－C 血症	<0.91	<350		

高脂血症可分为五种类型,即 Ⅰ 型、Ⅱ 型、Ⅲ 型、Ⅳ 型和 Ⅴ 型,其中 Ⅱ 型尚可分为 Ⅱa 和 Ⅱb 两个亚型。国内以 Ⅱ 型和 Ⅳ 型最为多见,Ⅲ 型和 Ⅴ 型少见,Ⅰ 型未见报道。除家族性 Ⅱ 型外,一般临床表现均比国外报道者为轻,不同脂蛋白的功能见本节营养与冠状动脉粥样硬化性冠心的相关内容。高脂血症各型的特点见表 4－20。

表 4－20　不同型别高脂蛋白血症的特点

分型	发生率	脂蛋白的变化	血脂改变
Ⅰ(高乳糜微粒血症)	甚罕见	CM↑	TG↑↑,Chol↑
Ⅱa(高β－脂蛋白血症)	常见	LDL↑	Chol↑↑
Ⅱb(高β－脂蛋白兼前－β脂血症)	常见	LDL↑,VLDL↑	Chol↑↑,TG↑
Ⅲ(宽β型脂蛋白血症)	相对不常见	LDL↑	Chol↑↑,TG↑
Ⅳ(高前β－型脂蛋白血症)	常见	LDL↑	TG↑↑
Ⅴ(高前β－脂蛋白兼乳糜微粒血症)	不常见	LDL↑,CM↑	Chol↑↑,TG↑

注:↑表示升高;↑↑表示升高显著。

2. 高脂血症与膳食营养因素

(1)膳食脂肪和脂肪酸

1953 年,Keys 等首先提出膳食总脂肪摄入量是影响血浆 TC 水平的主要因素。此后,许多大规模的流行病学调查均证实,人群血清 TC 的均值分别与膳食总脂肪和饱和脂肪酸所占能量的比例呈显著正相关。我国的调查资料表明:当动物性食品和油脂消费量增加时,如果脂肪提供的能量增加 5%,则人群平均血胆固醇水平升高 10%。虽然含饱和脂肪酸高的食物可导致 TC 升高,但是饱和脂肪酸碳链的长度不同,对血脂的影响也不相同。

①饱和脂肪酸

饱和脂肪酸(SFA)被认为是膳食中使血液胆固醇含量升高的主要脂肪酸。进一步的研究表明:并不是所有的饱和脂肪酸都具有升高血清胆固醇的作用,碳原子少于 12 个、大于或等于 18 的饱和脂肪酸几乎不升高血液胆固醇,而含 12~16 个碳原子的饱和脂肪酸,如棕榈酸、豆蔻酸和月桂酸有升高血清 TC、LDLZ-C 的作用,以豆蔻酸为最强,棕榈酸次之,月桂酸再次之。这些饱和脂肪酸升高胆固醇的机制可能与抑制 LDL 受体的活性,从而干扰 LDL 从血液循环中清除有关。

②单不饱和脂肪酸

膳食中单不饱和脂肪酸(MUFA)主要是油酸,橄榄油、茶油中含量最高,高达 80% 左右。MUFA 曾被认为对血清胆固醇的作用是中性的,既不引起血清胆固醇升高,也不引起其降低。一些研究发现:摄入富含 MUFA 的橄榄油较多的地中海居民虽然脂肪的摄入量很高,但冠心病的病死率较低。进一步的研究认为:MUFA 能降低血中 TC 和 LDL-C,而不降低 HDL-C 水平,或使 LDL-C 下降较多而 HDL-C 下降较少。

③多不饱和脂肪酸

膳食中的多不饱和脂肪酸(PUFA)主要为 $n-6$ 系列的亚油酸和 $n-3$ 系列的 $\alpha-$亚麻酸以及长链的二十碳五烯酸(EPA)和二十二碳六烯酸(DHA)。研究表明:用亚油酸和 $\alpha-$亚麻酸替代膳食中的饱和脂肪酸,可使血清 TC、LDL-C 水平显著降低,并且不会升高 TG。这可能是由于亚油酸可增加 LDL 受体的活性,从而降低血中 LDL 颗粒数及颗粒中胆固醇的含量。EPA 和 DHA 有降低血浆三酰甘油的作用是因为它们阻碍了三酰甘油掺入到肝脏的 VLDL 颗粒中,导致肝脏分泌三酰甘油减少,血浆三酰甘油降低。同时,亚油酸、EPA 和 DHA 可作为前列腺素中阻碍血小板凝集成分的前体,具有抑制血小板凝集的作用。然而有研究表明,高 PUFA 的膳食可以使 HDL-C 水平降低、增加某些肿瘤的危险,体外试验发现 PUFA 增加 LDL 氧化的作用,可能会增加心血管疾病的危险性,一些学者认为 PUFA 摄入量不应当超过 7%~10% 总能量。单不饱和脂肪酸由于不饱和双键较少,对氧化作用的敏感性较多不饱和脂肪酸低,可能对预防动脉粥样硬化更有优越性。

膳食亚油酸和 $\alpha-$亚麻酸在体内可分别转化为 $n-6$PUFA(如花生四烯酸)和 $n-3$PUFA (EPA、DHA)。他们都可转化为二十碳烷酸,从花生四烯酸转化的二十碳烷酸与由 EPA/DHA 转化来的二十碳烷酸,在生物学作用上相反,因此摄入平衡的 $n-6:n-3$PUFA 是重要的,亚油酸/$\alpha-$亚麻酸的比值应当 <10。增加 $\alpha-$亚麻酸的摄入量或降低亚油酸的摄入量都可以实现上述比值。但是事实上亚油酸和 $\alpha-$亚麻酸都有降低冠心病危险性的作用,当然 $\alpha-$亚麻酸的作用比 EPA 和 DHA 的作用要弱得多。

④反式脂肪酸

反式脂肪酸(TFA)是在氢化油脂中产生的,即在将植物油氢化的生产过程中,双键可以从顺式变成反式,形成反式脂肪酸,如人造黄油。近年来的研究一致表明:增加反式脂肪酸的摄入量,可使血中 LDL-C 的含量增加,同时引起 HDL-C 降低,使 TC/HDL-C 比值增高,LDL-C/HDL-C 比值增加,以及脂蛋白 A 升高,明显增加动脉粥样硬化和冠心病的危险。

(2)碳水化合物及其构成

进食大量的碳水化合物后,由于糖代谢加强,细胞内的 ATP 增加,脂肪的合成增加。过多摄入碳水化合物,特别是能量密度高、缺乏纤维素的双糖或单糖类,可使血清 VLDL-C、TG、TC、LDL-C 水平升高。高碳水化合物还可使血清 HDL-C 下降。膳食碳水化合物摄入量占总能量的百分比与血清 HDL-C 水平呈负相关。另有研究表明:膳食纤维有调节血脂的作用,可

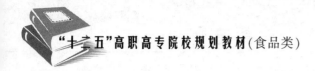

降低血清 TC、LDL – C 的水平,可溶性膳食纤维比不溶性膳食纤维的作用更强,前者主要存在于大麦、燕麦、豆类、水果中。

（3）微量元素

流行病学研究表明:水的硬度与冠心病的发病率、死亡率呈负相关。水的硬度与钙、镁、锌等的含量有关,镁对心血管系统有保护作用,具有降低胆固醇、降低冠状动脉张力、增加冠状动脉血流量等作用。动物实验发现,缺钙可引起血 TC 和 TG 升高,补钙后,可使血脂恢复正常;缺锌可引起血脂代谢异常,血清锌含量与 TC、LDL – C 呈负相关,而与 HDL – C 呈正相关。铬是葡萄糖耐量因子的组成成分,是葡萄糖和脂质代谢必需的,缺铬可使血清 TC 增高,并使 HDL – C 下降,补充铬后,血清 HDL – C 的升高,TC 和 TG 水平降低,血清铬与 HDL – C 水平呈明显的正相关。

（4）维生素

目前认为对血脂代谢有影响的维生素主要是维生素 C 和维生素 E。

①维生素 C

对血脂的影响可能是通过以下机制实现的:促进胆固醇降解、转变为胆汁酸,从而降低血清 TC 的水平;增加脂蛋白酯酶的活性,加速血清 VLDL – C、TG 的降解;在体内参加胶原的合成,使血管韧性增加,脆性降低,防止血管出血;具有抗氧化作用,防止脂质的过氧化反应。动物实验观察到,慢性维生素 C 缺乏的豚鼠肝内胆固醇转化为胆汁酸的转化率低,血清 TC 水平升高,组织和血管壁 TC 堆积。给老年人补充维生素 C,大多数人的血清 TC 水平降低,HDL – C 升高。但是补充维生素 C 对体内维生素 C 水平较高的年轻人效果不明显。

②维生素 E

脂溶性抗氧化剂,可抑制细胞膜脂类的过氧化反应,增加 LDL – C 的抗氧化能力,减少氧化型 LDL – C 的产生。维生素 E 能影响参与胆固醇分解代谢的酶的活性,有利于胆固醇的转运和排泄,对血脂水平起调节作用。

一些实验研究和流行病调查表明:维生素 E、维生素 C 和 β – 胡萝卜素有抗氧化和清除自由基的作用,因而被认为有预防动脉粥样硬化和心血管疾病的作用。最谨慎和科学的建议是鼓励平衡膳食,从天然食物,尤其是从水果和蔬菜中摄取抗氧化营养素。

（5）饮酒

许多研究证明:乙醇可升高血清 HDL – C 水平,而且无性别差异,其确切的机制不是很清楚,可能与乙醇可增强 HDL – C 在肝脏合成和代谢的脂蛋白酯酶、脂肪酶的活性有关。但是值得注意的是,饮酒引起血浆 HDL – C 升高的同时,也使血浆 TG 水平升高。乙醇除提供能量外,还可刺激脂肪细胞释放脂肪酸,使肝脏合成 TG 的前体 VLDL – C 增加,并使 VLDL – C 及乳糜微粒从血中清除减慢,导致血清 TG 升高。如饮酒同时摄入脂肪,这种现象会更明显。所以限制饮酒是控制高 TG 血症,尤其是控制高 VLDL – C 血症的首要治疗措施。权衡饮酒对血脂的有利与不利影响通常认为,少量饮酒,尤其是少量饮葡萄酒对冠心病有保护作用,但不应提倡用饮酒来提高血清 HDL – C 水平。

3. 高脂血症患者的营养防治

调整饮食和改善生活方式是各种高脂血症饮食治疗的基础,尤其是对原发性高脂血症,更应选择饮食治疗,即在采用任何药物治疗以前,首先都必须进行饮食治疗。只有在饮食治疗无效或患者不能耐受时,才应用药物治疗。即使在进行药物治疗的过程中,也不应放松合理的膳食措施,因它常可增强药物的疗效。

(1)高脂血症的饮食治疗原则

①Ⅰ型

到目前为止尚无有效的药物,故饮食乃是唯一的治疗方法。此类患者的高乳糜微粒血症用无脂肪饮食时即可消失。脂肪的摄入量应控制在能减轻症状和预防腹痛。一般成人每天约25~35g,儿童0~15g。必要时可补充中链脂肪酸,因它可直接通过门静脉进入肝脏,无需经过乳糜微粒的形成。

②Ⅱ型

重点是限制胆固醇和饱和脂肪酸。胆固醇的摄入量每天应低于300mg,对家族性Ⅱa型患者甚至应控制在100~200mg。避免蛋黄及动物性脂肪,可适当进食精肉、家禽(瘦且去皮)和某些鱼类。同时增加多不饱和脂肪酸和植物蛋白(如豆制品)。对Ⅱb型患者,尤其是合并肥胖或超重的患者,应控制总能量和碳水化合物的摄入。某些严重患者,尤其是家族性者除控制饮食以外,常需适当补充药物。

③Ⅲ型

该型一般对饮食治疗反应快速,大多数严重病例通过饮食治疗或适当加药物,常可使血脂回到正常水平。胆固醇应<300mg/d。碳水化合物、脂肪和蛋白质分别各占总能量的40%、30%和30%。体重应达到并维持在理想水平。

④Ⅳ型

重点是控制体重,体重降低常可使血清三酰甘油降至正常。应限制糖和乙醇的摄入,去除极甜的食物,中度限制胆固醇。采用含多不饱和脂肪酸的脂肪代替含饱和脂肪酸的脂肪,并适当补充植物蛋白。

⑤Ⅴ型

由于血清VLDL和乳糜微粒增高是该型的特点,患者一般对脂肪和碳水化合物的反应比较敏感。为了降低血清三酰甘油,两者均需限制,且脂肪的限制应该更为严格。控制体重对该型也很重要。较瘦的人有时宜增加药物。

现将各型高脂蛋白自症的饮食治疗方案和目标列于表4-21。

表4-21 各型高脂蛋白血症的饮食治疗方案

	Ⅰ型	Ⅱ型	Ⅲ型	Ⅳ型	Ⅴ型
食谱	低脂,25~35g	低胆固醇,增加多不饱脂肪酸	低胆固醇,食物中蛋白质、脂肪、碳水化合物各占能量的20%、40%和40%	控制碳水化合物(占能量的40%~45%),限制胆固醇(中度)	限制脂肪(30%能量),控制碳水化合物(50%能量),中度限制胆固醇
能量	不限制	不限制,但Ⅱb型常需降低体重	达到并维持理想体重,必要时减少饮食	达到并维持理想体重,必要时减少饮食	达到并维持至理想体重,必要时减少饮食
蛋白质	总蛋白摄入不限制	总蛋白摄入不限制	高蛋白	除需控制体重外,不限制	高蛋白

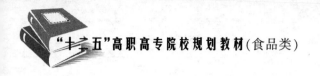

续表

	Ⅰ 型	Ⅱ 型	Ⅲ 型	Ⅳ 型	Ⅴ 型
胆固醇	不限制	低于 300mg 或尽量低,胆固醇的唯一来源为肉	低于 300mg,胆固醇的唯一来源为肉	中度限制胆固醇(300～500mg)	中度限制胆固醇(300～500mg)
碳水化合物	不限制	不限制(Ⅱb 型可能需要限制)	控制,去除极甜食物	控制,去除极甜食物	控制,去除极甜食物
乙醇	不推荐	不宜多	限制	限制	不推荐

(2)膳食组成和安排

①食物多样、谷类为主。

粗细搭配,粗粮中可适量增加玉米、莜面、燕麦等成分,少食单糖、蔗糖和甜食。多食新鲜蔬菜及瓜果类,保证每天摄入 400～500g,以提供充足的维生素、矿物质和膳食纤维。

②多吃蔬菜、水果和薯类。

多吃蔬菜和各种水果,注意增加深色或绿色蔬菜比例,在蒜和洋葱有降低血清 TC,提高 HDL－C 的作用,可能与其含有硫化物有关。香菇和木耳含有多糖类物质,也有降低血清 TC 及防止动脉粥样硬化的作用。$n-3$ 不饱和脂肪酸 EPA、DHA 摄入量。$n-3$ 多不饱和脂肪酸能明显降低血甘油三酯、降低血浆胆固醇、增加高密度脂蛋白、抗血小板凝集。

轻度血浆 TC 升高者,膳食胆固醇摄入量 <300mg/d。血浆胆固醇中度和重度升高者,饮食中胆固醇摄入量 <200mg/d。禁食肥肉、动物内脏、人造黄油、奶油点心等。

③保持能量摄入,并增加运动,防治超重和肥胖。

④吃清淡少盐的膳食,多喝茶。

 复习思考题

1.肥胖的类型有哪些,用体质指数来判断肥胖的标准中 WHO 对成人、亚州成人和中国成人划分有什么区别和联系?

2.肥胖的发病因素有哪些? 肥胖防治的膳食治疗原则是什么?

3.糖尿病的饮食调控原则是什么? 如何为糖尿病患者编制个体化的食谱?

4.冠状动脉粥样硬化的膳食治疗原则是什么?

5.高血压的膳食治疗原则是什么?

6.高脂血症主要分为几型? 膳食治疗原则是什么?

第五章 食品卫生管理

[学习目标]

1. 知道造成食品污染的因素及主要的危害。
2. 知道食物中毒产生的原因,知道细菌性食物中毒的预防方法。
3. 知道常见各类食品的卫生管理要点。

第一节 食品污染及其预防

一、食品的生物性污染及其预防

(一)食品腐败变质

食品的腐败变质是指在以微生物为主的各种因素作用下所发生的包括食品成分与感官性质的各种酶性、非酶性变化及夹杂物污染,从而使食品降低或丧失食用价值的一切变化。

1. 食品腐败变质的原因

(1)食品本身的组成和性质

动植物食品本身含有各种酶类,在适宜温度下酶类活动增强,使食品发生各种改变。如新鲜的肉和鱼的后熟,粮食、蔬菜、水果的呼吸作用等。这些作用可引起食品组成成分分解、氧化等反应,加速食品的腐败变质。

(2)环境因素

主要有气温、湿度、紫外线和氧等。环境温度不仅可加速食品内化学反应过程,而且有利于微生物的生长繁殖。水分含量高的食品易于腐败变质。紫外线和空气中的氧均有加速食品组成成分发生氧化分解作用,特别是对油脂作用尤为显著。

(3)微生物的作用

在食品腐败变质中起主要作用的是微生物,微生物本身具有能分解食品中特定成分的酶,一种是细胞外酶,可将食物中的多糖、蛋白质水解为简单的物质;另一种是细胞内酶,能将已吸收到细胞内的简单物质进行分解,产生的代谢产物使食品具有不良的气味和味道。

2. 食品腐败变质的化学过程及鉴定指标

食品腐败变质实质上是食品中营养成分的分解过程,其程度常因食品种类、微生物的种类和数量以及其他条件的影响而异。

(1)食品中蛋白质的分解

肉、鱼、禽、蛋和大豆制品等富含蛋白质,蛋白质在微生物酶的作用下分解为氨基酸。在细菌酶的作用下氨基酸通过脱羧基、脱氨基、脱硫作用,形成多种腐败产物。在细菌脱羧酶的作用下,组氨酸、酪氨酸、赖氨酸、鸟氨酸脱羧分别生成组胺、酪胺、尸胺、腐胺,后两者均具有恶臭。在细菌脱氨基酶的作用下氨基酸脱去氨基而生成氨,脱下的氨基与甲基构成一甲胺、二甲胺和三甲胺。色氨酸可同时脱羧、脱氨基形成吲哚及甲基吲哚,均具有粪臭。含硫氨基酸在脱硫酶的作用下脱硫产生恶臭的硫化氢。

氨与一甲胺、二甲胺、三甲胺均具有挥发性和碱性,因此称为挥发性碱基总氮(TVBN)。所谓挥发性碱基总氮是指食品水浸液在碱性条件下能与水蒸气一起蒸馏出来的总氮量。据研究,挥发性碱基总氮与食品腐败变质程度之间有明确的对应关系。此项指标也适用于大豆制品的腐败鉴定。

食品腐败变质的鉴定,一般是从感官、物理、化学和微生物等四个方面进行评价。由于蛋白质分解,食品的硬度和弹性下降,组织失去原有的坚韧度,以致各种食品产生外形和结构的特有变化或发生颜色异常,蛋白质分解产物所特有的气味更明显。蛋白质含量丰富的食品,目前仍以感官鉴定为主,通过嗅觉可以判定食品是否有极轻微的腐败变质。有关物理指标,主要是根据蛋白质分解时低分子物质增多的现象,可采用食品浸出物量、浸出液电导率、折光率、冰点下降、黏度上升及 pH 等指标。化学指标主要有三项:一是挥发性盐基总氮,目前已列入我国食品卫生标准;二是二甲胺与三甲胺,主要用于鱼(虾)等水产品;三是 K 值,指 ATP 分解的低级产物肌苷(HxR)和次黄嘌呤(Hx)占 ATP 系列分解产物 $ATP + ADP + AMP + IMP + HxR + Hx$ 的百分比,K 值主要适用于鉴定鱼类早期腐败。微生物学的常用指标是细菌总数和大肠菌群值。

(2)食品中脂肪的分解

脂肪的变质主要是酸败,酸败是由于动(植)物组织酶或微生物所产生的脂肪酶作用,或由紫外线和空气中的氧所引起,使食物中的中性脂肪分解为甘油和脂肪酸。脂肪酸可以进一步氧化形成过氧化物和氧化物,随之产生醛、酮等酸败产物。醛类、酮类具有不良的气味,故酸败油脂具有"哈喇"味,且颜色变黄褐色,鉴定脂肪酸败除了由感官变化判断外,尚可测定过氧化物值,醛、酮等酸败产物,油脂的酸价也是表示油脂新鲜度的指标之一,当油脂酸败时,其酸价增高。

(3)食品中碳水化合物的分解

碳水化合物在微生物或动(植)物组织中酶的作用下,经过产生双糖、单糖、有机酸、醇、醛类等一系列变化,最后分解成二氧化碳和水。该过程的主要标志是食品的酸度增加,故测定酸度可作为含大量碳水化合物食品腐败变质的主要指标。

此外,当食品腐败变质时,食品中的芳香物质、色素等以及胶体系统均可遭到破坏。

3. 食品腐败变质的预防

(1)低温防腐

低温可以抑制微生物的繁殖,降低酶的活性和食品内化学反应速度。低温防腐一般只能抑制微生物生长繁殖和酶的活动,使组织自溶和营养素的分解变慢,并不能杀灭微生物,也不能将酶破坏,食品质量变化并未完全停止。因此,保藏时间应有一定的期限。一般情况下,肉类在 4℃ 可存放数日,0℃ 可存放 7~10d,-10℃ 以下可存放数月,-20℃ 可保存更长时间。但鱼类如需长时间保存,则需 -30~-25℃ 为宜。

(2)高温灭菌防腐

食品经高温处理,可杀灭其中绝大部分微生物,并可破坏食品中的酶类,有效地控制食品腐败变质,延长保存时间。高温灭菌防腐主要有高温灭菌法和巴氏消毒法两类。高温灭菌法的目的在杀灭微生物,如食品在 115℃ 左右的温度,大约 20min,可杀灭繁殖型和芽孢型细菌,同时可破坏酶类,获得接近无菌的食品,如罐头的高温灭菌等。巴氏消毒法是将食品在 60~65℃ 左右加热 30min,可杀灭一般致病性微生物;也有用 80~90℃ 加热 30s 或 1min 的高温短时巴氏消毒法。如牛奶、酱油、果汁、啤酒及其他饮料的高温消毒。

（3）脱水与干燥防腐

将食品水分含量降至一定限度以下（如细菌为 10% 以下,霉菌为 13%~16% 以下,酵母为 20% 以下）,微生物则不易生长繁殖,酶的活性也受抑制,从而可以防止食品腐败变质。脱水采取日晒、风干、加热蒸发,减压蒸发或冰冻干燥等方法。日晒法虽然简单方便,但其中的维生素几乎全部损失。冰冻干燥（又称真空冷冻干燥、冷冻升华干燥）是将食物先低温速冻,使水分变为固态,然后在较高的真空度下使固态变为气态而挥发。此种方法可使大多数食品几乎可长期保藏,既保持食品原有的物理、化学、生物学性质不变,又保持食品原有的感官性状。食用时加水复原后可恢复到原有的形状和结构。

（4）提高渗透压防腐

常用的有盐腌法和糖渍法。盐腌法可提高渗透压,微生物处于高渗状态的介质中,可使菌体原生质脱水收缩并与细胞膜脱离而死亡。食盐浓度为 8%~10% 时,可停止大部分微生物的繁殖,但不能杀灭微生物。杀灭微生物需要食盐的浓度达到 15%~20%。糖渍食品是利用高浓度（60%~65%）糖液作为高渗溶液抑制微生物繁殖。不过此类食品还应在密封和防湿条件下保存,否则容易吸水,降低防腐作用。糖渍食品常见的有甜炼乳、果脯、蜜饯和果酱等。

（5）提高氢离子浓度防腐

大多数细菌一般不能在 pH<4.5 的条件下正常发育,故可利用提高氢离子浓度的办法进行防腐。提高氢离子浓度的方法有醋渍和酸发酵等,多用于各种蔬菜和黄瓜。醋渍法是向食品内加醋酸;酸发酵法是利用乳酸菌和醋酸菌等发酵产酸来防止食品腐败。

（6）添加化学防腐剂

化学防腐剂属于食品添加剂,其作用是抑制或杀灭食品中引起腐败变质的微生物。由于化学防腐剂中某些成分对人体有害,因此在使用过程中应限于我国规定允许使用的几种防腐剂,例如苯甲酸及其钠盐、山梨酸及其钠盐、亚硫酸及其盐类以及对羟基苯甲酸酯类等。

（7）辐照保藏防腐

食品辐照保藏是 20 世纪 40 年代开始发展起来的一种新的保藏技术,主要利用^{60}Co、^{137}Cs 产生的 γ 射线及电子加速器产生的电子束作用于食品进行灭菌、杀虫、抑制发芽,从而达到食品保鲜并延长食品保存期限的目的。

（二）食品的细菌性污染及其预防

1. 常见细菌性污染的菌属及其危害

（1）致病菌

致病菌对食品的污染有两种情况:第一种是生前感染,如奶、肉在禽（畜）生前即潜存着致病菌。主要有引起食物中毒的肠炎沙门菌、猪霍乱沙门菌,也有能引起人畜共患的结核病的结核杆菌、布氏病的布鲁杆菌、炭疽病的炭疽杆菌;第二种是外界污染,致病菌来自外环境,与畜体的生前感染无关。主要有痢疾杆菌、副溶血性弧菌、致病性大肠杆菌、伤寒杆菌、肉毒梭菌等。这些致病菌通过带菌者粪便、病灶分泌物、苍蝇、工（用）具、容器、水、工作人员的手等途径

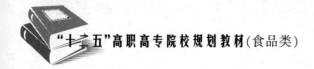

传播,造成食品的污染。

(2)条件致病菌

条件致病菌通常情况下不致病,但在一定的特殊条件下才有致病力。常见的有葡萄球菌、链球菌、变形杆菌、韦氏梭菌、蜡样芽孢杆菌等,能在一定条件下造成人类食物中毒。

(3)非致病菌

非致病菌在自然界分布极为广泛,在土壤、水体、食物中更为多见。食物中细菌绝大多数都是非致病菌,这些非致病菌中,有许多都与食品腐败变质有关。能引食品腐败变质的细菌称为腐败菌,是非致病菌中最多的一类。

2. 细菌性污染的预防

(1)加强防止食品污染的宣传教育,在食品生产、加工、贮存、销售过程以及食用前的各个环节应保持清洁卫生,防止细菌对食品的污染。

(2)合理贮藏食品,控制细菌生长繁殖。

(3)采用合理的烹调方法,彻底杀灭细菌。

(三)食品的霉菌污染及其预防

1. 概述

霉菌是菌丝体比较发达而又没有较大子实体的一部分真菌的俗称,已知的真菌有10万余种,与食品卫生检验关系密切的霉菌大部分属于曲霉菌属(黄曲霉、赭曲霉、杂色曲霉、烟曲霉、构巢曲霉和寄生曲霉等)、青霉菌属(岛青霉、桔青霉、黄绿青霉、扩张青霉、圆弧青霉、纯绿青霉等)和镰刀菌属(禾谷镰刀菌、三线镰刀菌、玉米赤霉、梨孢镰刀菌、尖孢镰刀菌、雪腐镰刀菌等)。霉菌毒素是霉菌在其污染的食品中所产生有毒代谢产物,到目前已知道的霉菌毒素有200种左右。

(1)霉菌产毒的特点

霉菌毒素是霉菌代谢的二次产物,霉菌产毒有许多不同于细菌产毒的特征。霉菌产毒只限于少数菌种中的个别菌株,产毒菌株的产毒能力也有可变性和易变性,产毒菌株与所产的霉菌毒素之间无严格的专一性,即一种菌种或菌株可以产生几种毒素,而同一霉菌毒素又可由几种霉菌产生。

(2)外界条件对霉菌产毒的影响

外界条件对霉菌产毒有显著影响,霉菌在天然食品上比人工培养基上易于繁殖和产毒。当粮食水分含量为17%～18%时,是霉菌繁殖最适宜条件。所以,对食品的水分大多要求在14%以下。霉菌繁殖最适宜的温度是25～30℃,因此控制外界环境温度要在0℃以下或30℃以上。另外,大米、面粉、玉米、花生和发酵食品中,主要污染的霉菌是曲霉、青霉,个别以镰刀菌为主。而玉米和花生中黄曲霉及其毒素检出率高;小麦和玉米以镰刀菌及其毒素污染为主。

(3)霉菌和霉菌毒素对食品的污染及危害

霉菌和霉菌毒素污染食品,可以引起毒素类中毒和食品变质问题。霉菌毒素中毒主要是通过被霉菌污染的粮食与油料作物以及发酵食品等。这些食品一旦有霉菌毒素形成后,一般的烹调加热处理不能将毒素破坏去除。霉菌毒素中毒与传染病不同,没有传染性流行。但由于霉菌大量生长繁殖与产生毒素需要一定的温度、湿度以及食品在人群中的食用习惯等,所以霉菌毒素中毒往往表现出较为明显的地方性与季节性,甚至有些可具有地方病的特征。例如,黄曲霉毒素中毒、黄变米中毒和赤霉病麦中毒都具有此种特征。霉菌毒素中毒的临床表现,有急性中毒、慢性中毒、致癌、致畸、致突变等。霉菌污染食品还可使食品的食用价值降低,甚至完全不能食用。每年全世界平均至少有2%的粮食因发生霉变而不能食用。

2. 黄曲霉毒素

黄曲霉毒素是结构相似的一类化合物,是由黄曲霉和寄生曲霉产生的一类代谢产物,具有极强的毒性和致癌性。早在1960年英国苏格兰火鸡饲料中毒事件中,从鸡饲料中的发霉花生粉分离出黄曲霉菌,1961年经动物实验证明,用污染了黄曲霉的花生粉喂养大鼠可诱发大鼠肝癌。1962年鉴定出了致癌物,命名为黄曲霉毒素。

(1)黄曲霉毒素的性质

黄曲霉毒素是一类结构类似的化合物,其基本结构都有二氢呋喃环和香豆素(氧杂萘邻酮),在紫外线下都发荧光,根据荧光颜色及结构等分别命名为 B_1、B_2、G_1、G_2、M_1、M_2、D_1、R_1、毒醇、GM 等。目前已明确其结构的共有十多种,其毒性与结构有关,凡二氢呋喃环末端有双键者毒性较强,并有致癌性,如 B_1、G_1 和 M_1。

黄曲霉毒素耐热,在一般烹调加工的温度下破坏很少,在280℃时发生裂解。黄曲霉毒素在水中溶解度较低,易溶于油和一些有机溶剂如氯仿和甲醇,但不溶于乙醚、石油醚和乙烷。

(2)黄曲霉毒素对食品的污染

黄曲霉毒素主要污染粮油及其制品如花生、花生油、玉米、大米、棉子等,除粮油食品外,也有报告干果类,如核桃、杏仁、榛子等;动物性食品,如奶及奶制品、干咸鱼等以及辣椒中也有黄曲霉毒素污染。另外,家庭自制发酵食品也曾报告可查出黄曲霉毒素。从我国食品受污染的情况来看,南方高温高湿地区污染较严重,而华北、东北及西北污染较轻。

(3)黄曲霉毒素对人体的危害

黄曲霉毒素被公认为致肝癌物质,其中黄曲霉毒素 B_1 致癌性最强。长期食用含有低水平的黄曲霉毒素食物的人,其肝脏将受到损害。中毒临床表现以黄疸为主,且有呕吐、厌食和发热,重者出现腹水、下肢水肿、肝脾肿大及肝硬化,肝脏有广泛肝胆管增生及胆汁淤积。

(4)预防

①食品防霉。防霉是预防食品被黄曲霉毒素及其他霉菌毒素污染的最根本措施。最主要的是控制温、湿度,即食品中的水分和食品储存环境的湿度和温度。一般粮食含水量控制在13%以下、玉米控制在12.5%以下、花生控制在8%以下,霉菌不易繁殖。另外,仓库相对温度也很重要,较大散装粮库应有通风设备,储备前库房要清洁干燥,并根据粮温、库温及湿度采取降温降湿措施,也有采取密闭仓的办法,使外界温湿度不致影响粮食。

②去毒。去毒只是食品被污染后为防止其危害采取的一种补救措施。可采用如下方法:第一,挑选霉粒法。用于颗粒较大的花生、玉米等食品,将霉坏、破损、变色的粮粒去掉,去毒效果较好。第二,碾压加工法。一般适用于受污染的大米,因毒素在米糠中含量高,通过提高粮食的加工精度,碾压加工可减低精米中毒素含量。第三,植物油加碱去毒法。油料种子污染黄曲霉毒素后,榨出的油中含毒素,可用碱炼法去毒。第四,物理吸附法。含毒植物油可加活性白陶土或活性炭等吸附剂,然后搅拌、静置,毒素可被吸附而去毒。第五,加水搓洗法。在淘洗大米时,用手搓洗,反复多次或加碱搓洗去悬浮物,蒸煮熟后可去除大部分毒素。

(四)人畜共患传染病污染及其预防

人畜共患传染病是指人类与人类饲养的畜(禽)之间自然传播的疾病和感染疾病。

1. 炭疽

（1）疾病特点

炭疽杆菌引起的人畜共患传染病称为炭疽。该菌主要从皮肤侵入引起皮肤坏死,形成焦痂、溃疡、脓肿和毒血症,也可引起肺和肠的病变。另外,炭疽杆菌是一种需氧性芽孢杆菌。在形成芽孢前对外界(日光、热、化学消毒剂等)抵抗力低下,但形成的芽孢具有很强的抵抗力,在干燥的室温环境中可存活数十年,在皮毛中可存活数年。高温不能灭活,在动物尸体及其污染的环境和泥土中能存活多年。

（2）病原对食品的污染

患病的动物有牛、马、羊、骡、猪、犬等,以草食动物多见。接触病畜肉或血液、皮、毛、畜舍周围空气均可感染。食入带菌的畜肉、奶或被污染的其他食品,可引起发病。轻者有急性肠炎、腹泻、呕吐、腹痛及水样便,重者形成类炭疽(与家畜病况相似),并有生命危险。

（3）症状表现

当一定数量的芽孢进入皮肤破裂处,吞入胃肠道或吸入呼吸道,加上人体抵抗力减弱时,病原菌借其荚膜的保护,首先在局部繁殖,产生大量毒素,导致组织及脏器发生炎症。潜伏期一般为1~5d,也有短至12h,长至2周。

接触性为皮肤炭疽,以皮肤炭疽最常见。在面、颈、手或前臂等暴露部位的皮肤出现,多发生于屠宰、制革或毛刷工人及饲养员,本菌由体表破损处进入体内。食用性为肠炭疽,由食入病兽肉制品所致。以全身中毒症状为主,并有胃肠道溃疡、出血及毒血症,发病后2~3d内死亡。吸入性为肺炭疽,由吸入病菌芽孢所致。多发生于皮毛工人,病死率高。病初似感冒,进而出现严重的支气管肺炎,可在2~3d内死于中毒性休克。并发症为脑膜炭疽,起病急骤,有剧烈头痛、呕吐、昏迷、抽搐,明显脑膜刺激症状,脑脊液多呈血性,少数为黄色,压力增高,细胞数增多,病情发展迅猛,常因误诊得不到及时治疗而死亡。

（4）预防

①严格管理传染源。病人应隔离和治疗。对病人的用具、被服、分泌物、排泄物等均应严格消毒或烧毁,尸体火化。对可疑病畜、死畜必须应焚毁或加大量生石灰深埋在地面2m以下,禁止食用或剥皮。病人应隔离至创口愈合,痂皮脱落或症状消失为止。

②切断传播途径。对可疑污染的皮毛原料应消毒后再加工。牧畜收购、调运、屠宰加工要有兽医检疫。防止水源污染,加强饮食、饮水监督。必要时封锁疫区,对病人的衣服、用具、分泌物、排泄物等分别采取煮沸、漂白粉、高压蒸气等消毒灭菌措施。用沉淀试验检验皮毛、骨粉等样品,对染菌及可疑染菌者应予严格消毒。畜产品加工厂须改善劳动条件,加强防护设施,工作时要穿工作服、戴口罩和手套。

③保护易感者。加强卫生宣教,养成良好卫生习惯,防止皮肤受伤,如有皮肤破损,立即涂擦3%~5%碘酒,以免感染。健畜和病畜宜分开放牧,对接触病畜的畜群进行减毒活疫苗接种。对从事畜牧业、畜产品收购、加工、屠宰业等工作人员和疫区人群,每年接种炭疽杆菌减毒活菌苗1次。

2. 结核病

由结核杆菌引起的人畜共患的慢性传染病称为结核病,它是一种古老的疾病,曾经是流行广泛、死亡最多的疾病之一,民间多称为"痨病"。

（1）疾病特点

结核杆菌是一种很细小的分枝状杆菌。结合病在人群集居的地方都可能存在和发生传播,现在仍是重要的传染病。可经过呼吸道、消化道等途径进入人体,侵入全身器官,造成肺、肠、胃、淋巴结多种组织的结核病,尤以肺结核占多数。结核杆菌耐干燥,在干燥痰中能存活 2 ~ 8 个月。

（2）病原对食品的污染

传染源是病人和病畜。病菌可由飞沫或痰液通过空气经呼吸道传播疾病,还可通过病人用过的餐具、用具及与病人共餐、进食被结核杆菌污染的食物而感染。人也可食用未经消毒的结核病病牛的肉或牛奶而引起。

（3）症状表现

临床表现以疲乏无力、食欲减退、午后微烧、面部红晕、夜间盗汗、咳嗽为主要特征。

（4）预防

①对活动性肺结核患者或痰中排菌者,应立即调离食品制售工作,尽早隔离治疗。临床症状消失后,可恢复一般工作,但不能从事直接入口食品的制售及餐具消毒工作。对反复治疗两年以上痰中仍排菌者,则应调离食品企业。

②对牛奶实施巴氏灭菌。

③对婴儿接种卡介菌（一种结核杆菌的疫苗）。

3. 布氏菌病

由布氏菌所引起的疾病又叫波浪热,布氏菌病是人畜共患慢性传染病。

（1）疾病特点

布氏菌病感染的动物中以牛、羊、猪等动物最易感染。布氏菌病流行于世界各地,在我国内蒙古、新疆、黑龙江等地呈季节性流行,我国流行主要是羊、牛、猪三种布氏杆菌,其中以羊布氏杆菌病最为多见。布氏杆菌对热敏感,70℃时加热 10min 或 60℃时加热 20min 即可死亡。

（2）病原对食品的污染

人多因食用病畜的生奶、奶制品或生的、半生的病畜肉类而引起发病。

（3）症状表现

潜伏期 1 ~ 3 周,缓慢起病长期发热（体温时高时低,呈波浪状又叫波浪热）、多汗、虚弱、全身痛和关节痛、肝脾肿大为特征。

（4）预防

对病畜肉加强卫生检验,做高温处理或盐腌处理。其次,对牛奶进行巴氏灭菌。另外,对牛群注射疫苗,以防止疾病在牛群中传播和人体生病。

4. 狂犬病

狂犬病是由狂犬病毒引起的人畜共患传染病,又称恐水病、疯狗病等。

（1）疾病特点

狂犬病死亡率高,发病后进展速度很快,多数在 3 ~ 5d,很少有超过 10d 的,病死率为 100%。在 1971 年仅有 1 个痊愈的病例。其次,狂犬病的潜伏期长,一般是 0.5 ~ 3 个月,多数病例的潜伏期集中在 30 ~ 90d,个别可以达到 14 年或 19 年。狂犬病毒形如子弹,一端平凹,一端圆凸。狂犬病毒对热、紫外线、日光、干燥的抵抗力弱,加热 50℃时 1h 或 60℃时 5min 即死,也易被强酸、强碱、甲醛、碘、乙酸、乙醚、肥皂水灭活。

（2）传播方式

狂犬病病毒宿主范围广,可感染鼠、兔、马、牛、羊、犬、猫等动物。传播方式包括:①咬伤或抓伤。绝大多数狂犬病均为犬、猫咬伤或抓伤而感染。狂犬病毒通过伤口和黏膜侵入神经而发病。②宰杀或剥皮当中不慎刺伤手部感染。据统计86例狂犬病人中,被咬伤者78人,宰杀狗剥皮刺伤手感染者8人。③犬、猫舔伤口而感染。④护理病人,被其唾液污染手经伤口感染。⑤亲吻犬、猫,通过口腔黏膜感染。

(3)症状表现

狂犬病的临床表现可分为四个时期:

①潜伏期。平均约4~6周,最短和最长的范围可达10天~8个月。根据个人体质不同潜伏期的时间从几天到数年不等,在潜伏期中感染者没有任何症状。

②前驱期。感染者开始出现全身不适、发烧、疲倦、不安、被咬部位疼痛、感觉异常等症状。

③兴奋期。患者各种症状达到顶峰,出现精神紧张、全身痉挛、幻觉、谵妄、怕光、怕声、怕水、怕风等症状,患者常常因为咽喉部的痉挛而窒息身亡。

④昏迷期。如果患者能够渡过兴奋期而侥幸活下来,就会进入昏迷期,昏迷期患者深度昏迷,但狂犬病的各种症状均不再明显,大多数进入昏迷期的患者最终衰竭而死。

(4)预防

为宠物强制性接种狂犬疫苗。其次,对易感人群预防性免疫接种。

二、化学性污染及其预防

(一)农药污染及其预防

1. 农药污染途径

(1)直接污染

因喷洒农药可造成农作物表面沾附污染,被吸收后转运至各个部分而造成农药残留。污染的程度与农药的性质、剂型、施用方法及浓度和时间有关。内吸性农药(如内吸磷、对硫磷)残留多,而渗透性农药(如杀螟松)和触杀性农药(如拟除虫菊酯类)残留少;易降解的品种(如有机磷)残留时间短,不易降解的品种(如有机氯、重金属制剂)则残留时间长;油剂比粉剂更易残留,喷洒比拌土施撒残留高;施药浓度高,次数频、距收获间隔期短则残留高。

(2)间接污染

由于大量施用农药以及工业"三废"的污染,大量农药进入空气、水体和土壤,成为环境污染物。农作物长期从污染的环境中吸收农药,可引起食品二次污染。

(3)生物富集作用与食物链

生物富集作用是指生物将环境中低浓度的化学物质,通过食物链的转运和蓄积达到高浓度的能力。食物链是指生物生态系统中,由低级到高级顺次作为食物而连结起来的一个生态链条。某些化学物质在沿着食物链转移的过程中产生生物富集作用,即每经过一种生物体,其浓度就有一次明显的提高。某些理化性质比较稳定的农药(如有机氯、有机汞和有机砷制剂等),脂溶性强,与酶和蛋白质有较大的亲和力,不易排出体外。在食物链中通过生物富集作用逐级在生物体内浓缩,可使其残留量增高。

2. 食品中农药残留及其毒性

(1)有机氯农药对人体的危害

有机氯是最早使用的一种农药,主要有六六六及DDT等,在环境中稳定性强,不易降解,在环境和食品中残留期长。我国已于1983年停止生产,1984年停止使用。有机氯农药多数属于中等毒或低毒。急性中毒时,主要表现为神经毒作用,如震颤抽搐和瘫痪等。有机氯农药的慢性毒性作用主要侵害肝、肾和神经系统等。人在慢性中毒时,初期有知觉异常,进而出现共济失调,精神异常,肌肉痉挛,肝、肾损害等。另外,有机氯农药也会导致胎儿畸形及人体致癌。

（2）有机磷农药对人体的危害

有机磷农药是目前使用量最大的一种杀虫剂,常用产品是敌百虫、敌敌畏、乐果、马拉硫磷等。大多数有机磷农药的性质不稳定,易迅速分解,残留时间短,在生物体内也较易分解,在一般情况下仍可导致慢性中毒。有机磷农药对人的危害主要是引起急性中毒,有机磷属于神经性毒剂,可通过消化道、呼吸道和皮肤进入体内,经血液和淋巴转运至全身。其毒性作用机制主要是与生物体内胆碱酯酶结合,形成稳定的磷酰化乙酰胆碱酯酶,使胆碱酯酶失去活性,从而导致乙酰胆碱在体内大量堆积,引起胆碱能神经兴奋。

（3）拟除虫菊酯类对人体的危害

本类产品是人工合成的除虫菊酯,可用作杀虫剂和杀螨剂,具有高效、低毒、低残留、用量少的特点。目前大量使用的产品有数十个品种,如溴氰菊酯（敌杀死）、丙炔菊酯、苯氰菊酯、三氟氯氰菊酯等。其毒性作用机制是通过对钠泵的干扰使神经膜动作电位的去极化期延长,阻断神经传导。另外,还具有改变膜的流动性,增加兴奋性神经介质和cGMP的释放,干扰细胞色素C和电子传递系统功能。此类农药由于施用量小,残留低,一般慢性中毒少见,急性中毒多由于误服或生产性接触所致。

（4）氨基甲酸酯类对人体的危害

这类农药属中等毒性农药,目前使用量较大,主要用作杀虫剂（如西维因、速灭威、混灭威、呋喃丹、克百威等）或除草剂（如丁草特、野麦畏、哌草丹、禾大壮等）。该类农药的特点是药效快,对温血动物、鱼类和人的毒性较低,容易被土壤中的微生物分解,在体内不蓄积,属于可逆性胆碱酯酶抑制剂。急性中毒可见流涎、流泪、颤动、瞳孔缩小等胆碱脂酶的抑制症状,在低剂量中毒时,可见一时性的麻醉作用,大剂量中毒时可表现深度麻痹,并有严重的呼吸困难。另外,有实验证明此类农药在弱酸条件下可与亚硝酸盐结合生成亚硝胺,有潜在致癌作用。

3. 预防

（1）发展高效、低毒、低残留农药

这类农药的特点是用量少,杀虫效果好,用后不产生特异病变,并且农药在施用后能降解。因此,这类农药对人畜的毒性低,不致癌、不致畸,在食品中残留量少。

（2）合理使用农药

我国已颁布《农药安全使用标准》（GB 4285—1989）和《农药合理使用准则》（GB/T 8321.1—2000,GB/T 8321.2—2000,GB/T 8321.3—2000,GB/T 8321.4—2006等,）以及《食品安全国家标准 食品中农药最大残留限量》（GB 2763—2012）对主要作物和常用农药规定了最高用药量或最低稀释倍数,最高使用次数和安全间隔期（最后一次施药到距离收获时的天数）。

（3）加强对农药的生产经营和管理

许多国家都有严格的农药管理和登记制度。我国国务院1997年发布后于2001年修订的《农药管理条例》中规定由国务院农业行政主管部门负责全国的农药登记和农药监督管理工作。同时还规定了我国实行农药生产许可制度。未取得农药登记和农药生产许可证的农药不得生产、销售和使用。

(二)兽药污染及其预防

1.兽药对食品的污染

动物性食品中兽药残留的来源和原因主要包括防治用药、饲料添加剂中兽药的使用、食品(牛奶、鲜鱼)保鲜中引入药物。在预防和治疗畜(禽)疫病过程中,通过口服、注射、局部用药等方法使兽药残留于动物体内进而污染食品。有时为了治疗动物的某些疾病或促进生长,常在饲料中添加一些药物。这些药物虽然剂量很小,但由于长时间喂养动物,就可通过饲料引起肉食品的兽药残留。

(1)引起食品兽药残留的原因

①不遵守休药期规定。休药期又称停药期,指畜(禽)从停止给药到允许被屠宰或其产品(如乳、蛋)被允许上市的间隔时间。如猪在屠宰前不久用过抗菌素,则猪肉中兽药残留量就超标。

②不正确的使用与滥用。用药时要考虑剂量、给药途径、用药部位、动物种类和大小等因素。如随意使用,会增加药物在食品中存留的时间,无意间需要增加休药期。每次用药都应做好记录,不做记录随意使用则属滥用,易造成残留。

(2)食品中兽药残留的影响因素

①与药物种类有关。抗生素由于应用广泛,用量也越来越大,不可避免会存在残留问题。磺胺类药物兼有控制疫病和促进生长的作用,其在肉品中残留超标现象较为严重。易在肉、蛋、乳中吸收,也易造成残留。

②与兽药在动物体内的代谢过程有关。肝、肾组织对兽药有代谢作用,故其兽药残留量偏高。进入动物体内的兽药其代谢和排出体外的量随着时间的增加而增加,畜肉中的浓度是逐渐减少的。

2.兽药残留物的毒性

人们食用带有残留兽药的食物后,虽不表现为急性毒性作用,但人如果经常摄入低剂量的兽药残留物,经过一定时间后,残留物可在人体内慢慢蓄积而导致各种病变,产生不良反应。如磺胺类药物可引起肾损害;青霉素、四环素刺激机体出现过敏反应,短时间内出现血压下降、皮疹、喉头水肿、呼吸困难,严重者可引起致死性休克。

3.预防

加大宣传力度,指导农民、渔民科学、合理规范用药。畜牧场和养殖业应按无公害食品要求,按休药期规定,合理配置用药,所用兽药应为经过批准的药物和兽医专用药,贯彻少用药原则。其次,农畜产品监测中心应加强监测,减少因兽药残留带来的食品安全问题及潜在危害。我国农业部制订了《动物性食品中兽药的最高允许残留量》。另外,消费者可通过烹调加工等方法减少食品中的兽药残留。肉制品中的四环素类兽药残留物经加热烹调后降解率达到80%,氯霉素经煮沸30min后至少85%失去活性。

(三)有毒金属污染及其预防

1.汞对食品污染及预防

(1)对食品的污染

未经净化处理的工业废水排放入江、河、湖、海的水中,汞的含量增加。汞沉积于水底,在微生物作用下形成甲基汞形式通过食物链逐级吸收,危害人体健康。另外,工业三废可增加土壤中汞含量。使用有机汞农药及含汞废水灌溉农田,农作物根系吸收土壤的养分,汞的含量增多使农作物含有大量的汞。

（2）中毒症状

有机汞中毒的典型症状是水俣病。患者手足协调失常,甚至步行困难、运动障碍、弱智、听力及言语障碍、肢端麻木、感觉障碍、视野缩小。重者神经错乱、思维失调、痉挛,最后死亡。发病起三个月内约有半数重症者死亡,怀孕妇女会将这种汞中毒带给胎儿,导致幼儿天生弱智。

（3）预防

严格执行食品中汞的容许限量标准,我国国家标准 GB 2762—2012《食品安全国家标准 食品中污染物限量》明确了不同食品中汞的限量指标。

2. 镉对食品污染及预防

（1）对食品的污染

我国大多数城市近郊土壤都受到了不同程度的镉污染,一般食品中都含有少量的镉,特别是火力发电厂高烟囱所排出的镉,借助大气沉降和降水进行散播,污染源周围的表层土和植被中。其次,含镉废水的排放,利用含镉废水灌溉农田,会引起土壤中镉的积累,农作物通过根部吸收使镉进入食物。另外,工业废水排入海水中,使水体中浮游植物含有较高水平的镉,会造成以浮游植物为食的水生动物蓄积大量的镉。植物性与动物性食品镉含量有所不同,植物性食品镉含量低,动物性食品特别是动物的内脏、海产品镉含量较高。

（2）中毒症状

食入性急性中毒主要由食入镀镉容器内的酸性食物所致,经数分钟至数小时出现症状,酷似急性胃肠炎,恶心、呕吐、腹痛、腹泻、全身乏力、肌肉酸痛,并有头痛、肌肉疼痛,可因失水而发生虚脱,甚者急性肾功能衰竭而死亡。成人口服镉盐的致死剂量在 300mg 以上。

吸入性急性中毒由吸入高浓度镉烟所致,先有上呼吸道黏膜刺激症状,脱离接触后上述症状减轻。经 4～10h 的潜伏期,出现咳嗽、胸闷、呼吸困难,背部、四肢肌肉和关节酸痛,胸部 X 线检查有片状阴影。严重患者可因呼吸及循环衰竭死亡。少数合并有肝、肾损害。

慢性镉中毒以长期过量接触镉,主要引起肾脏、肺部、骨骼损害。肾结石的发病率增高,肺部损害导致肺功能减退。骨骼损害表现痛痛病。

（3）预防

严格执行食品中镉的容许限量标准,我国国家标准 GB 2762—2012《食品安全国家标准 食品中污染物限量》明确了不同食品中镉的限量指标。

3. 铅对食品的污染及预防

（1）对食品的污染

①对水的污染。大多数天然水中约含铅 5 μg/L。饮水中的铅来源于河流、井、岩石、土壤、大气沉降和被工业污染的含铅废水,而最多还是由管道系统含铅而引入。来自含铅金属水管的自来水中铅的含量可高达 50 μg/L。其次,大气中的铅经雨水以及城市街道径流都可污染地面水,从而污染饮用水。另外,含铅的废水、废渣等的排放以及含铅农药的使用,均能严重污染局部地面水或地下水。

②对饮料的污染。酒精饮料中的铅来源于传统的方法酿造所污染。过去的啤酒厂和酒厂所使用的铅管和其他含铅设备常会引起酒中铅污染。而现代酒厂由于采用不锈钢或其他无铅的材料,使铅的污染程度减少,但所使用金属箔盖和使用铅或铅合金的设备时,还会引起一些

污染。另外,水果汁在陶器罐中贮藏 3d 后,铅含量达到 1300mg/L。

③对动、植物性的污染。由于使用铅子弹打猎使铅子弹留在野禽体内使野禽肉含有大量的铅,食用含铅的野禽肉会引起人中毒。其次,铅子弹落入水中、植物和土地上,植物通过根吸收,造成作物铅含量较高,也可被饲养的鸟和其他动物所摄取造成污染,然后通过食物链而影响到人体。

（2）中毒症状

慢性铅中毒表现为腹痛、腹泻、呕吐、排泄物呈黑色、头痛、头晕、失眠、烦躁、昏迷、面色苍白、贫血等。急性铅中毒表现为铅中毒性脑病,突然出现顽固性呕吐,并伴有呼吸、脉搏增快、斜视、惊厥、昏迷等。重症铅中毒表现为阵发性腹绞痛,并可发生黄疸、少尿或无尿、循环衰竭等,面容呈灰色,牙齿与指甲黑色,乏力等。

（3）预防

严格执行食品中铅的容许限量标准,我国国家标准 GB 2762—2012《食品安全国家标准 食品中污染物限量》明确了不同食品中铅的限量指标。

4. 砷对食品的污染及预防

（1）对食品的污染

①污染农作物。由于农业上广泛使用砷化合物,特别是含砷农药的使用,使农作物含砷量和从土壤中吸收砷的量加大,可使稻米中的砷含量显著增加,最高达 8mg/kg。砷酸铅作为农药施用于烟草,使烟叶上残留砷,致使吸烟人的砷摄入量大大高于普通人。另外,含砷的杀虫剂施用于果树,可使砷大量残留在果皮上,果皮上的砷又慢慢渗入果肉和果汁中,引起水果及其饮料中砷的污染。

②污染饮用水。饮水中含有砷,在不同地区饮用水中的砷含量不同。世界上大部分河水的砷含量在 0～0.2mg/L,平均约 0.5 μg/L。温泉和矿泉水中砷含量一般较高,砷含量约达到 0.5～1.3mg/L,如果家庭常饮用此类水,会导致砷摄入过多而产生慢性中毒。

（2）中毒症状

砷能引起人体慢性和急性中毒。砷慢性中毒是由长期少量经口吞入食物引起,慢性中毒表现为食欲下降,导致体重下降、胃肠障碍、末梢神经炎、结膜炎、角膜硬化和皮肤变黑,长期受砷的毒害,皮肤的色素会发生变化,严重引起皮癌、肺癌。砷的急性中毒通常是由于误食而引起,急性中毒表现为肠道症状,恶心、呕吐、咽下困难、腹痛和腹泻等。

（3）预防

严格执行食品中砷的容许限量标准,我国国家标准 GB 2762—2012《食品安全国家标准 食品中污染物限量》明确了不同食品中砷的限量指标。

（四）N - 亚硝基化合物污染及预防

1. 食品中的 N - 亚硝基化合物

（1）腌制动物性食品

腌制的鱼、肉皆含有较高的亚硝胺,因为粗盐中含有亚硝酸盐,肉制品在腌制过程中除加盐外还加入发色剂亚硝酸盐和硝酸盐,硝酸盐在微生物的作用下还原为亚硝酸盐,亚硝酸盐与动物蛋白质产生的反应形成亚硝胺。

（2）发酵食品

发酵食品中酱油、醋、啤酒、酸菜等都可查出 N - 亚硝基化合物。除啤酒及酸菜外,一般含量皆在 5mg/kg 以下。啤酒中亚硝基化合物主要来自麦芽烘烤。

（3）霉变食品

霉变食品中也有 N - 亚硝基化合物存在,已经证明黑曲霉、串珠镰刀菌、扩张青霉等 9 种霉菌在使玉米面霉变时,其中硝酸盐和仲胺含量都增高 25～100 倍。在适宜条件下,这些化合物可形成亚硝胺。

（4）农畜产品

新鲜蔬菜含很少亚硝酸盐,而蔬菜在室温下存放,则在细菌及酶的作用下由硝酸盐还原为亚硝酸盐。含大量亚硝酸盐的蔬菜有甜菜、菠菜、芹菜、大白菜、萝卜、菜花、生菜等。蔬菜中硝酸盐含量与品种、土壤中硝酸盐量、施用氮肥情况等有关。肉类、鱼类食品加工时,常用硝酸盐做防腐剂、发色剂,食品中的硝酸盐在细菌硝基还原酶的作用下,可形成亚硝酸盐。

2. N - 亚硝基化合物的毒性

N - 亚硝基化合物具有致癌作用。另外,N - 亚硝基化合物可引起甲状腺肿大、干扰碘的代谢。同时在肠道可使维生素 A 氧化及破坏,而且干扰胡萝卜素向维生素 A 转变。亚硝酸盐被大量吸收入血后,可使血液中血红素的 Fe^{2+} 氧化为 Fe^{3+},而失去结合氧的能力,称为氧化血红蛋白症,从而出现机体组织缺氧的急性中毒症状,对于婴儿则更为严重。

3. 预防

尽量少吃盐腌和泡制食品。其次,加工腊肉和腌制鱼类食品时,避免长时间腌制鱼和肉,最好不用或少用硝酸盐和亚硝酸盐。另外,增加维生素 C 摄入量,维生素 C 抑制 N - 亚硝基化合物的合成,其他一些成分如维生素 E、蔗糖等也有此作用。已经证实,利用大蒜、茶叶等食物中的一些成分可阻断亚硝胺生成。尽量使用冰箱来保存食品,防止食品霉变和微生物污染。腌制过的蔬菜中亚硝酸盐的质量分数较高,食用前应在水中浸泡。

（五）多环芳烃类化合物污染及其预防

多环芳烃是煤、石油、木材、烟草等有机高分子化合物,在不完全燃烧时产生的挥发性碳氢化合物,是重要的环境和食品污染物。迄今已发现有 200 多种多环芳烃,其中有相当部分具有致癌性。苯并（α）芘是多环芳烃类化合物中的一种主要的食品污染物。

1. 污染食品的途径

（1）加工过程中的污染

食品在烟熏、烧烤、烤焦过程中与燃料燃烧产生的多环芳烃直接接触而受到污染。

（2）烘烤过程中的污染

烘烤肉类时滴在火烟上的油滴可聚合成苯并（α）芘吸附于烤肉表面。

（3）粮食类晾晒过程中的污染

粮食类晒在沥青马路上,沥青中苯并（α）芘污染粮食。

（4）机械传动过程中的污染

加工中机械传动部件密封不好,润滑油滴漏污染食品。

（5）包装材料的污染

包装材料（蜡纸、废报纸油墨时的炭黑）含有苯并（α）芘会污染食品。

（6）工业"三废"的污染

工业"三废"含有苯并（α）芘排放造成环境污染,会通过食物污染食品链。

2. 苯并(α)芘对人体危害

苯并(α)芘对人体的主要危害是致癌作用。动物试验结果证明,长期接触苯并(α)芘这类物质可诱发皮肤癌、肺癌等。长期呼吸含有苯并(α)芘的空气,饮用或食用受苯并(α)芘污染的水和食物,会造成慢性中毒。职业中毒调查表明,长期接触沥青、煤焦油等富含多环芳烃的工人,易发生皮肤癌。

3. 预防

(1)改进食品加工方式

机械转动部分密封严密,以防止润滑油滴漏在食品中,采用植物油代替矿物润滑油,以减少苯并(α)芘对食品的污染。

(2)综合治理"三废"

综合治理"三废"以减少大气、土壤及水体中苯并(α)芘的污染,以利于降低农作物中苯并(α)芘的含量。特别是石油提炼及橡胶合成等行业的工业废水中苯并(α)芘含量最高,应采用吸附沉淀、氧化等方法处理后再排放。工厂烟囱在排出之前进行回收。汽车安装消烟装置以减少环境和食品的污染。

(3)去毒

①揩去产品表面的烟油。经实验证实可使产品中苯并(α)芘含量减少20%左右。动物性食品在熏烤过程中滴下的油不要食用,食品烤焦时刮去烤焦部分后再食用。

②氧化吸附。食品中苯并(α)芘经紫外线照射和臭氧等氧化剂处理,可失去致癌作用。

③碾磨加工。粮谷类在碾磨加工去除麦皮的同时使苯并(α)芘含量降低40%~60%或改做工业原料。

(六)杂环胺类化合物污染及其预防

1. 杂环胺的生成

(1)烹调方式

烹调后的鱼和肉类食品是膳食杂环胺的主要来源,尤其煎、炸、烤是我国常用的烹调鱼类和肉类的方法。许多流行病学研究发现烹调食品与癌症危险性相关。因此,杂环胺污染是烹饪中应该引起重视的一个重要卫生问题。

加热温度是杂环胺形成的重要影响因素,当温度从200℃升至300℃时,杂环胺的生成量可增加5倍,在200℃油炸温度时,杂环胺主要在前5min形成,在5~10min形成减慢。因此,加热温度越高、时间越长,水分含量越少,产生杂环胺越多。烧、烤、煎、炸产生杂环胺的量高于炖、焖、煨、煮及微波烹调。

(2)食物成分

蛋白质含量较高的食物产生杂环胺较多,而蛋白质的氨基酸构成则直接影响所产生杂环胺的种类。

2. 杂环胺的危害

主要引起致突变和致癌,导致人或哺乳动物发生基因突变、染色体结构变异或染色体数目变异的作用。

3. 预防

(1)改变不良烹调方式和饮食习惯

不要使烹调温度过高,不要烧焦食物,应避免过多食用烧、烤、煎、炸的食物。

(2)增加蔬菜水果的摄入量

膳食纤维有吸附杂环胺并降低其活泼性的作用,蔬菜、水果中的某些成分有抑制杂环胺的致突变和致癌性的作用。

(3)灭活处理

次氯酸、过氧化酶等处理可使杂环胺氧化失活;亚油酸可降低其诱变性。

(4)加强监测

建立和完善杂环胺的检测方法,加强食物中含量监测等,尽快制定食品中的允许限量标准。

(七)二噁英化合物污染及其预防

1. 食品中二噁英类化合物来源

(1)城市垃圾和工业固体废物焚烧

调查表明,城市固体废物以及含氯的有机化合物如多氯联苯、五氯酚、PVC 等焚烧时排出的烟尘中含有多氯二苯并二噁英(PCDDs)和多氯二苯并呋喃(PCDFs),其产生机制目前尚不清楚,一般认为,它是由于含氯有机物不完全燃烧通过复杂热反应形成的。其次,五氯酚是一种木材防腐剂,经防腐处理的木材及其木屑、下脚料等,在加热制成合成板或焚烧时,也会产生 PCDDs 和 PCDFs。另外,聚氯乙烯(PVC)被广泛用于电缆线外覆及家用水管等,遇火燃烧亦会产生 PCDDs 和 PCDFs。

(2)农药生产

含氯化学品及农药生产过程可能伴随产生 PCDDs 和 PCDFs,其生成条件为温度大于145℃,有邻卤酚类物质,碱性环境或有游离氯存在。苯氧乙酸类除草剂、五氯酚木材防腐剂等的生产过程常伴有二噁英类产生。

(3)氯气漂白

在纸浆和造纸工业的氯气漂白过程中也可以产生二噁英类,并随废水或废气排放出来。

2. 二噁英类的危害

二噁英是一类剧毒物质,其急性毒性相当于氰化钾的 1000 倍。大量的动物实验表明很低浓度的二噁英类就能对动物表现出致死效应。从职业暴露和工业事故受害者身上已得到一些二噁英类对人体毒性数据及临床表现,暴露在含有 PCDDs 和 PCDFs 的环境中,可引起皮肤痤疮、头痛、失聪、忧郁、失眠等症,并可能导致染色体损伤、心力衰竭、癌症等。其最大危险是具有不可逆的致畸、致癌、致突变的毒性。

3. 预防

控制环境二噁英的来源是预防二噁英类化合物污染食品及对人体危害的根本措施。如减少含二噁英类化合物农药的使用,严格控制有关农药和工业化合物中杂质的含量,控制垃圾焚烧和汽车尾气对环境的污染等。

(八)食品容器和包装材料污染及其预防

1. 塑料与塑料添加剂的卫生问题

(1)塑料与塑料添加剂

聚氯乙烯本身无毒,但氯乙烯单体和降解产物有一定毒性,且聚氯乙烯在高温和紫外线照射下促使其降解,能引起肝血管肉瘤。脲醛和三聚氰胺甲醛塑料如果在制造过程中因反应不完全,常有大量游离甲醛存在,甲醛是一种细胞的原浆毒,动物经口摄入甲醛,肝脏可出现灶性肝细胞坏死和淋巴细胞浸润。

有些塑料在加工过程中除以合成树脂为主要原料外,还要加入一些辅助原料,目的是使塑料具有较好的工艺性能,如色彩、外观和耐久性,或者为了加工过程的方便,此种辅助原料俗称为塑料添加剂。塑料中常用的重要添加剂有:

①稳定剂。大部分为金属盐类,如铅盐、钙盐、钡盐、锌盐、镉盐。其中铅盐、镉盐、钡盐毒性较强。因此,禁止用于食品容具以及自来水管道。

②增塑剂。常用的增塑剂有邻苯二甲酸酯类、磷酸酯类、脂肪族二元酸酯类、聚酯类、环氧化物等。与食品接触时溶出、混入,毒性较低。

③润滑剂。避免塑料加工成型过程中与加工设备的金属表面相粘着的化学物质。主要是一些高级脂肪酸、高级醇类或脂肪酸酯。

④着色剂。主要是加入的一些染料或颜料,使塑料外观鲜艳美丽。着色剂为含有钛、铬、镉等的有机化合物。

⑤抗氧化剂和防紫外线剂。抗氧化剂与防紫外线剂的毒性较低,有的属于允许直接加入食品中的油脂抗氧化剂。如丁基羟基茴香醚(BHA)和二丁基羟基甲苯(BHT)毒性较低。

⑥抗静电剂。抗静电剂毒性的强弱,一般按下列顺序而变化,即阳离子型 > 阴离子型 > 非离子型。其中非离子型酯类抗静电剂较为安全无毒。

(2)卫生要求

①塑料本身应纯度高,禁止使用有可能游离出有害物质(例如酚、甲醛)的塑料,如酚醛树脂。酚具有凝结组织中蛋白质的作用。酚中毒时,口腔、咽喉及胃有烧灼感,发生呕吐,重者呼吸困难。

②树脂和成型品应符合国家规定的塑料卫生标准。卫生标准的主要指标为溶出试验。餐饮业在选购食具和食品包装材料时应注意选择符合国家卫生标准的塑料制品,不得使用再生塑料。

2. 橡胶及涂料的卫生问题

橡胶的卫生问题主要是单体和添加剂。合成橡胶根据单体不同,有很多种类,但多为二烯结构的单体聚合而成。品种有丁二烯橡胶、苯乙烯丁二烯橡胶、氯丁二烯橡胶、丁腈橡胶等。其中丁腈橡胶由丙烯腈及丁二烯合成。其单体丙烯腈毒性较强,大鼠经口 LD_{50} 为 78 ~ 93mg/kg,可引起溶血,并有致畸作用。

橡胶添加剂有硫化促进剂、防老化剂和填充剂。促进剂的种类很多,大体分为无机促进剂和有机促进剂。接触食品的橡胶不可使用氧化铅作硫化促进剂。有机的促进剂中,有一些不宜使用于接触食品的橡胶制品,如乌洛托品、乙撑硫脲。乌洛托品加温时可分解出甲醛。乙撑硫脲对动物有致癌性。

防老剂的目的是提高橡胶的耐曲折性和耐热性。防老剂中的苯基 β - 萘胺、联苯胺对动物均有致癌性,应禁止在食品用橡胶中使用。

橡胶填充剂中,白色的为氧化锌、黑色的为炭黑。炭黑为石油产品,在燃烧过程中,由于原料脱氢和聚合反应可产生苯并(α)芘。因此,炭黑在使用前,应用苯类溶剂将苯并(α)芘去除。

食品工业中,目前使用的环氧树脂涂料和罐头内壁环氧酚醛涂料已颁布国家卫生标准,可按此标准进行监督。用环氧酚醛涂料作水果、蔬菜、肉类等食品罐头的内壁涂料时,应控制游离酚的含量不超过 3.5%。接触酸性液态食品的工具、容器不得涂有干性油涂料,以防止催干剂中金属盐类或防锈漆中的红丹(Pb_3O_4)溶入食品。

(九)添加剂对食品的污染及其预防

1. 防腐剂

(1)苯甲酸及其钠盐

苯甲酸别名安息香酸(C_6H_5COOH),相对分子质量为 122.12,防腐效果好,对人体既安全又无害。由于在水中溶解度较低,故多用钠盐(C_6H_5COONa)。苯甲酸钠的相对分子质量为 144.11,为白色颗粒或结晶性粉末,无臭或带安息香的气味,味道甜而有收敛性,在空气中稳定,是稳定的化合物,易溶于水和酒精。我国允许用于酱油、酱菜、水果汁、琼脂软糖、汽水、蜜饯类、面酱等。依食品不同最大使用量为 0.2~1g/kg。苯甲酸和苯甲酸钠对多种微生物有明显的抑制作用,其分子能抑制微生物细胞呼吸酶系统的活性,特别是对乙酰辅酶 A 的缩合反应具有较强的抑制作用。苯甲酸进入机体后,在生物转化过程中,与甘氨酸结合成马尿酸或葡萄糖酸结合形成葡萄糖苷酸,并全部从尿中排出体外。苯甲酸不在人体内蓄积,是防腐剂中比较安全的一种。人体每天允许摄入量(ADI)为 0~5mg/kg 体重(以苯甲酸计)。苯甲酸 1g 相当于苯甲酸钠 1.18g,苯甲酸钠 1g 相当于苯甲酸 0.847g。

(2)山梨酸及其盐类

山梨酸,别名花秋酸。近年来各国普遍使用的一种较安全的防腐剂。结构式为 $CH_3CH=CH-CH=CHCOOH$,相对分子质量为 112.13。山梨酸无色针状结晶或白色结晶性粉末,无臭或稍带刺激性臭味,易溶于酒精,水中溶解度较低,故多用其钾盐。对霉菌、酵母等均有抑制作用。山梨酸防腐作用的机理是其分子能与微生物酶系统中的巯基结合,从而破坏酶活性,达到抑菌的目的。人体每天允许摄入量(ADI)为 0~25mg/kg 体重(以山梨酸计)。山梨酸及其盐类在机体内可正常参加代谢。

(3)对羟基苯甲酸酯类

对羟基苯甲酸酯类包括对羟基苯甲酸乙酯、对羟基苯甲酸丙酯、对羟基苯甲酸丁酯三种。对羟基苯甲酸是苯甲酸的衍生物,对细菌、霉菌及酵母有广泛的抑菌作用,但对革兰氏阴性杆菌作用较弱。对羟基苯甲酸酯类的作用在于抑制微生物的呼吸酶系统与电子传递酶系统的活性,以及破坏微生物的细胞膜结构。此类化合物摄入体内后,代谢途径与苯甲酸基本相同。人体每天允许摄入量(ADI)为 0~10mg/kg 体重(以对羟基苯甲酸乙酯、丙酯、丁酯的总量计)。很多国家允许使用其甲酯、乙酯、丙酯,日本还允许使用丙酯及异丁酯。

(4)乳酸链球菌素

乳酸链球菌素是乳酸链球菌属微生物的代谢产物,可用乳酸链球菌发酵提取而得。在酸乳和发酵蔬菜中,有少量天然品存在。乳酸链球菌素是一种类似蛋白质的物质,由氨基酸组成,在人的消化道中为蛋白酶降解,是一种比较安全的防腐剂。乳酸链球菌素对肉毒梭状芽孢杆菌和其他厌氧芽孢杆菌作用很强,如在罐头中使用乳酸链球菌素,可降低灭菌时间。对霉菌

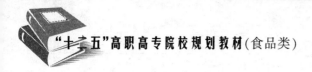

和酵母抑菌效果差。乳酸链球菌素与山梨酸联合使用,可发挥广谱的抑菌作用。

2. 漂白剂

(1)亚硫酸及盐类

亚硫酸是一种使用已久的防腐剂,也是很好的漂白剂。它对细菌和霉菌作用较强,对酵母较弱;在酸性食物中效果好,我国多用来保存水果的半成品。由于亚硫酸本身为水溶液,运输使用不方便,故多采用亚硫酸钠或亚硫酸氢钠代替。加入食品中的亚硫酸盐类在进一步的加工、加热过程中大部分以 SO_2 的形式挥发散失,所以一般食品经过加热处理后,含亚硫酸极少,这些残留的亚硫酸盐,通过正常解毒过程由尿液排出体外,对人体是安全的。

亚硫酸的防腐作用、漂白作用以及保色作用都是由其还原作用引起的。因为还原作用可以阻断微生物的正常组织中氧化酶的过程,故能防止维生素 C 的氧化破坏和颜色改变,又能使有些色素还原为无色产物,故能漂白食物,所以亚硫酸适用于植物性食品。人体每天允许摄入量(ADI)为 0 ~ 0.7mg/kg 体重(二氧化硫和亚硫酸盐总的评价,以 SO_2 计)。

(2)低亚硫酸钠和焦亚硫酸钠

低亚硫酸钠,又名次亚硫酸钠,商品名为保险粉。它与焦亚硫酸钠都是我国食品工业中常用的漂白剂。在人体内的代谢途径与亚硫酸盐基本相同,很容易在体内经水解、加氧等过程转变为亚硫酸盐。经动物实验证明,毒性很小。

国家标准规定亚硫酸钠、低亚硫酸钠、焦亚硫酸钠等类漂白剂,都可用于蜜饯类、饼干、笋干、蘑菇、葡萄糖、冰糖、饴糖、糖果及液体葡萄糖等食品的漂白;亚硫酸钠、低亚硫酸钠、焦亚硫酸钠的最大使用量分别为 0.6g/kg、0.4g/kg 和 0.45g/kg。

3. 发色剂

常用的发色剂是硝酸钠和亚硝酸钠,它们可以使肉色鲜红,同时还有一定的杀菌作用和调制肉制品风味的作用。我国规定硝酸钠和亚硝酸钠只能用于肉类罐头和肉类制品,而且要严格限制其用量,因为过多的亚硝酸钠可促使血红蛋白变成高铁血红蛋白,失去携氧能力,也会为亚硝胺的形成提供亚硝基化剂。肉罐头及肉制品的最大使用量分别为 0.5g/kg 及 0.15g/kg,残留量分别为 0.05g/kg 及 0.03g/kg(以亚硝酸钠计)。

4. 甜味剂

(1)糖精

为无色或白色结晶或结晶性粉末,无臭或微有酸性芳香气,味极甜,即使稀释 10000 倍的水溶液也能尝到甜味,在水中溶解度很低,对热不够稳定,其水溶液长时间加热逐渐分解成为邻磺酰胺苯甲酸。特别在 pH < 3.8 的酸性溶液中加热,则极易分解成苯甲酸而失去甜味。糖精的毒性与糖精钠相似。它适合作口香糖之类的甜味剂,使用量一般为 0.1 ~ 0.15g/kg。

(2)糖精钠

俗称可溶性糖精,是糖精的钠盐,无色或白色结晶或结晶性粉末,无臭,微有芳香气,稍带金属苦味,甜度为蔗糖的 300 ~ 500 倍,易溶于水。其稳定性与糖精相似,但比糖精更好,摄食后在体内分解,随尿排出,不供给热量,无营养价值。人体每天允许摄入量(ADI)暂定为 0 ~ 2.5mg/kg体重。婴儿食品、病人食品和大量食用的主食(如馒头、发糕)禁止使用。

(3)甘草

甘草为豆科多年生植物,不仅是我国最常用的药物,同时也是民间生产干果类广泛使用的一种天然甜味剂,甘草的甜味成分是甘草酸。甘草酸的二钠盐和三钠盐为白色及淡黄色粉末,味极甜,加水稀释400倍仍有甜味,易溶于水,甜度约为蔗糖的200倍,完全无毒。我国允许使用于罐头、调味料、糖果及饼干中,用量按生产需要而定,不加限制。

三、食品物理性污染及其预防

根据污染物的性质将物理性污染分为两类,即食品的杂物污染和食品的放射性污染。

(一)食品的杂物污染及其预防

1. 污染途径

(1)生产时的污染

在粮食收割时常有不同种类和数量的草籽混入;动物在宰杀时血污、毛发及粪便对畜肉污染;加工过程中设备的陈旧或故障引起加工管道中金属颗粒或碎屑对食品污染。

(2)食品储存过程中的污染

如苍蝇、昆虫的尸体和鼠、雀的毛发、粪便等对食品污染,还有食品包装容器和材料的污染,如大型酒池、水池、油池和回收饮料瓶中昆虫、动物尸体及脱落物品、承装物品等杂物的污染。

(3)食品运输过程的污染

如运输车辆、装运工具、不清洁铺垫物和遮盖物对食品的污染。

(4)意外污染

如戒指、头上饰物、头发、指甲、烟头、废纸、杂物的污染及抹布、拖把头、线头等清洁卫生用品的污染。

(5)掺杂掺假食品

人为故意向食品中加入杂物的过程,如粮食中掺入的沙石,肉中注入的水,奶粉中掺入大量的糖,牛奶中加入的米汤、牛尿、糖、盐等。

2. 预防

加强食品生产、储存、运输、销售过程的监督管理,执行良好生产规范;通过采用先进的加工工艺设备和检验设备,如筛选、磁选和风选去石,清除有毒的杂草籽及泥沙石灰等异物;定期清洗专用池、槽,防尘、防蝇、防鼠、防虫,尽量采用食品小包装;制定食品卫生标准。

(二)食品的放射性污染及其预防

食品放射性污染是指食品吸附或吸收了外来的(人为的)放射性核素,使其放射性高于自然放射性本底,称为食品的放射性污染。

1. 食品天然放射性核素

食品中天然放射性核素是指食品中含有的自然界本来就存在的放射性核素本底。由于自然界的外环境与生物进行着物质的自然交换,因此地球上的所有生物,包括食物在内都存在着天然放射性核素。天然放射性核素有两个来源,一是来自宇宙射线,它作用于大气层中稳定性元素的原子核而产生放射性核素,这些核素有 ^{14}C、^{3}H、^{35}S 等;二是来自地球的辐射,这部分核素有铀系、钍系、锕系元素及 ^{40}K、^{87}Rb 等。

2. 食品放射性污染的来源

(1)核爆炸试验

一次空中的核爆炸可产生数百种放射性物质,包括核爆炸时的核裂变产物、未起反应的核原料以及弹体材料和环境元素受中子流的作用形成的感生放射性核素等,统称为放射性尘埃。其中,颗粒较大的可在短期内沉降于爆炸区附近地面,形成局部放射性污染;而颗粒较小者可进入对流层和平流层向大范围扩散,数月或数年内逐渐沉降于地面,产生全球性污染。含大量放射性核素的尘埃可以污染空气、土壤和水。土壤污染放射性核素后,可进入植物使食品遭受污染。

(2)核废物排放不当

核废物一般来自核工业中的原子反应堆、原子能工厂、核动力船以及使用人工放射性核素的实验室等排放的三废。对核废物的处理,有陆地埋藏和深海投放两种方式。陆埋或向深海投弃固体性废物时,如包装处理不严或者贮藏废物的钢罐、钢筋混凝土箱出现破痕时,都可以造成对环境乃至对食品的污染。

(3)意外事故核泄漏

1957年英国温次盖尔原子反应堆发生事故,使大量放射性核素污染环境,影响到食用作物及牛奶。1988年前苏联地区切尔诺贝利核电站发生重大事故,大量的放射性沉降灰飘落到东欧和北欧一些国家,污染了土壤、水源、植物和农作物。事后,瑞典国家食品管理局和其他的官方机构分析了瑞典全部食品,发现食物中^{137}Cs(铯)活性与当地放射性沉降的剂量间呈密切的正相关。凡吃了受放射性沉降灰污染的草的羊以及生长在该灰污染水域中的鱼肉中,^{137}Cs的活性均较高。2011年日本福岛核电站发生重大事故,使大量放射性核素污染环境,影响到作物及海产品。

3. 对人体的危害

食品放射性污染对人体的危害在于长时期体内小剂量的内照射作用。对人体健康危害较大的放射性核素有^{90}Sr、^{137}Cs和^{131}I等。

^{90}Sr是一种裂变元素,核爆炸时大量产生,广泛存在于环境中,经食物链进入人体,半衰期为28年。^{90}Sr可经肠道吸收,吸收率为20%~40%。进入人体内后主要蓄积在骨骼中,形成内照射,损害骨骼和造血器官,动物实验证明,放射性核素^{90}Sr可诱发骨骼恶性肿瘤,并能引起生殖功能下降。

^{137}Cs也是一种裂变元素,核爆炸时大量产生,半衰期为30年。铯与钾的化学性质很相似,对肌肉有亲和力,在体内参与钾的代谢。^{137}Cs进入人体后主要分布于肌肉和软组织中,形成内照射,可引起动物遗传过程障碍和生殖功能下降。

^{131}I属于裂变元素,进入消化道可被全部吸收,并浓集于甲状腺内。其半衰期短,仅6~8d,^{131}I可通过牧草使牛奶受到污染。由于^{131}I的半衰期短,对食品的长期污染较轻,对人的影响较大。如摄入量过多可损伤甲状腺组织,并可诱发甲状腺癌。

4. 预防

(1)加强卫生防护和食品卫生监督

食品加工厂和食品仓库的建立,要远离放射性工作单位防护监测区以外的地方,对产生放射性废物和废水的单位应加强监督,对单位周围的农、牧、水产品等应定期进行放射性物质的监测。

(2)严格执行国家卫生标准

我国1994年颁布的《食品中放射性物质限制浓度标准》(GB 14882—1994)中规定了粮食、薯类、蔬果、肉类、鱼(虾)类和鲜奶等食品中人工放射性核素的限制浓度,应严格执行。

1. 食品生物性污染包括哪些？如何预防？
2. 化学性污染包括哪些？如何预防？
3. 食品物理性污染包括哪些？如何预防？

第二节　食物中毒及其预防

一、概述

（一）食物中毒的概念

食物中毒指摄入了含有生物性、化学性有毒有害物质的食品或把有毒有害物质当做食品摄入后所出现的非传染性急性、亚急性疾病。

（二）食物中毒的分类

食物中毒
- 细菌性食物中毒
  - 沙门氏菌属食物中毒
  - 变形杆菌食物中毒
  - 葡萄球菌食物中毒
  - 副溶血性弧菌食物中毒
  - 蜡样芽孢杆菌食物中毒
  - 大肠埃希氏菌食物中毒
  - 肉毒梭菌食物中毒
- 非细菌性食物中毒
  - 真菌性食物中毒
    - 霉变甘蔗中毒
    - 赤霉病麦中毒
    - 霉变甘薯中毒
    - 麦角中毒
    - 霉变玉米中毒
    - 黄曲霉毒素中毒
  - 动物性食物中毒
    - 河豚鱼中毒
    - 有毒贝类中毒
    - 鱼类组胺中毒
    - 鱼胆中毒
  - 植物性食物中毒
    - 毒蕈中毒
    - 发芽马铃薯中毒
    - 含氰苷类食物中毒
    - 菜豆中毒
    - 白果中毒
    - 鲜黄花菜中毒
  - 化学性食物中毒
    - 砷化合物中毒
    - 亚硝酸盐中毒
    - 有机磷农药中毒
    - 锌化合物中毒
    - 油脂酸败中毒

（三）食物中毒的特点

1. 潜伏期短

一般在 24~48h 以内,来势急剧,误食有毒食物后,很多人在短时间内同时或先后相继发病。

2. 症状相似

中毒后多数病人具有相似的临床症状,常常出现恶心、呕吐、腹痛、腹泻等消化道症状。

3. 发病与食物有关

患者在近期内都食用过同样的食物,发病范围局限在食用该类有毒食物的人群,停止食用该食物后发病很快停止,发病曲线在突然上升之后呈突然下降趋势。

4. 人与人之间不具有传染性

一般无传染病流行时的余波,只要及时抢救治疗,停止供应及进食有毒食品,发病率就可以得到迅速控制。

二、细菌性食物中毒

（一）概念

细菌性食物中毒是指人们食入被致病性细菌或细菌产生的毒素所污染的食品而引起的一种急性食源性疾病。

（二）细菌性食物中毒的常见原因

1. 生熟交叉污染

如熟的食品被生的食品原料污染,或接触熟食品的容器和手等被生的食品原料或接触过生的食品原料的容器等污染。

2. 食品贮存不当

如熟食品被长时间存放在 10~60℃ 之间的温度条件下 2h 以上,或易腐原料、半成品食品在不适合温度下长时间贮存。

3. 食品未烧煮熟透

如食品烧制时间不足,烹调前未彻底解冻等原因使食品加工时中心温度未达到 70℃。

4. 从业人员带菌污染食品

从业人员不进行健康体检,未获健康证;或从业人员患有传染病或是带菌者,操作时通过手部接触等方式污染食品。

5. 进食未经加热处理的生食品

生吃活的生鱼片、醉虾、醉蟹等。

（三）常见的细菌性食物中毒

1. 沙门氏菌属食物中毒

(1)病原菌及其生物学特性

沙门氏菌无芽孢、荚膜,有鞭毛,能运动,属肠杆菌科。沙门氏菌为革兰氏阴性杆菌,是细菌性食物中毒中最常见的致病菌。该菌属种类繁多,迄今已发现约 2000 个血清型,我国已发现 100 个血清型。引起食物中毒的沙门氏菌属主要是鼠伤寒沙门氏菌、肠炎沙门氏菌、猪霍乱沙门氏菌。沙门氏菌对外界的抵抗力较强,但不耐热。在 20 ~ 37℃ 条件下繁殖迅速,在水中可生存 2 ~ 3 周,在冰中与粪便中都可生存 1 ~ 2 个月,冰冻土壤中能越冬。沙门氏菌在 100℃ 时可立即死亡。另外,在 70℃ 时 5min,60℃ 时 15 ~ 30min,55℃ 时 1h 方可杀灭。在食盐含量为 12% ~ 19% 的咸肉中可生存 75d。

（2）引起中毒的食品及污染来源

沙门氏菌广泛分布于自然界,在人和动物中有广泛的宿主,存在于多种畜类、禽类、鱼类的肠道中。沙门氏菌食物中毒全年均有发生,但以 6 ~ 9 月份夏秋季多见。引起沙门氏菌食物中毒的食品主要为鱼、禽肉、蛋和乳等食品,其中以畜肉类及其制品占多数。如病死的牲畜肉、酱肉或卤肉、熟内脏等。其次是禽肉、蛋、奶及其制品,豆制品和糕点等有时也会引起沙门氏菌食物中毒。

沙门氏菌污染肉类,可分为生前感染和宰后污染两个方面。健康家畜的沙门氏菌带菌率约为 1% ~ 4.5%,患病家畜的带菌率较高,如病猪沙门氏菌检出率达 70% 以上。宰后污染是家畜在宰杀后被带菌的粪便、容器、污水所污染。被沙门氏菌污染的饲料还可以通过食物链的作用使家畜(禽)带菌,进而使畜(禽)肉、蛋被污染。家禽和蛋类感染沙门氏菌的机会较多,鸭、鹅等水禽及其蛋制品带菌率比鸡高。蛋类污染沙门氏菌主要是在卵巢内和卵壳表面。水产品污染沙门氏菌主要是由于水源被污染,淡水鱼(虾)有时带菌,海产鱼(虾)带菌较少。带菌乳牛产的奶有时带有沙门氏菌,鲜奶和鲜奶制品消毒不彻底,可引起沙门氏菌食物中毒。肉类食品从畜(禽)宰杀到烹调加工的各个环节中,都可受到污染。带菌的人和鼠、蝇、蟑螂等也可成为污染源。上述这些被沙门氏菌污染的食品在适合该菌大量繁殖的条件下,放置较久,食前未充分加热,因而极易引起食物中毒。

（3）中毒的临床表现

沙门氏菌随同食物进入机体,在肠道内繁殖,破坏肠黏膜,通过淋巴系统进入血液,出现菌血症,引起全身感染,最终出现体温升高和急性胃肠症状。沙门氏菌一般要达到 10^4 ~ 10^8 个时才出现临床症状,沙门氏菌食物中毒的临床症状有五种类型,即胃肠炎型、类霍乱型、类伤寒型、类感冒型和败血症型,其中胃肠炎型最为多见。潜伏期一般 12 ~ 36h,短者 6 ~ 8h。中毒症状前期有恶心、头疼,全身乏力和发冷等。后期主要症状有腹疼、呕吐、腹泻(黄色或黄绿色水样便,有时带脓血和黏液,一天数次至十余次)、发热(38 ~ 40℃)。重者出现打寒战、惊厥、抽搐和昏迷的症状。老人、儿童和体弱者如不及时进行急救处理也可导致死亡。

（4）预防

①防止污染。不喝未经处理的水(如池塘、溪水、湖水)及未经巴氏法消毒的牛奶。不吃生肉或未经加热煮熟的肉。食品在贮藏、运输、加工、烹调、销售过程中,生熟分开防止污染。工作人员要做好定期健康检查,发现带菌者,不能从事烹饪和其他食品加工工作。便后、接触宠物后,应仔细洗净双手,特别注意在准备食物或就餐前。

②控制繁殖。低温贮存食品,缩短贮存时间。加工后的熟制品要尽快降温、摊开晾透,尽可能缩短储存时间。

③杀灭病原菌。一般的食品内部温度要达到 80℃ 以上至少 12min,才能保证杀灭沙门菌。因此,要求煎、炒、炸等方式加热的食物体积要小,加热时间要足够长,以保证彻底杀灭

此菌。禽蛋必须彻底煮沸 8min 以上,剩饭菜及长时间存放的熟食,食用前必须彻底加热,以确保食用安全。

2. 变形杆菌食物中毒

(1)病原菌及其生物学特性

变形杆菌是革兰氏阴性杆菌,无芽孢及荚膜,在自然界广泛分布于土壤、污水及垃圾中,人和动物肠道内常带有此菌,正常人带菌率 1% ~10%,有腹泻史的人带菌率可高达 50%,动物带菌率为 0.9% ~62.7%。根据生化反应变形杆菌可分为普通变形杆菌、奇异变形杆菌、莫根氏变形杆菌、雷极氏变形杆菌、无恒变形杆菌五种。普通变形杆菌、奇异变形杆菌和莫根氏变形杆菌都能引起食物中毒,无恒变形杆菌能引起婴儿夏季腹泻。

变形杆菌属腐败菌,在自然界分布广泛,土壤、污水和动、植物中都可检出。一般在 4 ~7℃即可繁殖,变形杆菌中毒多发生在夏、秋季节,以 7 ~9 月份多见。变形杆菌对热的抵抗力较弱,55℃加热 1h 或煮沸数分钟即可杀灭。

(2)引起中毒的食品及污染来源

引起中毒的食品主要是动物性食品,如熟肉类、熟内脏、熟蛋品、水产品等,豆制品、凉拌菜、剩饭和病死的家畜肉也同样引起过中毒。

食物中的变形杆菌主要来自外界的污染,在人和动物的肠道中也常有存在,食品受污染的机会很多。生的肉类和内脏带菌率较高,往往是污染源。在烹调过程中,生熟交叉污染,处理生熟食品的工具容器未严格分开使用,使熟的食品受到重复污染,或者操作人员不讲卫生,通过手污染食品。被污染的食品在 20℃以上放置较长时间,使变形杆菌大量繁殖,食用前又未经再次加热,极易引起食物中毒。

(3)中毒的临床表现

变形杆菌食物中毒可能由于食品中所含菌型的不同、数量不同、代谢产物的不同,而出现不同的症状,常见有胃肠炎型和过敏型,或同一病人两者均有。胃肠炎型潜伏期 3 ~20h,起病急、恶心、呕吐、腹痛、腹泻,大便一天数次至数十次,多为有恶臭的稀水便,含黏液,部分患者有里急后重症状。有 1/3 ~1/2 患者胃肠道症状之后,发热伴有畏寒,持续数小时后下降,严重者有脱水或休克。过敏型潜伏期 0.5 ~2h,表现为全身充血、颜面潮红、胃肠症状轻,少数患者可出现荨麻疹。

(4)预防

严格作好炊具、食具及食物的清洁卫生,禁止食用变质食物。食物应充分加热,烹调后不宜放置过久,凉拌菜须严格卫生操作,防止交叉污染。

3. 葡萄球菌食物中毒

(1)病原菌及其生物学特征

葡萄球菌为革兰氏染色阳性兼性厌氧菌,无芽孢。本菌属现在有 19 个菌种,从人体上检出的有 12 个菌种,如表皮葡萄球菌、金黄色葡萄球菌、腐生葡萄球菌等。葡萄球菌的抵抗力较强,在干燥状态下可生存数月之久。能在 12 ~45℃生长,最适宜生长温度为 30 ~37℃。在 pH 为 4.5 ~9.8 之间都能生长,最适合生长 pH 为 7.4。耐热性较强,加热到 80℃时 30min 才能被杀死。

引起食物中毒的葡萄球菌以金黄色葡萄球菌最为多见,致病力最强。由金黄色葡萄球菌引起的感染占第二位,仅次于大肠杆菌。在美国由金黄色葡萄球菌肠毒素引起的食物中毒,占整个细菌性食物中毒的 33%,加拿大则占到 45%,我国每年发生的此类中毒事件也非常多。

金黄色葡萄球菌广泛分布于自然界,空气、水、灰尘及人和动物的排泄物中都可找到,食品受其污染的机会很多。被污染的食物在室温 20~22℃ 搁置 5h 以上,病菌大量繁殖并产生肠毒素。肠毒素在蛋白质、脂肪丰富的食品中容易生长繁殖,产毒污染食物可引起食物中毒。肠毒素耐热性强,在 100℃ 时加热 1.5h 不失去活性,在 218~248℃ 的油中经 30min 才能破坏其毒性。因此,食品污染金黄色葡萄球菌后,普通的烹调方法不能避免中毒。

（2）引起中毒的食品及污染来源

季节以夏、秋季多发。中毒食品主要以动物性食品奶、肉、蛋、鱼及其制品,尤其是剩饭菜、含奶糕点、冷饮食品多见。污染来源主要是带菌的人和动物,如患有化脓性皮肤病、疮疖或急性呼吸道感染,口腔、鼻咽炎症等病人以及带菌的食品加工人员、炊事员或销售人员,经过手、飞沫或空气污染食品;熟食制品包装不密封,食品被致病性葡萄球菌污染,运输过程中在适宜条件下迅速繁殖产生了大量肠毒素受到污染;奶牛患化脓性乳腺炎或禽（畜）局部化脓时,对肉体其他部位的污染。

（3）中毒的临床表现

葡萄球菌肠毒素中毒后,潜伏期短,一般为 2~5h,极少超过 6h。起病急,有恶心、呕吐、腹痛和腹泻,以呕吐最为明显,呕吐物可呈胆汁性或含血及黏液。剧烈吐泻导致虚脱、肌痉挛及严重失水等表现,体温大多正常或略高。一般在数小时至 1~2d 内迅速恢复。

（4）预防

防止带菌人群对各种食物的污染,定期对食品加工人员、餐饮从业人员、保育员进行健康检查,对患有化脓性感染、上呼吸道感染者应调换工作。要加强畜、禽、蛋、奶等食品卫生质量管理等。另外,在低温、通风的良好条件下储藏食物以防止肠毒素形成。在气温高的季节,食物置冷藏或通风阴凉地方也不应超过 6h,并且食用前要彻底加热。

4. 副溶血性弧菌食物中毒

（1）病原菌及其生物学特征

副溶血性弧菌是一种嗜盐菌,常呈弧状、丝状、杆状等多种形态,为革兰氏染色阴性无芽孢的兼性厌氧菌。副溶血性弧菌是一种海洋细菌,生长繁殖需要一定的盐分,在无盐培养基上不生长。在 30~37℃ 温度下,含盐量为 2%~4% 的条件下生长最佳,当含盐量低于 0.5% 或高于 8% 时即停止繁殖。最适 pH 为 7.4~8.2。副溶血性弧菌存活能力强,在抹布和砧板上能生存 1 个月以上,海水中可存活 47d,加工海产品的案板上副溶血性弧菌的检出率为 87.9%。

本菌对酸和热比较敏感,在 pH < 6 环境下不能生长,在 1% 醋酸或 50% 食醋中 1min 即死亡,在普通食醋中 5min 即可杀死。另外,在 75℃ 加热 5min,55℃ 加热 10min 或 90℃ 加热 1min 可杀灭。副溶血性弧菌为我国沿海地区最常见的一种引起食物中毒的病原菌。

（2）引起中毒的食品及污染来源

副溶血性弧菌主要分布在海水和海产品中,如墨鱼、海鱼、海虾、海蟹、海蜇等。我国华东地区沿岸的海水的副溶血性弧菌检出率为 47.5%~66.5%,海产鱼（虾）的平均带菌率为 45.6%~48.7%,夏季可高达 90% 以上。除了海产品以外,畜（禽）肉、咸菜、咸蛋、淡水鱼等都发现有副溶血性弧菌的存在。

生食海产品或食用凉拌菜及未烧熟煮透的海鱼（虾）,或烧熟放置时间较长,食前又未充分加热以及食物容器、砧板、菜刀等处理食物的工具生熟不分,都可造成污染。另外,交叉污染是引起副溶血性弧菌食物中毒的主要原因。

(3)中毒的临床表现

中毒主要受副溶血性弧菌的活菌所致,进入人体致病菌活菌达到 10^6 个以上,几小时后即可发生胃肠炎。中毒表现为发病急,潜伏期一般 11~18h,短者 4~6h。腹痛是本病的特点,多为阵发性绞痛,并有腹泻、恶心、呕吐、畏寒、发热,大便似水样,便中混有黏液或脓血,部分病人有里急后重。重症患者脱水使皮肤干燥及血压下降造成休克。少数病人可出现意识不清、痉挛、面色苍白或发绀等现象,若抢救不及时,呈虚脱状态,可导致死亡。

(4)预防

不吃生鲜食品,尤其是夏季海产品大量上市时。动物性食品应煮熟煮透再吃,海产品一定要烧熟煮透,食品烧熟至食用的放置时间不要超过 4h,隔餐的剩菜食用前应充分加热。其次,海产品低温保藏,0~2℃冷藏 1~2d 可使该菌死亡。另外,防止生熟食物操作时交叉污染,对于凉拌食品要清洗干净后至于食醋中浸泡 10min 或 100℃沸水中漂烫数分钟以杀灭该菌,对加工海产品的器具必须严格清洗、消毒,加工过程中生熟用具要分开。

5. 蜡样芽孢杆菌食物中毒

(1)病原菌及其生物学特征

蜡样芽孢杆菌为革兰氏染色阳性需氧的芽孢杆菌,并能在厌氧条件下生长,一般生长 6h 后即形成芽孢,是条件致病菌。该菌生长温度范围为 20~45℃,最适合温度范围 28~37℃,繁殖并产生毒素,10℃ 以下生长缓慢或不生长。该菌的繁殖体较耐热,100℃ 经 20min 可杀灭。芽孢耐热性更强,100℃ 经 30min 或干热 130℃ 经 60min 可杀灭。在 pH 为 6~11 范围内均能生长,pH <5 时对其生长发育则有抑制作用。

病原菌的分布广泛,存在于土壤、尘埃、水、草和腐物中。也存在人、畜肠道中,随粪便排出。据调查,健康成人粪便中蜡样芽孢杆菌检出率达 14%,食物检出率可达 47.8%,生米中可达 91%,污染菌量小,则不足以致病。蜡样芽孢杆菌有产生和不产生肠毒素菌株之分,在产生肠毒素的菌株中,又有产生致呕吐型胃肠炎和致腹泻型胃肠炎两类不同毒素之别。前者为耐热肠毒素,常在米饭类食品中形成;后者为不耐热肠毒素,在各种食品中均可产生。

(2)引起中毒的食品及污染来源

蜡样芽孢杆菌中毒有明显季节性,以夏、秋季节的 6~10 月份为多见。食物中毒所涉及的食品种类很多,如肉制品、乳制品、调味汁、凉拌菜、米粉和米饭等。我国以米饭、米粉最为常见,而欧美一些国家大多由甜点心、肉饼、凉拌菜和乳类、肉类食品引起。

蜡样芽孢杆菌食物中毒发病率的高低与饮食卫生习惯和温度有关,吃了冷藏不当而变质的剩饭是最主要的原因。其次,食品在加工、运输、贮藏和销售过程中不注意卫生条件受到污染。蜡样芽孢杆菌在自然界分布广泛,污染源是灰尘和土壤,病原菌也可通过苍蝇、蟑螂、不洁的用具和容器传播。

(3)中毒的临床表现

中毒的临床症状以呕吐、腹泻为主要特征。病情较轻,病程短,一般不超过 12h。呕吐型症状潜伏期短,一般为 1~3h,表现为恶心、呕吐、少数腹痛、腹泻及体温升高。此外,有头晕、四肢无力、口干等症状。腹泻型症状潜伏期较长,一般为 8~12h,以腹痛、腹泻为主要症状,一般不发热,可有轻度恶心,但极少有呕吐。

(4)预防

食品加工过程必须严格执行 GMP 管理制度与卫生规范,降低本菌的污染率和污染量。其次,防止食物污染,剩饭、剩菜等熟食不宜放置于室温过久,如不立即食用,应尽快冷却,10℃以下短暂储存,食用前要彻底翻热。

6. 大肠埃希氏菌食物中毒

(1)病原菌及其生物学特征

埃希氏菌属俗称大肠杆菌属,为革兰氏阴性杆菌,大肠埃希氏菌分为普通大肠埃希氏菌与致病性大肠埃希氏菌两类,普通大肠埃希氏菌在婴儿出生数小时后就进入肠道,多不致病,属于肠道正常菌,还能合成 B 族维生素、维生素 K 及叶酸;致病性大肠埃希氏菌能引起食物中毒,致病性大肠埃希氏菌的种类及特点见表 5-1。

表 5-1 致病性大肠埃希氏菌的种类及特点

种类	感染人群	特点
产肠毒素大肠埃希氏菌(ETEC)	婴、幼儿及旅游者	与霍乱弧菌相似,能产生腹泻的肠毒素
肠道侵袭性大肠埃希氏菌(EIEC)	儿童、成人	不产生肠毒素,能侵入肠黏膜上皮细胞并在细胞内繁殖
肠道致病性大肠埃希氏菌(EPEC)	婴、幼儿	不产生肠毒素,侵入十二指肠、空肠和回肠上段
肠道出血性大肠埃希氏菌(EHEC)	儿童、老人	致病性极强

致病性大肠埃希氏菌对热的抵抗力较弱,60℃时 15~20min 将其杀死。致病性大肠埃希氏菌发生季节以夏、秋季为主,6~9 月份更多见。

(2)引起中毒的食品及污染来源

致病性大肠埃希氏菌传染源是人和动物的粪便。自然界的土壤和水因粪便污染而成为次级污染源。易被致病性大肠埃希氏菌感染的食品有畜(禽)肉类、蛋、水产品、生牛奶和奶制品、豆制品、蔬菜及鲜榨果汁。带菌食品由于加热不彻底或因生熟交叉污染和熟后污染,可引起食物中毒。另外,致病性大肠埃希氏菌可由粪便排出而污染水源、土壤,受污染的土壤与水和带菌者的手均可污染食品经口感染。

(3)中毒的临床表现

起病快,最快 5h,潜伏期为 2~9d。不同致病性大肠埃希氏菌有不同致病机制,临床症状有急性胃肠炎型、急性菌痢型、出血性结肠炎型。急性胃肠炎型潜伏期一般为 10~15h,短者 6h。症状为腹泻、上腹痛和呕吐,粪便呈水样或米汤样。急性菌痢型潜伏期一般为 48~72h,症状为浓黏液血便、腹痛,部分病人有呕吐,发热。出血性结肠炎型中毒前期为腹部痉挛性疼痛和短时间的发热、呕吐,1~2d 内出现非血性腹泻,后导致出血性结肠炎,严重腹痛和便血。

(4)预防

定期清洁厨房、器具,勤洗手,定期清洗工作服等。应从可靠的地方购买新鲜食物,不要光顾无牌小贩。避免进食高危食物,如未经消毒处理的生牛奶,未熟透的碎牛肉和其他肉类食品。食物有需要保留,应该加以冷藏,并尽快食用,食用前应彻底翻热。

7. 肉毒梭菌食物中毒

(1)病原菌及其生物学特征

肉毒梭状芽孢杆菌简称肉毒梭菌(肉毒杆菌),为革兰氏染色阳性厌氧菌。该菌在厌氧环境中可产生外毒素,即肉毒梭菌毒素(简称肉毒毒素)。肉毒梭菌于 1897 年在比利时一次食物中毒事件中首先分离出,肉毒梭菌在密封的罐头中生长最好,常出现在未经妥善消毒的肉食罐头或放置时间过长的肉制品、海味品中。20~25℃形成芽孢,当 pH<4.5 或 pH>9.0 时,或当环境温度低于 15℃或高于 55℃时,肉毒梭菌均不能繁殖,也不产生毒素。肉毒梭菌对热很不稳定,加热 80℃经 10~15min 就可以死亡,但形成芽孢后抵抗力较强,耐热、可长期存活,需经过 180℃加热 5~15min 或高压蒸气 121℃加热 30min 才能将其杀死。肉毒梭菌分泌的毒素是一种强烈的神经毒素,目前已知毒性最强,毒性比氰化钾强一万倍,纯化结晶的肉毒毒素 1mg 能杀死 2 亿只小鼠,对人的致死量约为 0.1μg。肉毒梭菌自然界分布较广,主要存在于土壤、江、河、湖、海的淤泥及人类粪便中,也可存在于蔬菜、水果、谷物中。一年四节均可发生,尤其以冬、春季节最多。

(2)引起中毒的食品及污染来源

引起肉毒中毒的食品,因饮食习惯、膳食组成和制作工艺的不同而有差别。中毒食品国际上 60%的暴发以食入被污染的蔬菜引起的;25%来源于贮藏的鱼类和水果。我国引起中毒的食品大多是家庭自制的发酵食品,如豆瓣酱、豆酱、豆豉、臭豆腐等,有少数发生于各种不新鲜肉、蛋、鱼类食品。欧洲多见于腊肠、火腿和保藏的肉类;美国常见于家庭自制的蔬菜罐头、水果罐头;苏联、日本常见于发酵的生鱼制品。

肉毒梭菌存在的环境较广,其中土壤是重要污染源。土壤表层的肉毒梭菌附着于农作物上使家畜、家禽、鸟类、昆虫也能传播肉毒梭菌。食品在加工、贮藏过程中被肉毒梭菌污染,并产生毒素;制作过程加热不彻底,不能杀死芽孢杆菌;密封、厌氧及合适温度使食品带有毒素,食用前对带有毒素的食品未加热等。

(3)中毒的临床表现

潜伏期数小时至数天不等,一般为 12~48h,最短者 6h。中毒表现前期症状为乏力、头晕、头痛、食欲不振、走路不稳,眼肌及调节功能麻痹,视力模糊、眼睑下垂等。中期症状为咽部肌肉麻痹,吞咽困难、颈肌无力、头下垂等。后期可致呼吸肌麻痹,出现呼吸困难,呼吸衰竭死亡。患者多神志清楚,不发热但脉搏加快。病死率 30%~70%,多发生在中毒后的 4~8d。另外,婴儿中毒症状为便秘,头颈软弱,吞咽困难,眼睑下垂,全身肌张力减退。重症者可因呼吸麻痹致婴儿猝死。

(4)预防

在食品加工过程中应当使用新鲜的原料,避免泥土的污染,加工前彻底洗去附着的泥沙。生产罐头时,严格执行操作规程,保藏过程中出现胖听时要进行检验,无条件检查时应废弃。加工后的食品应避免再污染以及在较高的温度或缺氧的条件下贮存,以防止肉毒毒素的产生。食品在食用前彻底加热,加热温度一般 100℃时 10~20min 可使各型毒素破坏。

三、非细菌性食物中毒

非细菌性食物中毒包括真菌性食物中毒、动(植)物性食物中毒、化学性食物中毒。

(一)真菌性食物中毒

1. 霉变甘蔗中毒

霉变甘蔗中毒是指食用了保存不当而霉变的甘蔗引起的急性食物中毒。常发于我国北方地区的初春季节,发病者多为儿童,且病情常较为严重,甚至危及生命。

(1)病原学

从霉变甘蔗中可分离出真菌为甘蔗节菱孢霉,节菱孢霉最适宜的产毒条件是 15~18℃,

pH 为 5.5 时,其产生毒素为耐热的 3 - 硝基丙酸(3 - NPA),具有很强的嗜神经性,主要损害中枢神经,是一种神经毒。

(2)中毒表现

潜伏期短,最短仅十几分钟,中毒症状最初为一时性消化道功能紊乱,如恶心、呕吐、腹疼、腹泻,随后出现神经系统症状,如头昏、头疼、眼黑和复视。重者可出现阵发性抽搐,抽搐时四肢强直,屈曲内旋,手呈鸡爪状,眼球向上偏向凝视,瞳孔散大,继而进入昏迷。患者可死于呼吸衰竭,幸存者则留下严重的神经系统后遗症,导致终生残废。

(3)预防

要会鉴别霉变甘蔗,霉变甘蔗质软,瓤部比正常甘蔗色深,呈浅棕色,闻之有轻度霉味。另外,甘蔗应随割随卖,不要存放。

2. 赤霉病麦中毒

赤霉病麦是由于霉菌中的镰刀菌感染了麦类、玉米等谷物所致。不仅使谷物减产,而且镰刀菌在合适的条件下可产生毒素,引起人中毒及犬、猪、马等动物中毒。

(1)病原学

赤霉病麦的病原菌属镰刀菌属,也称链孢菌属,属于半知菌纲丛梗孢目瘤痤菌科。种类较多,分布较广,包括禾谷镰刀菌、串珠镰刀菌、三线镰刀菌等,国内谷物感染以禾谷镰刀菌占多数。引起中毒的有毒成分是镰刀菌产生的代谢产物,禾谷镰刀菌在气温 16 ~ 24℃、湿度 85%时最适宜繁殖产毒。

镰刀菌产生的有毒毒素为镰刀菌毒素,可分为两大类:一类是单瑞孢霉类毒素,具有致呕吐作用,该毒素耐热,110℃时 1h 才能被破坏;另一类是具有雌性激素作用的玉米赤霉烯酮类。赤霉病麦中毒是单瑞孢霉类毒素所致。发生赤霉病的病麦,其麦粒颜色灰暗带红,谷皮皱缩,胚芽发红。我国麦类赤霉病每 3 ~ 4 年有一次大流行,每流行一次,就发生一次人畜食物中毒。在赤霉病麦流行的地区,多发于麦收季节,因食用受病害的新麦或库存病麦而致。进食数量越多,发病率越高,发病程度越严重。

(2)中毒症状

潜伏期短,多在食后 10 ~ 30min 发病。中毒主要症状为恶心、呕吐、腹痛、腹泻、头晕、头痛、手足发麻、四肢酸软、步态不稳、颜面潮红,形似醉酒,又称"醉谷病"。重者可出现呼吸、体温、血压波动,一般持续 2h 后恢复正常。

(3)预防

①加强田间和贮藏期的防菌措施。加强田间管理,预防谷物感染镰刀菌,储存粮食应防止霉变。对已霉变的谷物,应采取去毒措施,可采用碾磨去皮法、稀释病麦法或比重分离病麦法去除毒素。

②去除或减少粮食中病粒或毒素。可采用比重分离病麦法(用 1:18 的盐水分离,病麦上浮)、稀释病麦法(使病麦粒比例降至 3% ~ 5%)、碾磨去皮法去除毒素。

③制定粮食中赤霉病麦毒素的限量标准,加强粮食卫生管理。

3. 霉变甘薯中毒

霉变甘薯中毒指甘薯被霉菌污染并产生毒素,被人食用后引起的霉菌性食物中毒。

(1)病原学

甘薯(又名红薯、甜薯、地瓜等)由于贮存不当,可因霉菌作用而引起表面出现黑褐色斑块,变苦、变硬等,称为黑斑病。黑斑病是由甘薯长喙壳菌或茄病镰刀菌所引起。霉变甘薯的毒素有甘薯黑斑霉酮、甘薯霉斑醇、甘薯霉斑二醇等。毒素耐热性较强,生食或熟食均可引起中毒,毒素在中性环境下很稳定,但遇到酸、碱都能被破坏。

(2)中毒表现

霉变甘薯中毒的潜伏期较长,一般在食后 24h 发病。轻度中毒者有头痛、头晕、恶心、呕吐、腹泻等,严重中毒者有恶心,多次呕吐、腹泻,并有发热、肌肉颤抖、心悸、呼吸困难、视力模糊、瞳孔扩大,甚至可有休克、昏迷、瘫痪乃至死亡。

(3)预防

①防止甘薯被霉菌污染。在收获、运输和贮存过程中防止薯体受伤,在贮存过程中要保持较低的温度和湿度。

②要会识别并且不食用霉变甘薯。霉变甘薯的表面有圆形或不规则的黑褐色斑块,薯肉变硬,具有苦味、药味。霉变甘薯不论生吃、熟食或做成薯干食用均可造成中毒。只有轻微霉变的甘薯可去掉霉变部分的薯皮薯肉,浸泡煮熟后少量食用。

4. 麦角中毒

麦角中毒指食用含有麦角的谷物而引起的食物中毒。

(1)病原学

麦角是麦角菌的休眠体。麦角菌是致禾本科植物病害的一种真菌。麦角菌的孢子落入三麦花蕊的子房中繁殖发育,形成菌丝,经 2～3 周后,即在麦穗上形成麦角。麦角中含有麦角生物碱、麦角胺、卖碱等多种有毒的麦角生物碱。麦角的毒性程度与其所含生物碱多少有关,通常含量为 0.015%～0.017%,也有高达 0.22% 者。麦角的毒性非常稳定,可保持数年之久,焙烤时毒性也不破坏。

易受麦角菌侵染的谷物主要有黑麦、小麦、大麦、谷子、玉米、水稻、燕麦、高粱等。当谷物中夹杂有大量的麦角,在加工中未能清除,食用后即引起中毒,暴发常发生在多雨的年份。

(2)中毒表现

麦角中毒可分为两类:即坏疽型麦角中毒和痉挛型麦角中毒。坏疽型麦角中毒的症状包括剧烈疼痛,肢端感染和肢体出现灼焦和发黑等坏疽症状,严重时可出现断肢;痉挛型麦角中毒的症状是神经失调,出现麻木、失明、瘫痪和痉挛等症状。

(3)预防

①清除食用粮谷及播种粮谷中的麦角,可用机械净化法或用 25% 食盐水浮选漂出麦角。

②规定谷物及面粉中麦角的容许量标准,我国暂定标准 0.1g/kg。

③检查化验面粉中是否含有麦角及其含量是否符合标准,按 GB/T 5009.36—2003《粮食卫生标准的分析方法》中麦角规定进行检验。

(二)植物性食物中毒

1. 毒蕈中毒

毒蕈中毒是指误食某些有毒蘑菇而引起的中毒。

(1)病原学

毒蕈又称毒蘑菇,在我国目前已鉴定的蕈类中,可食的有 300 种,有毒类约 100 种,可致人死亡至少有 10 种。毒蕈中毒多发生在高温多雨的夏、秋季节,由于采集野生蕈类因缺乏经验而误食中毒。

（2）毒蕈毒素与中毒表现

毒蕈的有毒成分十分复杂，一种毒蕈可以含有几种毒素，而一种毒素又可存在数种毒蕈之中。

①胃肠炎型。潜伏期一般为0.5~6h，多在食后2h左右发病，最短仅10min，症状为剧烈恶心、呕吐，有的剧烈腹泻，不发热。

②神经、精神型。潜伏期一般为0.5~4h，表现为常狂笑、手舞足蹈、闭眼时幻觉更明显，重症病人出现精神错乱、抽搐、昏迷等。引起此类型中毒的毒素主要包括：毒蝇碱，是一种生物碱，溶于酒精和水，不溶于乙醚，存在于毒蝇伞蕈、丝盖伞蕈属、杯伞蕈属等，北方均有生长；蜡子树酸及其衍生物，毒蝇伞蕈属的一些毒蕈含有此类物质；光盖伞素及脱磷酸光盖伞素，存在裸盖菇属及花褶伞属蕈类；幻觉原，存在于橘黄裸伞蕈中，黑龙江、福建、云南、广西等均有。

③溶血型。潜伏期6~12h，初期表现恶心、呕吐等，3~4d后出现溶血性黄疸、肝脾肿大；严重者心律不齐、抽搐、昏迷等。中毒由鹿花蕈引起，有毒成分为鹿花毒素，有强烈的溶血作用，破坏红细胞。

④肝脏损害型。潜伏期短，出现肝、肾、心、脑等脏器损害。有毒成分为毒肽类和毒伞肽类，存在于毒伞蕈属、褐鳞小伞蕈及秋生盔孢伞蕈中。

⑤光过敏性皮炎型。误食猪嘴磨引起，开始身体裸露部位出现肿胀、疼痛，特别是嘴唇肿胀、外翻，形如猪嘴，指甲部剧痛、指甲根部出血等。

（3）预防

制定食蕈和毒蕈图谱，并广为宣传以提高群众鉴别毒蕈的能力，防止误食中毒。在采集蘑菇时，应由有经验的人进行指导。凡是识别不清或未曾食用过的新蕈种，必须经有关部门鉴定，确认无毒方可采集食用。

2. 发芽马铃薯中毒

马铃薯中毒是指误食了发芽的马铃薯所引起的中毒。

（1）病原学

马铃薯中含有龙葵素，又名龙葵碱，是难溶于水而溶于薯汁的生物碱。马铃薯正常情况下含龙葵碱较少，龙葵碱一般含量为2~10mg/100g，在贮藏过程中逐渐增加，但马铃薯发芽后，其幼芽和芽眼部分的龙葵碱含量较高，可达35~40mg/100g，人食入后可引起中毒。龙葵碱对胃肠道黏膜有较强的刺激作用，对呼吸中枢有麻痹作用，并能引起脑水肿、充血，以春末夏初季节常见。

（2）中毒表现

潜伏期进食后10min至数小时出现症状。中毒症状先有咽喉抓痒感及灼烧感，上腹部灼烧感或疼痛，其后出现胃肠炎症状，剧烈呕吐、腹泻，可导致脱水、血压下降，还可出现头晕、头痛、轻度意识障碍、呼吸困难。重者可因心脏衰竭、呼吸中枢麻痹死亡。

（3）预防

马铃薯应低温贮藏，避免阳光照射，防止生芽。不吃生芽过多、黑绿色皮的马铃薯。生芽较少的马铃薯应彻底挖去芽的芽眼，并将芽眼周围的皮削掉一部分。这种马铃薯不易炒吃，应煮、炖、红烧吃。烹调时加醋，可加速破坏龙葵碱。

3. 含氰苷类食物中毒

（1）病原学

许多高等植物中含有氰苷，含氰苷类食物中毒有苦杏仁、李子仁、桃仁、樱桃仁、枇杷仁、亚麻仁等中毒及木薯中毒,其中以苦杏仁及木薯中毒最常见。杏仁中含有苦杏仁苷,木薯和亚麻籽中含亚麻苦苷。木薯块根中氰苷的含量因栽培季节、品种、土壤和肥料等因素的影响而不同。

苦杏仁中毒常发生于儿童生吃水果核仁,或不经医生处方自用苦杏仁治疗小儿咳嗽而引起中毒。苦杏仁苷为剧毒,氢氰酸对人的最低致死量经口测定为 0.5~3.5mg/kg 体重。小孩吃 6 粒苦杏仁,大人吃 10 粒就能引起中毒;小孩吃 10~20 粒,大人吃 40~60 粒可致死。木薯中毒主要是由于食用未经合理加工处理的木薯或生食木薯而引起。

(2)中毒表现

苦杏仁中毒潜伏期为 0.5~5h,木薯中毒潜伏期为 1~12h。初期为口中苦涩、流涎、头晕、头痛、恶心、呕吐、心悸、脉频及四肢软弱无力等症状。重症者胸闷、呼吸困难。严重者意识不清、昏迷、四肢冰冷,最后因呼吸麻痹或心跳停止而死亡。

(3)预防

①向群众尤其是儿童宣传不要生吃各种核仁(特别是苦杏仁、苦桃仁)。用杏仁加工食品时,应反复用水浸泡,加热煮熟或炒透,去其毒性。

②推广含氰苷极低的木薯品种,并改良木薯种植方法,尽量在硝酸态氮较低的土地上种植。

③木薯在食用前去皮,水洗薯肉,可以溶解氰苷除去部分毒素。在木薯加工中采用切片水浸晒干法(鲜薯去皮,切片,浸水 3~6d,沥干,晒干)、熟薯水浸法(去皮,切片,煮熟,浸水 48h,沥干,蒸热)、干片水浸法(干薯片水浸 3d,沥干,蒸熟)等方法,去毒效果良好。

④禁止生食木薯及不喝煮木薯的汤。

(三)动物性食物中毒

1. 河豚鱼中毒

河豚又名鲀、气泡鱼,是一种味道鲜美但含有剧毒物质的暖水性海洋底栖无鳞鱼类。河豚中毒是世界上最严重的动物性食物中毒,江浙一带流传一句话"拼死吃河豚"。

(1)病原学

河豚所含有毒性成分为河豚毒素,化学名称为氨基全氢间二氮杂萘,是一种毒性强烈的非蛋白类神经毒素,该毒素 0.5mg 能毒死一个体重 70kg 的人。毒素呈无色棱柱状结晶体,难溶于水,易溶于食醋。碱性容易中易分解,对热稳定,煮沸、盐腌、日晒均不被破坏,在 100℃ 时加热 7h,120℃ 时加热 60min 或 200℃ 时加热 10min 才能被破坏。pH >7 或 pH <3 时不稳定。

河豚鱼的卵巢和肝脏毒性最强,除卵巢和肝脏毒性最强以外,其余部分如肾脏、血液、眼睛、鳃和皮肤也含有毒素。鱼死亡后较久时,内脏毒素可渗入肌肉,使本来无毒的肌肉也含毒,河豚的毒素常随季节变化而有差异,每年 2~5 月为卵巢发育期,毒性最强;6~7 月产卵后,卵巢萎缩,毒性减弱,中毒多发生在春季。

(2)中毒表现

河豚鱼中毒发病急,潜伏期一般 10~45min,长者达 3h。中毒症状表现为先感觉手指、口唇、舌尖麻木或有刺痛感,然后出现恶心、呕吐、腹痛、腹泻等胃肠道症状,最后以至身体摇摆,甚至全身麻痹成瘫痪状。严重者眼球运动迟缓、言语不清、呼吸困难、最后呼吸衰竭而死亡。

（3）预防

①加强宣传教育，防止误食。教育人们不食用河豚，要大力宣传河豚的危害性，提高识别能力，水产收购、加工、供销等部门应严格把关，防止鲜河豚进入市场或混进其他水产品中，餐饮业中从事烹饪的员工必须学会识别河豚的技能，如有发现立即销毁，不得加工销售，严禁河豚流入市场。

②新鲜河豚鱼应统一加工处理。加工时应去净内脏、皮、头，洗净血污，制成盐腌加工品，或者制成罐头（经高温杀菌，毒素破坏）经鉴定合格后方可食用。不新鲜的河豚鱼不得食用，内脏、头、皮等须作专门处理，不得任意丢弃。

2. 有毒贝类中毒

（1）病原学

有毒贝类中毒系由于食用某些贝类引起，中毒特点为神经麻痹，故称为麻痹性贝类中毒。我国浙江、福建、广东等地曾多次发生贝类中毒，导致中毒的贝类有蚶子、花蛤、织纹螺等常食用的贝类。有毒藻类主要为甲藻类，特别是一些属于膝沟藻科的藻类。毒藻类中的贝类麻痹性毒素主要是石房蛤毒素，为白色，易溶于水，耐热，胃肠道易吸收。石房蛤毒素是一种神经毒，对人经口致死量约为 $0.54 \sim 0.9$mg。

（2）中毒表现

潜伏期短，仅数分钟至 20min，突然发病，唇、舌、麻木、头晕恶心、胸闷乏力等。部分病人伴有低烧，重症者则昏迷，最后因呼吸衰竭窒息而死亡。

（3）预防

①建立疫情报告和定期监测制度。定期对贝类生长水域采样进行显微镜检查，如发现水中藻类细胞增多，即有中毒的危险，应对该批贝类作毒素含量测定。

②规定市售贝类及加工原料贝类中的毒素最低限量。美国对冷藏鲜贝肉含石房蛤毒素的限量为 $\leqslant 80\mu g/100g$；对罐头原料用贝肉中毒素限量为 $\leqslant 20\mu g/100g$。

③做好卫生宣传教育，介绍安全食用贝类的方法。贝类毒素主要积聚于内脏，如除去内脏、洗净、水煮、捞肉弃汤，可使毒素降到最小程度。

3. 鱼类引起的组胺中毒

鱼类组胺中毒是由于食用含有一定数量组胺的某些鱼类而引起的过敏性食物中毒。引起此种过敏性食物中毒的鱼类主要是海产鱼中的青皮红肉鱼。

（1）病原学

青皮红肉的鱼类（如鲣鱼、鲐鱼、秋刀鱼、沙丁鱼、竹荚鱼、金枪鱼等）肌肉中含血红蛋白较多，因此组氨酸含量也较高。一旦受到富含组氨酸脱羧酶的细菌（如莫根氏变形杆菌、组胺无色杆菌、埃希氏大肠杆菌、链球菌、葡萄球菌等）污染后，可使鱼肉中的游离组氨酸脱羧基形成组胺。环境温度在 $10 \sim 37$℃，特别是在 $15 \sim 20$℃下，有氧、中性或弱酸性（pH6 $\sim$ pH6.2）和渗透压不高（盐分 3% $\sim 5\%$）的条件下，易于产生大量组胺。当鱼品中组胺含量达到 4mg/g 时，即可引起中毒。人体摄入组胺达 100mg 以上时，即易发生中毒，同时也与个人体质的过敏性有关。其他氨基酸脱羧产物如尸胺、腐胺与组胺发生协同作用，使毒性增强。

（2）中毒表现

潜伏期一般为 $0.5 \sim 1$h，最短可为 5min。发病快、症状轻、恢复迅速，偶尔有死亡。中毒症状以局部或全身毛细血管扩张等为主，主要症状为脸红、头晕、头痛等，部分病人出现眼结膜充血、脸发胀、唇水肿、荨麻疹等。

(3)预防

①在鱼类产、储、运、销各环节进行冷冻冷藏,尤其是远洋捕捞鱼更应注意冷藏。

②对在产运过程中受过严重污染或脱冰受热的鲐、鲣等鱼须作组胺含量检测,凡含量超过100mg/100g 不得上市销售,应改作盐腌加工,使组胺含量降至允许量以下才得上市。

③市场供应的鲜鱼应采用冷藏货柜或加冰保鲜,凡青皮红肉鱼类应有较高的鲜度,严禁销售变质鱼类。

④对体型较厚的鱼腌制加工时,应劈开背部以利盐分渗入,使蛋白质较快凝固。用盐量不应低于25%。

⑤消费者选购青皮红肉鱼类时,应特别注意鱼的新鲜度和质量。烹调加工时,将鱼肉漂洗干净,充分加热,采用油炸和加醋后烧或炖等方法可使组胺减少。

(四)化学性食物中毒

1. 砷化合物中毒

(1)病原学

砷的化合物一般都有剧毒。最常见的是三氧化二砷,俗称砒霜、白砒、信石,为白色粉末,无臭无味,较易溶于水。三氧化二砷和一些砷化物如砷酸钙、亚砷酸钙、砷酸钠、亚砷酸钠、砷酸铅等广泛用于杀灭农业害虫。这些砷化物毒性较高,人类接触机会也较多,所以极易引起中毒。引起砷食物中毒的主要原因包括:

①食品加工时,所使用的原料或添加剂中含砷量过高。如滥用含砷过高的色素,或使用含砷过高的盐酸、碱等加工助剂。

②含砷化合物混入食物引起中毒。如误食含砷农药拌种的粮食,误食含砷农药毒死的禽(畜)或不按规定滥用含砷杀虫剂喷洒果树和蔬菜,以致残留量过高,或者用盛过砷农药的容器盛装粮食和其他食品,用碾磨过砷农药的工具加工粮食从而污染食品。

(2)中毒表现

潜伏期为数十分钟至数小时,平均 1～2h,患者口腔和咽喉有灼烧感,口渴及吞咽困难,口中有金属味,随后出现恶心、呕吐、剧烈腹疼、顽固性腹泻、脉搏加快、微弱、颜面及眼睑浮肿,头昏、头痛、四肢麻木。由于剧烈的呕吐、腹泻可致脱水、血压下降,严重者可引起昏迷、惊厥和虚脱,常因呼吸衰竭而死亡。

(3)预防

①对砷化合物必须严格保管,并标上"极毒"标志。

②食品生产加工过程使用的某些化学物质,如添加剂等必须符合卫生质量要求,其砷含量应符合国家食品卫生标准的要求。

③农药要健全管理制度和领用手续,有专人和专库妥善保管。农药不准与粮食和其他食品混放、混运。含砷农药必须染成红色,贴上极毒标志防止误用误食。已拌过农药的种子应及时处理或专人保管,严禁食用。凡因含砷农药中毒死亡的禽(畜),必须销毁深埋,严禁食用。

④盛装过含砷农药的容器和包装材料,不得再装任何食品。

⑤严禁用加工食品的磨、碾子等工具加工砷制剂。

2. 亚硝酸盐中毒

（1）病原学

亚硝酸盐中毒一般是因食入含有大量硝酸盐和亚硝酸盐的蔬菜，或误将亚硝酸盐当做食盐食用而引起的食物中毒。食物中亚硝酸盐的来源与植物生长的土壤有关，大量施用含氮化肥，植物中硝酸盐、亚硝酸盐含量增高。其次，蔬菜贮存过久或发生腐烂，亚硝酸盐含量也会升高；煮熟的蔬菜放置太久，原含有的硝酸盐会在细菌的作用下还原为亚硝酸盐；腌制蔬菜在 7～15d 亚硝酸盐含量较高。另外，肉制品中过量加入作为发色剂的硝酸盐或亚硝酸盐，或用苦井水煮粥和食物，或将硝酸盐当食盐等均使食物中亚硝酸盐含量增加而引起中毒。对于胃肠功能紊乱者，过量摄入含硝酸盐多的蔬菜时，也会导致中毒的发生。

（2）中毒表现

潜伏期长短与摄入亚硝酸盐的量和中毒原因有关。误食引起中毒一般在食用后 10min 左右发病，其他原因引起多在食用后 1～3h 发病。中毒的主要症状为口唇、指甲以及全身皮肤出现紫绀等组织缺氧表现，并有头晕、头痛、心率加速、嗜睡、烦躁不安、呼吸急促恶心、呕吐、腹痛和腹泻等症状。严重者可有心率减慢、心律不齐、昏迷和惊厥，常死于呼吸衰竭。

（3）预防

①蔬菜应妥善保存，防止腐烂，不吃腐烂的蔬菜。

②食剩的饭菜不可在高温下存放长时间后再食用。

③勿食大量刚腌的菜，腌菜时盐应多放，至少腌至 15d 以上再食用。

④肉制品中硝酸盐和亚硝酸盐用量要严格按国家卫生标准规定，不可多加。

⑤苦井水勿用于煮粥，尤其勿存放过夜。

⑥防止错把亚硝酸盐当食盐或碱面用。

四、食物中毒的调查与处理

（一）食物中毒调查

1. 调查目的

确定是否食物中毒及何种类型的食物中毒，查明食物中毒发生的原因，采取切实可行的预防措施，防止中毒继续发生。另外，对病人的急救治疗提供可靠依据，以便对已采取的急救治疗措施给予补充或纠正。

2. 调查的步骤和方法

（1）初步调查

在现场首先了解中毒发生的简要情况，包括中毒发生时间、地点、进食与中毒人数、可疑中毒食物及进餐时间、场所、中毒症状、发病经过，已采取的急救治疗措施及其效果。

（2）中毒食品和原因调查

调查患者发病前 48h 内所进食的食品种类、卫生质量、来源、购买场所和时间，产、运、贮、销、烹调加工和就餐过程及其卫生状况。综合以上情况经全面分析，即可将可疑食物逐渐集中于某一餐的几种或一种食物上。

为了判定可能是哪种类型的食物中毒，还须进一步调查潜伏期长短、临床症状等，进行综合分析即可初步确定是否为食物中毒，是哪种类型的食物中毒。

为了验证以上初步调查的结论是否正确,应由发生食物中毒的单位或个人提供,按照食物来源和生产过程逐步调查。如食品原料,辅助材料的来源,加工前存放的场所、容器、存放的温度及时间,卫生状况,加工前食品的形状,烹调方法及加热温度和时间,食物烹调加工后存放的场所、温度及存放时间,有无接触化学毒物等而被再污染的可能性,以及生熟交叉污染的可能性,炊事及管理人员有无带菌的可能性。应注意在中毒发生前的短期内,车间或厨房的各种设备、制度、人员分工等是否有变更;主要原料、辅料是经常用的,还是新购进的,有无检验合格证明。若可疑食品为肉制品,牲畜宰前有无感染沙门氏菌的可能性及死后污染等。同时,应对中毒现场的环境卫生、加工场所的卫生条件,包括对供销和生产加工单位的卫生状况等进行调查。

通过对中毒原因的调查,可提出控制本次食物中毒必须立即采取的措施和日后的预防措施。

(二)食物中毒处理

为了迅速有效地制止中毒,调查时必须对现场及时进行有效处理。首先要立即收集和就地封存一切可疑食物,对已零散售出的同批食物应全部查清并立即追回。经采样化验后,如含有病因物质的食物,则应根据具体情况或进行无害化处理或予以销毁,以免引起再次中毒,作饲料也应慎重。其次,对接触有毒食品的食具、容器、用具、设备等进行沸煮或蒸汽消毒15～30min,或用1%～2%热碱水、0.2%～0.5%漂白粉水溶液洗净消毒。对患者呕吐物可用20%漂白粉溶液或3%来苏尔或5%石碳酸消毒。污染的地面、墙壁用5%来苏尔擦洗消毒。清理环境及消灭苍蝇、老鼠、蟑螂等。如属化学性食物中毒,应将所有接触有毒食品的工具、器具、设备等彻底清洗消除污染,引起中毒的包装材料应予或改为非食品用。

 复习思考题

1.食物中毒的概念及分类?
2.细菌性食物中毒发生的原因及其预防?

第三节　各类食品的卫生管理

一、植物性食品卫生

(一)粮豆类卫生

1. 粮豆的卫生问题

(1)微生物污染

粮豆在农田生产期、收获及储藏过程中的各个环节均可受到霉菌污染。当环境湿度较大、温度增高时,霉菌易在粮豆中生长繁殖使粮豆发生霉变,影响粮豆的感官性状改变,降低和失去营养价值,而且还可能产生相应的霉菌毒素,对人体健康造成危害。常见污染粮豆的霉菌有曲霉、青霉、毛霉、根霉和镰刀菌等。

（2）农药残留

粮豆中农药残留可来自防治病虫害和除草时直接施用的农药,和通过水、空气、土壤等途径将环境中污染的农药吸收,进入粮豆作物中。

（3）有害毒物

主要是汞、镉、砷、铅、铬、酚和氰化物,其原因主要是用未经处理或处理不彻底的工业废水和生活污水对农田、菜地的灌溉而造成。

（4）仓储害虫

我国常见的仓储害虫有甲虫（大谷盗、米象、谷蠹和黑粉虫等）、螨虫（粉螨）及蛾类（螟蛾）等50余种。当仓库温度在10℃以下时,害虫活动减少。仓储害虫在原粮、半成品粮豆上都能生长并使其失去或降低食用价值。

（5）其他污染

包括无机夹杂物和有毒种子的污染。泥土、沙石和金属是粮豆中的主要无机夹杂物,可来自田园、晒场、农具和加工机械,影响粮豆的感官性状,且可能损伤牙齿和胃肠道组织。此外,粮豆在农田生长期和收割时,可混入有毒植物种子如麦角、毒麦、麦仙翁子。

2. 粮豆的卫生管理

（1）控制粮豆水分

为防止霉菌和仓储害虫生长繁殖,应将粮豆水分含量控制在安全水分以下,一般粮谷安全水分控制为12%～14%,豆类为10%～13%。储藏温度和湿度过高会增加霉变和变质的危险性,应尽量降低温度和湿度。

（2）搞好仓库卫生

控制好仓库内的温度和湿度,及时翻倒、晾晒、降温,掌握相应气象条件门窗启闭规律,发现问题及时采取措施,做好定期消毒工作,控制好熏蒸剂、杀虫剂、杀菌剂的使用量及残留量。

（3）搞好粮豆运输,销售卫生

粮豆运输时,铁路、交通、粮食部门要认真执行各项规章制度,防止意外污染。

（4）防止农药和有害金属的污染

要控制好药用品种和剂量、施药方式、残留量标准。因此,必须严格遵守《农药安全使用规定》（原农牧渔业部、卫生部第4号文）、《农药安全使用标准》（GB 4285—1989）、《农田灌溉水质标准》（GB 5084—2005）及有关食品辐照的卫生标准,并做到定期检测。

（5）防止无机夹杂物和有毒种籽的污染

在粮豆的选种、农田管理、收获、加工过程中,防止无机夹杂物和有毒种籽对粮豆造成污染。

（二）蔬果的卫生

1. 蔬果的卫生问题

（1）微生物和寄生虫卵的污染

蔬果种植利用人畜的粪、尿作肥料,可被肠道致病菌和寄生虫卵污染。在收获、运输和销售过程中卫生管理不当,可被肠道致病菌和寄生虫卵污染,一般表皮破损严重的水果大肠杆菌检出率高,与肠道传染病的传播有密切关系。

（2）工业废水和生活污水的污染

用生活污水灌溉菜田与果田可增加肥源和水源,提高蔬果产量,并使污水在灌溉中得到净化,减少对水体的污染。但未经无害化处理的工业废水和生活污水,可使蔬果受到其中有害物质的污染。废水中的有害物质还可影响蔬果的生长。

(3)蔬果中的农药残留

用过农药的蔬果在收获后,常会有一定量农药残留,尤其是绿叶蔬菜,如果残留量大将对人体产生一定危害。我国常有鸡毛菜等绿叶蔬菜刚喷洒农药就上市,容易造成农药中毒。

(4)腐败变质

蔬果含有大量的水分,水分中又溶有大量的营养物质,适宜于细菌、霉菌等微生物的生长。水果组织脆弱,轻微的机械作用就可导致损伤,发生组织溃破及腐烂。采收后生命活动仍在旺盛地进行,当储藏条件稍有不适,极易腐败变质。

(5)亚硝酸盐

肥料和土壤中氨氮除大部分参加了蛋白质合成外,还有一小部分通过硝化及亚硝化作用形成硝酸盐及亚硝酸盐。正常生长情况下,蔬果中硝酸盐与亚硝酸盐的含量是很少的,但在生长干旱的环境时,收获后不恰当的环境下存放或腌制,硝酸盐与亚硝酸盐的量有所增加。蔬菜中硝酸盐与亚硝酸盐含量多时,一方面引起作物的凋谢枯萎;另一方面人畜食用后就会引起中毒。减少蔬果中硝酸盐与亚硝酸盐含量的办法,主要是合理的田间管理和低温储藏。另外,不要食用没有腌透的咸菜。

2. 蔬果卫生管理

(1)防止腐败变质

为避免腐败和亚硝酸盐含量过多,新鲜的蔬果采收后及时食用。如要储藏,应剔除有外伤的蔬果,保持其外形完整,进行低温储藏,控制其生命活力,以防止腐败变质。一般可采用冷藏、速冻、结合保鲜剂、辐照的办法延长保藏期。

(2)防止致病菌及寄生虫污染

人畜粪便采用沼气法进行无害化处理;蔬菜摘净残叶,去除烂根,蔬果清洗干净后包装上市,生食蔬菜应清洗烫漂或化学法消毒净化;工业或生活污水应先沉淀驱除寄生虫或采用地下灌溉的方式,避免污水与蔬果直接接触。

(3)控制农药残留及有害化学物质污染

限制使用残效期长的农药,甲胺磷、对硫磷等高毒农药不允许使用,应选用高效低毒低残留农药;根据农药的毒性和残效期,确定使用次数、剂量和安全间隔期;制定蔬果农药最大残留量标准,对激素类农药慎重使用。另外,对利用含有汞、镉、有机氯等有毒物质的工业废水时应慎重,应进行无害化处理。吃腌制品蔬菜时要避开硝酸盐和亚硝酸盐的高峰期。

二、动物性食品卫生

(一)畜肉的卫生

1. 畜肉的卫生问题

(1)腐败变质

牲畜屠宰后,要经过僵直、后熟、自溶和腐败四个阶段。从自溶开始,细菌有可能侵入畜肉繁殖。细菌的酶使蛋白质、含氮物质分解,肉的 pH 上升,导致腐败变质。腐败肉含有蛋白质和脂肪分解产物,包括吲哚、硫醇、尸胺、酮类和细菌毒素等,可使人中毒。因此,腐败变质的肉类食品不能再食用。另外,不适当的生产加工和保藏条件也会促进肉类腐败变质,包括健康牲畜在屠宰、加工、运输、销售等环节被微生物污染;病畜屠宰前即有细菌侵入,肉品不具备杀菌能力,细菌繁殖并蔓延全身;牲畜屠宰后肉的后熟力不强,产生乳酸较少,较难抑制细菌的生长繁殖,引起腐败变质。

（2）人畜共患传染病及寄生虫病

人畜共患传染病和寄生虫病主要有炭疽、鼻疽、口蹄疫、猪丹毒、结核、囊虫、旋毛虫、蛔虫、弓形虫病等。进食病死畜肉、接触病畜及其制品引起疾病传染。另外,有些牲畜疾病如猪瘟、猪出血性败血症虽然不感染人,当牲畜患病以后,可以继发沙门菌感染,同时可以引起人的食物中毒。因此,这些传染病和寄生虫病对人体危害大,严重导致死亡。

（3）药物残留

动物用药包括抗生素、抗菌素、抗寄生虫药、激素及生长促进剂。常见的药物抗生素类有内酰胺类（青霉素、头孢菌素）、氨基苷类（庆大霉素、卡那霉素、链霉素、新霉素）、四环素类（土霉素、金霉素、四环素、强力霉素）、大环内酯类（红霉素、螺旋霉素）、多肽类（黏菌素、杆菌肽）以及氯霉素、新生霉素等;合成的抗菌素有磺胺类、喹啉类、痢特灵、抗原虫药;天然型激素有雌二醇、黄体酮;抗寄生虫药有苯异咪唑类等。为了预防和治疗牲畜疾病以及提高产量,有些地区在牲畜治疗中添加药量大,持续时间长,导致畜肉药物残留或导致中毒,危害人体健康。

2. 畜肉及制品的卫生评价

在我国食品卫生标准中,对鲜猪肉、鲜羊肉、鲜牛肉以及各类肉制品均有具体的卫生要求。

（1）新鲜猪肉的卫生评价

新鲜猪肉的感官主要从色泽、黏度、弹性、气味和肉汤等方面提出,新鲜猪肉感官检验指标见表5-2,新鲜肉理化指标见表5-3。

表5-2　新鲜猪肉感官指标

鉴别内容	新鲜度	感官指标
外观	新鲜肉	外表有微干或微湿润的外膜,呈淡红色,有光泽,切断面稍湿、不粘手,肉汁透明
	次鲜肉	外表有微干或微湿润的外膜,呈暗灰色无光泽,切断面比新鲜肉暗,有黏性,肉汁浑浊
	变质肉	表面外膜极度干燥或粘手,呈灰色或淡绿色,发黏并有霉变现象,切断面也呈暗灰色或淡绿色,很黏,肉汁严重浑浊
气味	新鲜肉	具有鲜猪肉正常的气味
	次鲜肉	在肉的表面能嗅到轻微的氨味、酸味或酸霉味,但在肉的深层却没有这些味
	变质肉	腐败变质的肉,不论在肉的表面还是深层均有腐败气味
弹性	新鲜肉	质地紧密富有弹性,用手指按压凹陷后立即复原
	次鲜肉	肉质比新鲜肉柔软、弹性小,用指头按压凹陷不能马上复原
	变质肉	组织失去原有的弹性,用指头按压的凹陷不能恢复,有时会将肉刺穿
脂肪	新鲜肉	呈白色,有光泽,有时呈肌肉红色,柔软富有弹性
	次鲜肉	呈灰色,无光泽,粘手,有时略带油脂酸败味和哈喇味
	变质肉	表面污秽、有黏液,常霉变呈淡绿色,脂肪组织很软,具有油脂酸败气味

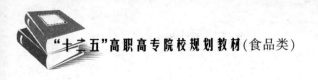
续表

鉴别内容	新鲜度	感 官 指 标
煮沸后的肉汤	新鲜肉	肉汤透明、芳香,汤表面聚集大量油滴,气味和滋味鲜美
	次鲜肉	肉汤浑浊,表面油滴少,没有鲜香滋味,略带油脂酸败和霉变气味
	变质肉	肉汤极浑浊,汤内漂浮絮状的烂肉片,表面几乎无油滴,具有浓厚的油脂酸败或腐败臭味

表5-3　新鲜肉的理化指标

项目	新鲜肉	次鲜肉	变质肉
挥发性盐基氮/(mg/100g)	≤15	15～25	≥25
汞/(mg/kg)		≤0.05	

感官检验主要作为鉴定肉品是否腐败变质的指标之一,实验室可利用挥发性盐基氮作为检测指标。

(2)冻肉的卫生评价

冻肉指屠宰后经过预冷、急冻、低温冻藏,深层肉温在-15℃以下的肉品。由于低温能抑制微生物生长与繁殖,抑制酶的活性,故能保持较长时期而不变质。但长期冷藏的冻肉,脂肪发生氧化性酸败,霉菌缓慢生长,导致冻肉表层出现霉点或霉斑,嗜冷菌生长繁殖引起肉品表面发黏、深层腐败、发光、变色、出现异味等现象。冻猪肉的感官指标见表5-4。冻猪肉的理化指标与新鲜猪肉相同。

表5-4　冻猪肉的感官指标

指标项目	新鲜肉	次新鲜
色泽	肌肉有光泽,色红均匀,脂肪洁白,无霉点	肌肉稍暗红,缺乏光泽,脂肪微黄或有少量霉点
组织状态	肉质紧密,有坚实感	肉质柔软或松弛
黏度	外表及切面微湿润,不粘手	外表湿润,微粘手,切面有渗出液,不粘手
气味	无异味	稍有氨味或酸味

(3)肉制品的卫生评价

肉制品指以新鲜优质肉为原料加工而成的各种肉类产品,包括肉馅、咸肉、腊肉、香肠、火腿和肉松等。主要肉制品的卫生指标见表5-5。

表5-5　主要肉制品的卫生指标

肉制品	正常质量指标	变质质量指标
肉馅	红白分明,气味正常,不含有脏肉、碎屑、血筋等杂物	呈灰暗色或暗绿色,有氨味、酸味或臭味,含血筋,内脏等杂物较多
肉松	呈金黄色,有光泽,肌肉纤维纯洁疏松,无异味、臭味 水分/% ≤20	无光泽,呈黄褐色,潮湿,粘手,有酸味和臭味等异味

肉制品	正常质量指标	变质质量指标
咸肉	外表干燥清洁,质地紧密而结实,切面平整有光泽,肌肉呈红色或暗红色,具有咸肉固有的风味 TVB – N/(mg/100g)≤20 亚硝酸盐/(mg/kg)≤30	外表湿润,发黏,有霉点或其他变色现象,质地松软,切面发黏,有光泽,肌肉切面呈酱色,脂肪呈黄色或带绿色,具有酸味或腐败味 TVB – N/(mg/100g)>45
腊肉	色泽鲜明,肌肉呈鲜红色或暗红色,脂肪透明呈乳白色,肌肉结实有弹性,指压后无明显凹陷,具有腊肉固有的香味 水分/%≤25 食盐(以 NaCl 计)/%≤10 酸价(脂肪以 KOH 计)/(mg/kg)≤4 亚硝酸盐/(mg/kg)≤20	肌肉灰暗无光泽,脂肪呈黄色,表面有霉点,抹后仍有痕迹,肉身松软,无弹性,指压后凹陷不易恢复,有酸味和臭味
火腿	肌肉切面呈桃红色或暗红色,脂肪呈白色,淡红色,有光泽,致密结实,具有火腿特有的香味,稍有花椒味,酱味及酸味,无显著哈喇味 亚硝酸盐/(mg/kg)≤20	肌肉切面有各色斑点,脂肪呈黄色,表面有霉点,抹后仍有痕迹,肉身松软,无弹性,指压后仍有痕迹,肉身松软,无弹性,指压后凹陷不易恢复,有酸味或臭味
香肠	肠衣干燥完整而紧贴肉馅,无黏液及霉味,坚实而有弹性,切面有光泽,肌肉呈玫瑰红色,脂肪白色或微带红色,具有香肠固有的风味 亚硝酸盐/(mg/kg)≤30	肠衣湿润,发黏,易与肉馅分离并易断裂,表面霉点严重,抹后仍有痕迹,切面不齐,裂缝明显,中心部有软化现象,肉馅无光泽,肌肉呈灰暗色,有酸味或臭味

3. 畜肉及制品的卫生管理

(1)屠宰的卫生要求

屠宰场地应符合《肉类加工厂卫生规范》(GB 12694—1990)的要求。其次,保证肉品的卫生质量,必须经严格的兽医卫生检查。牲畜在屠宰前禁食12h,禁水3h,以防止屠宰时胃肠内容物污染肉尸。若发现体温异常者应予以隔离(猪的正常体温为 38～40℃,牛的正常体温为37.8～39.8℃)。另外,内脏与肉尸要统一编号,若发现问题及时检出和卫生处理。经检验合格的肉尸要及时冷却入库,冻肉则入冷冻库。

(2)运输的卫生要求

运输新鲜肉和冻肉应用专用的封闭冷藏车,车内有防尘、防蝇、防晒设施。运输时合格肉与病畜肉、鲜肉与熟肉不得同车运输,肉尸和内脏不能混放。每次运输后必须对车辆、工具进行洗刷消毒。搬运工人应穿戴清洁消毒的工作衣帽、鞋和手套。搬运病畜肉、鲜肉、熟肉及其他肉制品的工人要分开,避免交叉污染。

(3)销售的卫生要求

销售部门只能销售经过严格卫生检验,并加盖肉品品质检验合格验讫印章的肉,不收售腐败变质或未经兽医卫生检验的肉及肉制品。肉类零售店应有防尘、防蝇设备,刀、砧板要专用。销售熟肉制品,应做到设置专用销售间、工具、冷藏设施、消毒设备、防蝇防尘设备,制定专人销售,每次销售前后应彻底消毒。销售人员销售过程中使用的工具、容器必须生熟分开,未销售完的熟肉制品要低温冷藏。另外,用于熟肉制品的包装材料或容器必须符合卫生要求。

(二)禽肉的卫生

1. 禽肉的卫生问题

(1)微生物污染

污染禽类的微生物分为两类:一类是病原微生物,包括沙门菌、金黄色葡萄球菌和其他致病菌,食用前未充分加热,可引起中毒;另一类是腐败菌(假单胞菌等),能在低温下生长繁殖,引起禽肉感官的改变及腐败变质,禽肉表面产生各种色斑。

(2)禽流感

禽流行性感冒是一种由禽流感病毒引起的传染性疾病,会传染给人导致疾病。

2. 禽肉的卫生评价

禽肉感官主要从组织状态、色泽、肉汤等方面提出,禽肉鲜度判定见表5-6。

表5-6 鲜、冻禽肉鲜度判定

项目	鲜禽产品	冻禽产品(解冻后)
组织状态	肌肉有弹性,经指压后凹陷部位立即恢复原位	肌肉经指压后凹陷部位恢复较慢,不能完全恢复原状
色泽	表皮和肌肉切面有光泽,具有禽种固有的色泽	
气味	具有禽种固有的气味,无异味	
煮沸后肉汤	透明澄清,脂肪团聚于液面,具有固有的香味	
淤血 淤血面积大于$1cm^2$时 淤血面积小于$1cm^2$时	不允许存在 不得超过抽样量的2%	
硬杆毛,跟/10kg	≤1	
肉眼可见异物	不得检出	
解冻失水率/%	—	≤8
挥发性盐基氮含量/ (mg/100g)	≤15	

注:淤血面积以单一整禽或单一分割禽体的1片淤血面积计。硬杆毛指长度超过12mm的羽毛或羽毛根直径超过2mm的羽毛。肉眼可见异物指产品上有碍人食用的杂物或污染物,如黄皮、粪便、胆汁及非禽源性异物,如塑料、金属、饲料残留。

光禽新鲜度感官检验除注意以上特征外,还可检查头、皮肤、翅和肢及膛内状况。如禽喙有霉菌生长或不愉快气味;口腔黏膜无光泽;皮肤有霉斑或稍有霉味;皮肤呈灰黄色,都应认为是鲜度下降。同时还应注意口角黏液的腐败气味和内脏、浆膜、腹壁肌肉是否有腐败现象。

3. 禽肉的卫生管理

(1)加强卫生检验

宰杀前及时发现并隔离、急宰病禽。宰后严格卫生检验,若发现病禽肉尸应根据情况及时进行无害化处理。

（2）合理宰杀

宰杀前 24h 禁食，充分喂水以清洗肠道。宰杀过程（吊挂、放血、浸烫、拔毛、通过排泄腔取内脏）按标准进行。

（3）宰后保存

宰后的禽肉应在 -30 ~ -25℃、相对湿度 80% ~90% 的条件下冷冻保存，保存期可达半年。

（三）禽蛋的卫生

1. 禽蛋的卫生问题

（1）微生物污染

微生物可通过不健康的母禽及附着在蛋壳上的微生物污染禽蛋。患病母禽生殖器的杀菌能力减弱，当吃了含有病菌的饲料后，病原菌可通过血液循环侵入卵巢，在蛋黄形成过程中造成污染。常见的致病菌是沙门菌，如鸡白痢沙门菌、鸡伤寒沙门菌等。鸡、鸭、鹅都易受到病菌感染，特别是鸭、鹅等水禽的感染率更高。为了防止由细菌引起的食物中毒，一般不允许用水禽蛋作为糕点原料。水禽蛋必须煮沸 10min 以上方可食用。

附着在蛋壳上的微生物主要来自空气、储放容器等。污染的微生物可从蛋壳上的气孔进入蛋体。常见细菌有假单胞菌属、无色杆菌属、变性杆菌属、沙门菌等 16 种之多。霉菌可经蛋壳的裂纹或气孔进入蛋内。常见的有分支孢霉、黄曲霉、毛霉、青霉等。微生物的污染可使禽蛋发生变质、腐败。新鲜蛋清中含有溶菌酶，有抑菌作用，一旦作用丧失，腐败菌在适宜的条件下迅速繁殖。

蛋白质在细菌蛋白水解酶的作用下，逐渐被分解，使蛋黄系带松弛和断裂，导致蛋黄移位，如果蛋黄贴在壳上称为"贴壳蛋"；之后蛋黄膜分解，使蛋黄散开，形成"散黄蛋"；如果条件继续恶化，则蛋清和蛋黄混为一体，称为"浑汤蛋"。如果进一步被细菌分解，蛋白质则变为蛋白胨、氨基酸、胺类、羧酸类等，某些氨基酸分解后形成硫化氢、氨和胺类化合物以及粪臭素等产物，而使禽蛋发出恶臭味。禽蛋受到霉菌污染后，霉菌在蛋壳内壁和蛋膜上生长繁殖，形成肉眼可见的大小不同暗色或深色斑点，称为"黑斑蛋"。

（2）化学性污染

鲜蛋的化学性污染物主要是汞。蛋内汞的来源可由空气、水和饲料等摄入禽体内，致使所产生的蛋中含汞。

（3）其他卫生问题

鲜蛋是一种有生命的物质，不停地通过气孔进行呼吸，因此它具有吸收异味的性质。如果在收购、运输、储存过程中与农药、化肥、煤油等化学物品以及蒜、葱、鱼、香烟等有异味或腐烂变质的动（植）物放在一起，就会使鲜蛋产生异味，影响食用。

2. 禽蛋的质量鉴定

质量鉴定是禽蛋生产、经营、加工中的重要环节之一，直接影响到商品等级、市场竞争力和经济效益等。目前，广泛采用的鉴定方法有感官鉴定法和光照鉴定法，必要时还可进行理化和微生物学检验。以下主要介绍感官检验。

感官检验主要是凭借检验人员的技术经验，靠感官即眼看、耳听、手摸、鼻嗅等方法，以外观来鉴别蛋的质量，是基层业务人员普遍使用的方法。

（1）看

用肉眼观察蛋壳色泽、形状、壳上膜、蛋壳清洁度和完整情况。新鲜蛋蛋壳比较粗糙，色泽鲜明，表面干净，附有一层霜状胶质薄膜。如表皮胶质脱落，不清洁，壳色油亮或发乌发灰，甚至有霉点，则为陈蛋。

（2）听

通常有两种方法，一是敲击法，即从敲击蛋壳发出的声音来判定蛋的新鲜程度、有无裂纹、变质及蛋壳的厚薄程度。新鲜蛋掂到手里沉甸甸，敲击时声坚实，清脆似碰击石头。裂纹蛋发声沙哑，有啪啪声。大头有空洞声的是空头蛋。钢壳蛋发声尖细，有"叮叮"响声。二是振摇法，即将禽蛋拿在手中振摇，有内容物晃动响声的则为散黄蛋。

（3）嗅

用鼻子嗅蛋的气味是否正常。新鲜鸡蛋、鹌鹑蛋无异味，新鲜鸭蛋有轻微腥味。有些蛋虽然有异味，但属外源污染，其蛋白和蛋黄正常。

3. 禽蛋的卫生要求

蛋壳清洁完整，灯光透视时，整个蛋呈橘黄色至橙红色，蛋黄不见或略见阴影。打开后蛋黄凸起、完整、有韧性，蛋白澄清、透明、稀稠分明，无异味。

（四）鱼类的卫生

1. 鱼类的卫生问题

（1）重金属及化学农药污染

鱼类动物对重金属（如汞、镉、铅等）有较强的耐受性，能在体内蓄积重金属物质，如日本水俣湾发生的水俣病。近年来，国外有鱼类等水产品被放射性污染的报告，应引起重视。其次，农田施用农药，农药厂排放的废水污染池塘、江、河、湖水，使生活在污染水域的鱼摄入农药并在体内蓄积。农药污染尤以 DDT、六六六最为严重，淡水鱼受污染程度高于海鱼。

（2）病原微生物的污染

由人、畜（禽）粪便和生活污水的污染而导致鱼类受到病原微生物污染，常见的致病菌有副溶血性弧菌、沙门氏菌、志贺氏菌、大肠杆菌、霍乱弧菌以及肠道病毒等。另外，海产品最容易受到副溶血性弧菌的污染。

（3）寄生虫感染

许多寄生虫是以淡水鱼、螺、虾、蟹等作为中间宿主，人作为其中间宿主或终宿主。我国常见的寄生虫有华支睾吸虫、肺吸虫、管圆线虫等。华支睾吸虫的囊蚴寄生在淡水鱼体内；肺吸虫的囊蚴寄生在蟹体内；管圆线虫的囊蚴可寄生在螺体内；生食或烹调时间短不能杀死幼虫，极易引起感染。

（4）腐败菌污染

活鱼的肉一般是无菌的，但鱼的体表、鳃及肠道中都有一定量的细菌。当鱼开始腐败时，体表黏液蛋白被细菌酶分解，呈现浑浊并有臭味。由于表皮结缔组织被分解，致使鱼鳞易于脱落，眼球周围组织被分解，使眼球下陷、浑浊无光。在细菌作用下鳃由鲜红变成暗褐色并有臭味。肠内细菌大量繁殖产气，使腹部膨胀，肛门膨出，放在水中时鱼体上浮。细菌侵至脊柱使两侧大血管破裂，而使脊柱周围呈现红色。微生物再继续作用，可导致肌肉与鱼骨脱离。至此，鱼已达严重腐败阶段。腐败变质的鱼意味着有大量细菌繁殖，并由大量蛋白质分解产物，对健康有害不得食用。

2. 鱼类食品的卫生评价

（1）鲜鱼的鲜度判定

鲜鱼的新鲜度检验包括感官检验、理化检验和微生物检验。由于鱼类微生物污染受环境条件影响,微生物检验差异很大,故以前两者为主。

鱼类鲜度判定见表 5 - 7。

表 5 - 7　鱼类鲜度判定

类　别	淡水鱼	海水鱼
体表	有光泽,鳞片较完整不易脱落,黏液无浑浊,肌肉组织致密有弹性	鳞片完整或较完整,不易脱落,体表黏液透明无异臭味,具有固有色泽
鱼鳃	鳃丝清晰,色泽红或暗红,无异臭味	鳃丝较清晰,色鲜红或暗红,黏液不浑浊,无异臭味
眼睛	眼球饱满,角膜透明或稍有浑浊	眼球饱满,角膜透明或稍有浑浊
肛门	紧缩或稍有凸出	—
肌肉	—	组织有弹性,切面有色泽,肌纤维清晰
挥发性碱基总氮TVBN 含量/(mg/100g)	≤20	≤30

（2）鱼类制品的品质判定

鱼类制品的检验主要从色、香、味、形来进行判断,具体要求见表 5 - 8。

表 5 - 8　鱼类制品的感官指标

鱼制品	新　鲜	变　质
咸鱼	鱼体无伤痕,鱼鳞完整,表面白色,有光泽,肉质紧密,坚实,无破肚离骨现象,有咸鱼固有的香味	鱼体有伤痕,鱼鳞不完整或大部分脱落,表面发黄,肉质疏松,有破肚离骨现象,有哈喇味或臭味
鱼干	外表洁净,有光泽,鳞片紧贴,肉质干燥,紧密,呈白色或浅黄色	外表污秽,暗淡无光,鳞片易脱落,肉质疏松,呈黄色,深黄色或发红

3. 鱼类的卫生管理

我国食品卫生标准对各类水产食品均有规定。主要从体表、鳃、眼、肌肉、黏膜等方面提出相应要求。在我国水产品卫生管理办法中对供食用的水产品还规定:黄鳝、甲鱼、乌龟、河蟹、青蟹、小蟹、各种贝类,已死亡均不得销售和加工。含有天然毒素的水产品,如鲨鱼、鲅鱼、旗鱼必须除去肝脏;鳇鱼应去除肝、卵;河豚鱼有剧毒,不得流入市场。凡青皮红肉的鱼类,如鲣鱼、参鱼、鲐鱼、金枪鱼、秋刀鱼、沙丁鱼等易分解产生大量组胺,出售时必须注意鲜度质量。凡因化学物质中毒致死的水产品均不得供食用。

另外,对咸鱼和鱼松的卫生要求规定咸鱼的原料应为良质鱼,食盐不含副溶血性弧菌,氯化钠含量应在 95% 以上。盐腌场所和咸鱼体内没有干酪蝇及鲣节甲虫的幼虫。鱼松的原料鱼,质量也必须得到保证,先经冲洗清洁并干蒸后,用溶剂抽去脂肪再进行加工而成,其水分含量为 12% ~16%,色泽正常无异味。

(五)奶类卫生

1. 奶类的卫生问题

奶类食品的卫生问题主要是微生物污染以及有毒有害物质污染等。

(1)奶的微生物污染

牛的乳腺腔和乳头管中经常有少量的细菌,一般情况下,刚挤出的奶中存在的微生物可能有细球菌、八联球菌、酵母菌和霉菌。如果饲养条件或挤奶的卫生条件不好,还可以通过空气,乳牛的体表,挤奶人员的手、工具和容器等对奶造成微生物污染,从而引起鲜奶腐败变质。奶中富含多种营养成分,适宜微生物生长繁殖,微生物污染奶后,可以大量繁殖并分解奶的营养成分,造成奶的腐败变质。

(2)奶的致病菌污染

牛患有结核、布氏杆菌、乳腺炎时,致病菌会通过乳腺导管污染奶。另外,从挤奶到食用的各环节,奶均可能被伤寒、副伤寒、痢疾杆菌、溶血性链球菌等污染。当食用未经消毒处理的奶后,可感染疾病。

(3)其他有害物质污染

饲料中残留的农(兽)药,饲料霉变后产生的毒素,有毒化学物质及放射性物质等,都会对奶造成污染。另外,奶中掺假或掺杂质也会带来危害。

2. 奶类的卫生评价

(1)奶的消毒灭菌

牛奶在食用前,必须经过消毒处理,常用的消毒灭菌方法见表 5 – 9。

表 5 – 9   常用消毒灭菌方法

方 法	具体要求	优缺点
传统低温巴氏消毒法	牛奶加温至 62 ~63℃ 保持 30min	生产效率低
高温短时巴氏消毒法	牛奶加温至 72 ~95℃ 保持 15 ~30s	生产效率有所提高
超高温瞬时巴氏灭菌法	120 ~150℃ 持续 1 ~3s	生产效率高,生产成本高

(2)鲜乳的卫生评价

乳的卫生应符合《食品安全国家标准 生乳》(GB 19301—2010)的要求。生乳感官指标见表 5 – 10,理化指标见表 5 – 11,微生物指标见表 5 – 12。

表 5 – 10   鲜乳感官指标

项 目	指 标
色 泽	呈乳白色或微黄色
滋味、气味	具有乳固有的香味,无异味
组织状态	呈均匀一致胶态流体,无凝块,无沉淀,无正常视力可见异物

表 5 – 11　生乳理化指标

项　　目	指　　标
冰点[a,b]/(℃)	− 0.560 ~ − 0.500
相对密度(20℃/4℃)	≥1.027
脂肪/(g/100g)	≥3.1
非脂乳固体/(g/100g)	≥8.1
蛋白质/(g/100g)	≥2.8
酸度/°T 牛乳[b] 羊乳	 12 ~ 18 6 ~ 13
杂质度/(mg/kg)	≤4.0

[a]　挤出 3h 后检测

[b]　仅适用于荷斯坦奶牛

注:1.污染物限量:应符合 GB 2762 的规定;2.真菌毒素限量:应符合 GB 2761 的规定。

表 5 – 12　生乳微生物指标

项　　目	限　量[CFU/g(mL)]
菌落总数	≤2 × 10⁶

(3)奶制品的卫生评价

几种奶制品的卫生评价见表 5 – 13。也可参见 GB 13102—2010《食品安全国家标准　炼乳》,GB 19644—2010《食品安全国家标准　乳粉》,GB 19302—2010《食品安全国家标准　发酵乳》等食品安全国家标准。

表 5 – 13　几种奶制品的卫生评价

奶制品	感官指标	理化指标	微生物指标
炼乳	呈淡黄色,均匀,黏度适中,无凝块,无霉斑,无脂肪上浮,无异味的黏稠液体	酸度 <48°T; Pb 含量≤0.5mg/kg; Cu 含量≤4mg/kg; Sn 含量≤10mg/kg; Hg、DDT、六六六同消毒牛奶	淡炼乳不得检验出任何细菌; 甜炼乳同消毒牛奶
乳粉	呈淡黄色干粉状,颗粒均匀,无结块,无异味; 水分含量 <3%	酸度≤20mg°T; 全脂奶粉脂肪 >25%; 脱脂奶粉脂肪 <2%; 溶解度 >97%; 金属、农药标准同消毒牛奶	CFU≤5 × 10⁴; MPN≤40/100g; 致病菌不得检出
酸牛奶	呈白色或稍带黄色,具有清香纯净的乳酸味,凝块稠密,结实而又均匀,无气泡,有少量乳清析出	脂肪含量 >3%; 酸度(以乳酸计)0.63% ~ 0.99%; Hg 含量≤0.01mg/kg	MPN≤90/100g; 霉菌总数≤50/g; 致病菌不得检出

3. 奶生产、贮存过程中的卫生管理

（1）奶的生产卫生

①乳品厂的厂房设计、设施的卫生状况应符合《食品安全国家标准　乳制品良好生产规范》（GB 12693—2010）。

②挤奶人员应穿戴好清洁干净的工作服，洗手并消毒至肘部，挤奶时操作要规范。

③牛奶采用巴氏消毒法，消毒效果好，奶中营养成分的变化也小。禁止将生牛奶直接上市销售。

（2）奶的贮运卫生

挤下的奶必须尽快冷却或及时加工。贮奶容器应清洗、消毒，鲜奶要迅速冷却至 2～10℃，以抑制细菌生长繁殖，保持奶的新鲜度。鲜奶冷却后应低温保存，一般的储存温度为 4～6℃，运送奶应有专用冷藏车辆。另外，牛奶在 4.4℃ 的低温下冷藏保存最佳，10℃ 以下稍差，超过 15℃ 时，乳的质量就会受到影响。

三、加工食品卫生

（一）罐头食品卫生

罐头食品是指经过密封包装，严格杀菌，能够在常温条件下长期保存的食品，是一种特殊形式的保藏方法。它便于携带、运输和储存，节省烹调时间，克服了食品品种的季节和地区性限制，因此是很受欢迎的食品。

1. 容器材料的卫生

常用的罐头容器材料包括镀锡薄钢板（马口铁）、镀铬薄钢板、铝材、玻璃和复合材料。因此，对罐头容器质量共同要求是良好的机械强度、抗腐蚀性、密封性、安全无害。

（1）金属罐

金属罐按结构分为接缝焊接罐和冲底罐两种类型。金属罐的常用容器材料是马口铁，其次是铝材和镀铬钢板。马口铁为镀锡薄钢板，镀锡层厚度为 0.4×10^{-3} ～ 1.5×10^{-3} mm，要求镀锡薄层均匀一致无空斑，否则在酸性媒介中，铁与锡形成电偶，产生电流促使锡剥落。镀铬薄板又称无锡钢板，可以代替马口铁。合金铝具有良好延展性，质量轻，能耐一定腐蚀，常用于制造两片罐，特别是用于制造小型冲底罐及易开罐等。水果或番茄制品采用涂料铝罐，可延长保存期，用于装制肉类、水产类食物，具有良好的抗腐蚀性，不产生硫化铁黑色沉淀。

为使金属罐内壁能抗腐蚀，常在金属表面涂一层涂料。涂料必须抗腐蚀性强、无毒性、无异味、耐高温，能形成均匀连续的涂膜，与镀锡表层有紧密的粘合力，性质稳定，具有既不和内容物起反应，也不被内容物所溶解等性能。涂料多采用树脂，目前使用的有抗硫涂料、抗酸涂料、防粘涂料及冲拔罐涂料等。

（2）玻璃罐

玻璃罐具有透明、无毒、无臭、无味的特点，化学性质也稳定，具有良好的耐腐蚀性。能保持食品的原有风味，便于观察内容物，而且可以多次利用比较经济。但玻璃罐的机械性差，质地硬脆，容易碎裂，不能承受温度的骤然改变。

（3）软罐头

软罐头为复合材料制成的食品袋，其特点是质量轻、体积小、柔韧和易开启，在正常温度，能保持半年以上，它还可以在水中煮烫，携带和使用都很方便。软罐头在结构上有三层式结构（聚酯、铝箔、聚酯或改性聚乙烯）和四层式结构（聚酯、铝箔、聚酯、改性聚乙烯或聚丙烯）两种。食品袋可耐135℃高温，故杀菌时可使用较高温度并缩短杀菌时间。

（4）罐皮的清洗和消毒

罐皮必须非常清洁，铁罐一般先用热水冲洗，然后用蒸汽消毒30~60min。玻璃瓶常有回收的旧瓶，污染较重，应先在40~50℃的2%~3%碱水中浸泡5~10min，然后用清水彻底冲洗，也可用漂白粉溶液提高杀菌力，然后用清水冲洗。

2. 食品原料的卫生

食品原料应符合新鲜食品的卫生要求。原料在处理过程中（解冻、分选、去皮、修整），除一般的卫生要求外，要特别注意土壤污染带来的大量腐败菌及芽孢微生物对原料的污染，以及糖和淀粉中的嗜热菌和平酸菌的污染。这几种污染将严重影响杀菌效果，带来严重的食品卫生问题。其次，生产用水应符合国家饮用水卫生标准要求，如果水中硝酸盐含量很高，可促使罐皮锡的溶出，而硝酸根离子可与锡作用，还原为亚硝酸根离子，使金属锡被氧化为 Sn^{2+} 或 Sn^{4+} 而污染食品，同时亚硝酸盐本身对人体也有毒害作用。有些原料在清洗、修整后，与装罐前要先经过适当处理，如水果、蔬菜及某些肉类往往要先经过一次预煮，目的是破坏组织中的酶类，保护蔬菜、水果使原料组织软化，体积缩小，便于罐装，并且也是对原料的又一次洗涤，从而大量降低微生物污染程度。有些食品则根据风味或工艺上的需要，先加工烹调成半成品，如炸（鱼类）、蒸（肉类）、浓缩（果酱及奶类）等，在这一过程中，应尽量考虑到各种营养物质被破坏和丢失的可能性，尤其对水溶性维生素和无机盐更应注意保护。

3. 加工过程的卫生

经过处理的原料或半成品进一步加工的顺序包括装罐、排气、密封、杀菌与冷却。

（1）装罐

经预处理的原料或半成品应迅速装罐，以免微生物污染和繁殖。装罐时要留出适当的顶隙（7~10mm）以利于罐头排气时形成一定的真空度，还可以避免杀菌时内容物膨胀而形成胀罐，甚至裂罐。有些罐头在装罐后需要加入汤汁（糖液、盐水、调味汤汁等）使杀菌时罐内温度上升加快从而提高杀菌效果，还有助于排空灌内空气，减少食品中某些营养成分被氧化而破坏。

（2）排气

常用的排气方法有热力排气（半液体食品及浇汤汁食品）、真空封罐排气（鱼、肉等固态类食品）、喷蒸汽排气（氧溶解量和吸收量很低的食品）三种。装罐后应立即排气，使罐内形成一定的真空度和缺氧条件，在缺氧条件下，细菌芽孢将受到抑制而不能发育，真空缺氧还可以缓解对罐皮的腐蚀作用，特别是酸对铁罐的腐蚀与氧的存在有直接关系。缺氧还可以防止食品氧化，尤其对脂肪的酸败有抑制作用，如鱼、肉罐头等。在无氧条件下加热，还可使维生素损失率降低，并减少色、香、味的改变，这对水果、蔬菜尤为重要。

（3）密封

密封是罐头生产中十分重要的环节，必须保证食品与外界隔绝，不受外界微生物污染从而得以长期保存。密封应在排气后进行，机械排气将排气与密封同时在密闭状态下进行。金属罐的密封质量要求是:第一,叠接率(身盖钩叠接的程序)要求不低于50%;第二,紧密度(盖钩上平伏部分占整个盖钩宽度的比例)要求大于50%;第三,接缝盖钩完整率(接缝处盖钩宽度的比例)要求大于50%。另外,还要求二重卷边平伏、光滑,不存在垂唇、牙齿、锐边、快口、跳封、假封等现象。玻璃罐的密封有卷封和旋封等形式。软包装袋密封主要采用热封合和包括热冲击式封合与热压式封合等形式。

(4)杀菌

杀菌是罐头生产过程中最重要的环节,其意义是杀灭罐内存在的绝大部分微生物,包括腐败菌、产毒菌和致病菌,并破坏食品中的酶类,使其达到长期存储的目的。罐头杀菌后允许残留少量微生物芽孢,但在罐内造成的特殊环境中,形成半眠芽孢,使其在较长时间内不能生长繁殖。罐头杀菌的方法,目前应用最广泛的是加热杀菌,包括高温杀菌法(温度在120℃左右,主要用于低酸性或非酸性食品,如肉类、鱼类和某些蔬菜类)和低温间歇多次杀菌法(温度在70~80℃之间,主要用于酸度较高的水果罐头)两种。

杀菌工艺条件主要由温度、时间和反压三个因素组成。常用的杀菌公式为:$(T_1 - T_2 - T_3) \div T \times p$。其中,$T$为杀菌温度;$T_1$为加热升温升压所需时间(min);$T_2$为保持恒温时间(min);$T_3$为杀菌锅降温降压所需时间(min);$p$为杀菌加热或冷却时锅内使用反压的压力。

(5)冷却

罐头杀菌后应迅速冷却,以免罐内加热作用仍在继续,使食品质量受到严重影响,如色泽、风味的改变及组织溃烂等。如果冷却缓慢,在高温(50~70℃)阶段停留时间延长,还会促进嗜热菌(如平酸菌)的繁殖,继续受热还会加速罐头的腐蚀作用,特别是含酸量高的食品。因此,杀菌后应立即冷却,使罐头温度迅速降至适宜的低温。一般采用浸水或喷冷水的方法降温。

4. 罐头的保温试验及实验室检验

(1)罐头的保温试验

冷却后的罐头擦干后移入恒温室(37℃±2℃)进行7d的保温观察,然后逐个用特制的打罐棒敲击,将膨听、漏汁及有敲鼓音的剔除。保温试验后出现的膨听一般为生物性膨听,是由于微生物在罐内生长繁殖而产生大量气体造成的,除生物性膨听外,还有物理性和化学性因素引起的膨听。物理性膨听一般是由于装罐时盛装内容物过多,筋肉受热膨胀产生,或由于这些食品中所含的有机酸与铁皮作用,产生大量氢气而使罐内压力加大引起的。虽然物理性和化学性膨听一般不会在保温试验后立即发生,但在出厂之后的贮存、运输、销售过程中出现膨听仍应设法加以区别。鼓音一般是由于排气不好或罐头漏气,以致真空度不够而造成的。如出现漏汁,则为漏气的明显证据。

(2)罐头的卫生检验

罐头厂设有成品检验室,对每批产品抽样进行微生物及商品质量检验,最后对成品质量进行检验后成品打印,注明生产日期和批号,装箱入库或进入市场。

肉类罐头的卫生标准(GB 13100—2005)如下:

①感官指标。容器密封完好,无泄露、膨听现象存在;容器内外表面无锈蚀、内壁涂料完整;无杂质。

②理化指标。肉类罐头的理化指标见表5-14。

表 5 - 14　肉类罐头的理化指标

项　目		指　标
无机砷/(mg/kg)	≤	0.05
铅(Pb)/(mg/kg)	≤	0.5
锡(Sn)/(mg/kg) 镀锡罐头	≤	250
总汞(以 Hg 计)/(mg/kg)	≤	0.05
镉(Cd)/(mg/kg)	≤	0.1
锌(Zn)/(mg/kg)	≤	100
亚硝酸盐(以 $NaNO_2$ 计)/(mg/kg) 西式火腿罐头 其他腌制类罐头	≤ ≤	70 50
苯并(α)芘*/(μg/kg)		5

*苯并(α)芘仅适用于烧烤和烟熏肉罐头。

③微生物指标。符合罐头商业无菌的要求。

5. 罐头食品生产的卫生管理

(1)企业应建立食品卫生管理机构,设立检验部门,有专职的卫生管理人员。

(2)企业应遵循严格的卫生管理制度和卫生标准,通过执行良好生产规范保证食品的卫生质量。制定并实施不同种类产品危险性分析关键控制点管理系统,使产品有较高的安全性。

(3)产品出厂前应严格执行罐头食品卫生检验制度,罐头食品需抽样检验(感官、理化、微生物)合格后才能出厂。

(二)速冻食品卫生

1. 速冻食品的卫生问题

(1)生产过程中的问题

速冻是将预处理的食品置于 -40 ~ -30℃的装置中,一般在 30min 内通过最大的冰晶生成带,使食品中心温度从 -1℃降到 -5℃,所形成的冰晶直径小于 100μm。速冻后的食品中心温度达到 -18℃以下。大型企业速冻食品通过专业的速冻生产线完成冻结过程,其产品可以达到标准要求。但受经济利益的诱惑,许多不具备生产条件的小企业和手工作坊用普通冰柜来完成冻结过程。冻结过程缓慢,冻结温度远远达不到速冻食品的要求。冷冻过程中产生的冰晶数量少、体积大、分布不均,食品质量低劣。这些产品以低廉的价格混入市场,当作速冻食品销售。虽然外观上跟速冻食品区别不大,但其营养价值和卫生指标却受到影响。

(2)贮存、运输、销售过程中的问题

在贮存、运输、销售过程中,"冷链"运转是保证速冻食品质量的必需条件。我国国家标准 GB 19295—2011《食品安全国家标准　速冻面米制品》中规定:产品贮存、销售应控制在 -18℃以下,温度波动应控制在 2℃以内。运输过程的最高温度不得高于 -18℃。达此标准,才能有效地减少食品中水分的流失,抑制微生物繁殖,降低食品中各种生物酶的活性,最大限度地保持食品的营养成分和原有风味。从生产厂家的贮存设施到运输食品的冷藏车、销售环节的冷冻柜以及消费者家中的冰箱等都应满足这一条件。但相当一部分超市的速冻食品采用开柜经营,冷藏柜无温度显示器,很难达到要求的温度。当天没有销售完的食品不入冷库贮存,而是留在开放式的冷藏柜中。如果温度高于 −10℃,速冻食品的保质期将大大缩短,摆放几天就可能变质。在运输过程中为节约成本,不使用专用的冷藏车,有的手工作坊甚至用棉被包裹食品,致使部分食品在运输过程中解冻粘连,影响了外观也降低了产品质量。

(3)散装散卖过程中的二次污染问题

散装散卖已成为速冻食品的重要销售方式,但散装速冻食品容易发生二次污染。散卖的速冻食品长时间暴露在空气中,加上开柜经营造成温度升高,易使水分蒸发、油脂酸败、微生物繁殖。其次,选购食品时不使用专用售货工具,手接触的部位就会直接污染食品。另外,购物时说话、咳嗽、打喷嚏,细菌和病毒可通过空气飞沫传播,成为食品安全的隐患。

2. 速冻食品的生产及卫生管理

(1)工厂设施标准

生产现场必须有足够的便于操作的空间,满足生产用的动力、照明、采光设施,有通风换气(南方高热地区须有空调)装置和相应的卫生设施;地面和墙壁必须采用不渗透材料装饰,地面平坦,并有良好的排水坡及排水设施。排水沟须有防止老鼠及其他有害生物侵入设施,并保证排水畅通;有防尘设施和通风换气设备;有自动流水洗手设备及自动微风烘干设备,有高温水器具洗涤、消毒设备;各生产区域要隔离,对加工环节、工艺过程要界限分明,并配有排除蒸汽、热气、油烟、臭气等异味气体的排气设备,避免交叉污染;更衣室、卫生间、休息室等要与生产现场隔离,防止交叉感染,其设施规模要适合生产人数的需要。另外,原材料保管要有足够的空间面积保证原材料的堆放和保存,要有保证原材料品质所需的温度与湿度;出入口、通风口及其他窗口等必须有防止老鼠、虫、蚊、蝇等有害生物侵入的设施。保管成品的低温冷藏库温度必须保证在 −18℃ 以下,并装有准确的温度计或自动测温装置;冷藏库地面及四壁要平整,易于清扫和擦拭,并能防止污损成品;冷藏库内必须设有供分类保管成品的货架。

(2)生产管理标准

速冻装置在冻结前,必须提前将装置预冷到 −35℃ 以下,以保证速冻食品的产品质量;不同品种的速冻食品必须正确选择不同的冻结时间,以确保产品质量和节约能源,降低成本;冻结中的速冻食品,必须使产品品温保持在 −18℃ 以下;冻结完的速冻食品必须尽快包装送入 −18℃ 以下的冷藏库中分类保管,以防产品升温影响产品质量;速冻装置及其附属设备必须定期进行维修和卫生消毒,以确保装置的正常运行和清洁卫生。

(3)卫生管理

设立与生产能力相适应的卫生检验机构,建立健全各项卫生检验标准,配备专门卫生检验人员和检测仪器;要严格遵守国家食品卫生法和其他相关食品卫生标准。

(三)休闲食品卫生

休闲食品是在人们闲暇、休息时所吃的食品。主要分类有:干果、膨化食品、糖果、肉制食品等。

1. 糖果的卫生

(1)糖果的卫生问题

硬糖在空气中吸收水分而使其表面发黏或融化,称为发烊。当糖果周围环境发生变化,如空气干燥时糖果表面水分重新扩散,糖块表面形成一层白色结晶物,这就是硬糖的发砂。糖果潮解易引起微生物的污染。奶糖保存不当时,会使油脂水解,产生游离脂肪酸,继而产生醛、酮等分解物及令人不快的气味。含果仁、花生仁等半硬糖易被虫蛀及产生酸败与变味,巧克力糖果易出现发白发霉等现象。用不符合卫生要求的包装纸包装糖果,可使食品受到微生物、有毒化学物质的污染。糖果中滥用食品添加剂也会对人体健康构成危害。

(2)糖果生产卫生管理

①糖果生产的各种原料要求符合国家卫生标准。所用添加剂(如色素、香精等)要由专人配制,定量加入,不得随意增加。回锅融化的碎糖或回收糖果,要预先去掉包装纸和其他杂质。

②糖果生产工艺布局要合理,生产设备、机械、容器要保持清洁卫生,做到每班清洗。生产过程应严格执行操作卫生制度。

③生产糖果中不得使用滑石粉作防粘剂,使用淀粉做防粘剂时,应先烘(炒)熟后才能使用,并用专门容器盛放。

④糖果包装材料要符合有关卫生要求。包装纸的油墨应选择含铅量低的原料,油墨印在外层,如印在内层时必须在油墨层外加衬纸(铝箔或蜡纸)包装。包装纸用使用食用级的石蜡。糯米纸铜含量不得超过 100mg/kg,没有包装纸的糖果和巧克力应用小包装。

2. 焙烤食品的卫生

焙烤食品指以面、糖、油、蛋、奶油及各种辅料为原料,经焙烤、蒸、炸或冷加工等制成的食品,包括蛋糕、饼干、面包、裱花蛋糕、月饼等。

(1)焙烤食品的卫生问题

①霉变。糕点、面包等由于水分含量较高,未经烘烤透时易造成发霉。食品的霉变也与其生产工艺、包装材料和存放温度、湿度及时间长短有关。

②油脂酸败。焙烤食品生产中如使用了轻微酸败的油脂或含油脂的果仁等原料,经加工可加速酸败。焙烤食品存放时间过长,尤其在高温的夏季,易出现酸败。含油脂的食品,保存不妥时更易发生酸败。

③虫蛀。冷加工成的糕点易生虫,往往是由于面粉加热不彻底,虫卵未被杀死而致。加工后的熟粉保藏不当被昆虫污染也是生虫的原因。

④包装材料不符合卫生要求。

⑤滥用食品添加剂。

(2)焙烤食品的加工卫生管理

①焙烤食品生产企业要有足够的生产场地和卫生设施,生产中所用的工具、容器、设备、操作台应符合卫生要求,使用后要彻底清洗、消毒。加工所用的原料、食品添加剂、包装容器和包装材料要符合国家有关卫生标准要求。

②焙烤食品的生产应尽可能实行机械化,加工用机械设备要按工艺流程顺序合理安排。要防止生、熟食品,原料与成品交叉污染。生产工具、容器、食品包装箱应保持清洁。

③原料应当天配料,当天加工用完。加工时的剩料、残次品、下脚料如符合有关卫生标准时要及时再加工,否则应及时处理掉。下班后不得存放余料,以免腐败变质,污染成品。

④各类食品在烘烤、油炸、蒸煮过程中,要注意加工温度和时间,如刚出炉的月饼饼心温度必须在 90℃ 以上,以防生熟不匀或外焦内生。对糕点馅心要进行加工前的加热灭菌处理,如炒、蒸、煮、烫、烘烤等。煎炸油每天要滤除油脚并补充新油。采用明火烘烤时,要防止煤灰污

染糕点。

⑤冷制糕点要做到生熟分开。成品糕点应放在清洁的食品专用箱内,下垫洁净的包装纸,也可放入符合卫生标准的塑料袋内。严禁使用再生纸(包括纸板)包装糕点,更不能用费旧书报纸来包装糕点食品。高水分的糕点不宜用塑料袋包装,以防霉变。

⑥生产裱花蛋糕应做到三专(专间、专用工具、专人操作)、一严(严格做好用具的清洗消毒)。专间内要有洗手设备,操作人员除按规定进行健康检查外,患腹泻和上呼吸道感染者应暂时调离,操作时应带口罩。

(3)焙烤食品的保藏、运输和销售卫生管理

①焙烤食品应放在有防潮、防霉、防鼠、防蝇虫设施、通风、干燥的地方,要避免阳光直射。要根据不同气候条件,制定各种食品的保存期限,并在包装上注明生产日期和其他包装标志。

②为防止食品污染变质,运输成品的车船必须清洁干净,要定期清洗、消毒。须用防尘车运输。成品车内不得贮存其他物品。

③无包装的食品在销售过程中应严格地防蝇、防尘,并用工具取货,做到货款分开,包装纸也要符合卫生要求。

(四)冷饮食品卫生

冷饮食品是居民夏季消暑食品,也是常年食用的食品,随着经济发展,冷饮食品需求量不断增加。冷饮食品分为冷冻饮品与饮料两大类。冷冻饮品包括冰淇淋、雪糕、冰棍、食用冰块等。饮料包括碳酸饮料类、果汁和蔬菜汁类、蛋白饮料类、饮用水类、茶饮料类、咖啡饮料类、植物饮料类、风味饮料类、特殊用途饮料类、固体饮料类、其他饮料类。各类别又分若干个种类。

1.冷饮食品的卫生问题

微生物和化学物质污染是冷饮食品的主要卫生问题。微生物污染主要是细菌污染和酵母污染,微生物污染来源于原料杀菌不严、用具和容器不清洁、制作过程不符合卫生要求及工人的个人卫生较差或销售环境不良等。有害化学物质污染主要来自冷饮食品中所使用的食品添加剂,如色素、香精、酸味剂、甜味剂、防腐剂等。另外,含酸较高的冷饮可能存在容器或模具溶出的有害金属污染。常出现的问题如:果汁沉淀、变色变味,这主要由微生物污染和化学变化造成;冰棍、冰激凌出现苦涩味,常常由化学添加剂引起;冷饮食品引起的食物中毒常见的是葡萄球菌肠毒素食物中毒及铜、锌等金属中毒。

2.冷饮食品的卫生与管理

(1)对生产企业实行食品生产许可证制度,经检查、审批合格后方可允许生产经营。

(2)从业人员(包括经销摊贩)每年要进行健康检查,季节性生产的从业人员在上岗前要进行健康检查,凡不合格者不得从业。

(3)冷饮食品生产单位应远离污染源,其厂房建筑、设备等均应符合卫生要求。

(4)生产企业自身应有相应的产品质量和卫生检验能力,建有适当规模的卫生质量检验室,做到成品每个都检验,确保出厂产品的合格。

(5)产品包装要完整严密,产品标签及说明书符合 GB 7718—2011《食品安全国家标准 预包装食品标签通则》和 GB 13432—2004《预包装特殊膳食用食品标签通则》的有关规定。

（五）调味食品卫生

调味品在人们的日常生活中消费的数量虽然不是很大，地位却相当重要，是人们每天都不可缺少的，主要包括酱、酱油、食醋、糖、盐、味精等。

1. 酱油的卫生

酱油是用豆、麦、麸皮酿造的液体调味品。色泽红褐色，有独特酱香，滋味鲜美，有助于促进食欲，是中国的传统调味品。酱油种类很多，按其制造方法不同有天然发酵酱油、人工发酵酱油、化学酱油等。

（1）酱油的卫生问题

①生产中的化学性污染。酱油生产时用于酱油的主要物质是焦糖色素，通常用食糖加热聚合生成。若以加氨法生产焦糖色素，会产生 4 - 甲基咪唑，可引起人和动物惊厥。其次，利用化学法生产酱油时盐酸水解大豆蛋白产品中会残留 3 - 绿丙醇，为一种可能的致癌物。

②发酵生产中的毒素污染。人工发酵酱油生产中，使用非纯种培养和混入产毒的曲霉菌，造成杂菌污染，菌种退化及变异产毒。其次，利用花生饼酿造酱油时控制不当，导致酱油中的黄曲霉毒素 B_1 含量过高。

③微生物污染。酱油类常作为烹调的佐料或直接用于生食，微生物污染直接关系到人体健康。酱油中常常有大量细菌，甚至条件致病菌或致病菌。微生物污染的酱油，含氨物质分解，糖被发酵成有机酸，使产品质量下降。温度较高的夏、秋季，产膜性酵母污染会使酱油表面生成一层白膜，使酱油失去食用价值；在细菌污染的同时可能引起相应的肠道传染病或食物中毒。

（2）酱油的卫生质量要求

①感官指标。酿造酱油的感官指标见表 5 - 15。

表 5 - 15　酿造酱油的感官指标

项　目	指　　标							
	高盐稀态发酵酱油（含固体发酵酱油）				低盐固态发酵酱油			
	特级	一级	二级	三级	特级	一级	二级	三级
色泽	红褐色或淡红褐色，色泽鲜艳，有光泽	红褐色或淡红褐色，色泽鲜艳，有光泽	红褐色或淡红褐色	红褐色或淡红褐色	鲜艳的深红褐色，有光泽	红褐色或棕红褐色，有光泽	红褐色或棕褐色	棕褐色
香气	浓郁的酱香及酯香气	浓郁的酱香及酯香气	酱香及酯香气	酱香及酯香气	酱香浓郁，无不良气味	酱香较浓，无不良气味	有酱香味，无不良气味	微有酱香味，无不良气味
滋味	味道鲜美醇厚，咸鲜适口	味道鲜美醇厚，咸鲜适口	味道咸鲜适口	味道咸鲜适口	味道鲜美醇厚，咸鲜适口	味道鲜美，咸鲜适口	味较鲜，咸味适口	咸鲜适口
体态	澄　　　清							

②理化指标和细菌学指标。酱油的理化指标和细菌学指标见表 5 – 16。

表 5 – 16　酱油的理化指标和细菌学指标

项目	指标
氨基酸态氮含量%	≥0.04
总酸含量(以乳酸计,适用于烹调用酱油)/(g/100mL)	≤2.5
砷含量(以 As 计)/(mg/kg)	≤0.5
铅含量(以 Pb 计)/(mg/kg)	≤1
黄曲霉毒素 B_1 含量/(μg/L)	≤5
食品添加剂	按 GB 2760 规定
细菌总数/(cfu/mL)	≤50000
大肠菌群/(个/100mL)	≤30
致病菌	不得检出

(3)酱油的卫生管理

①酱油在生产过程中,应严格控制化学法配制酱油的蛋白质水解液质量与 3 - 氯丙醇的含量;所使用应是食品工业用的盐酸,并限制酱油中砷、铅的含量;所使用的防腐剂应符合 GB 2760—2011《食品安全国家标准　食品添加剂使用标准》的规定。

②人工发酵酱油生产中,所用的菌种应定期进行筛选、纯化和鉴定,防止杂菌污染、菌种退化和变异病毒,使用新菌种应鉴定和审批后方可应用于生产。

③为防止酱油腐败变质,生产应采用机械化、密闭化、规模化生产。容器、管道、用具、包装物保持清洁并消毒,成品应严格灭菌符合标准后灌装。其次,酱油厂应做好环境卫生,有防尘、防蝇、防鼠设备,严格执行酱油厂卫生规范,生产经营人员应持健康证上岗并及时进行健康检查。

2. 食醋的卫生

食醋通常是指以粮食(大米、高粱、麦芽、豆类等加上麸皮)、果实、酒类等含有淀粉、糖类和乙醇的物料为原料,经微生物发酵而成的液体酸性调味品。单独或混合使用各种含有淀粉、糖的物料或乙醇,经微生物发酵而成的液体酸性调味品称为酿造食醋;以酿造食醋为主体,与冰乙酸、食品添加剂等混合配制而成的调味品食醋称为配制食醋。

食醋的生产应按照 GB 8954—1988《食醋厂卫生规范》执行;食醋的各项指标应达到 GB 2719—2003《食醋卫生标准》的要求。其中,原料必须符合 GB 2715—2005《粮食卫生标准》和 GB 5749—2006《生活饮用水卫生标准》的要求;所使用的添加剂须符合 GB 2760—2011《食品安全国家标准　食品添加剂使用标准》的规定;所使用的菌种应为蛋白酶活力强、不产毒、不易变异的品种,一般为黑曲霉 3758 和酒精酵母 2399,需定期对菌种进行筛选、纯化和鉴定,防止杂菌污染、菌种退化或发生变异,食醋中黄曲霉 B_1 不得超过 5μg/L。另外,食醋具有一定的腐蚀性,不能采用金属容器或普通塑料袋;直接用冰乙酸配制或勾兑的醋,可含有对人体有害的成分及砷、铅等有毒金属,应禁止生产和销售。

3. 食盐的卫生

食盐是以氯化钠为主要成分的咸味剂,按来源分为海盐、精盐、地下矿盐、湖盐;按加工工艺分为粗盐(原盐、大粒盐)、洗粉盐、湖盐。

井盐和矿盐成分复杂,需除去其中含有的有害成分。如矿盐含有较高的硫酸钠,应通过卤化净化工艺除去;矿盐和井盐都含有重金属盐如钡盐,长期摄入可导致神经损害,要求食盐中钡盐的含量(以钡元素计)应≤15mg/kg;精盐需要加入抗结剂防止潮解结块。根据 GB 2760—2011《食品安全国家标准 食品添加剂使用标准》的规定,食盐抗结剂为亚铁氰化钾,最大使用量为 0.01g/kg;食盐中的添加剂还包括营养强化剂,应根据 GB 14880—2012《食品安全国家标准 食品营养强化剂使用标准》营养强化剂的使用。目前食盐普遍强化碘,另外还有铁、锌、硒强化食盐。

 复习思考题

1. 简述粮食、蔬果的卫生问题及卫生管理。
2. 简述动物性食品的卫生问题及卫生管理。
3. 简述休闲食品及冷饮食品的卫生问题及卫生管理。
4. 简述调味品的卫生问题及卫生管理。

第五章 食品卫生管理

第六章　食品安全监督与管理

[学习目标]

　　1.知道我国重要的食品法律法规有哪些。

　　2.知道无公害食品、绿色食品、有机食品及营养强化食品、保健食品、转基因食品的标准要点。

　　3.知道 ISO、GMP、HACCP 等食品质量管理体系的要点。

　　食品安全与卫生，不仅直接影响人民的健康与生命安全，关系食品生产经营企业的运行与发展，还标志着国家的文明程度与社会发展进步的水平。食品安全问题直接影响社会的稳定和经济的发展，甚至随着经济全球化的趋势，已超越了国界，引起各国政府及消费者的高度重视。

　　那么，在我国食品安全领域发挥重要作用的食品法律体系包括哪些具体内容呢？目前我国又正在实施哪些食品标准呢？ ISO 9000、GMP、SSOP、HACCP、QS 分别代表什么？它们各自在食品安全控制中发挥了哪些重要作用？为了减少食品安全事故的发生，使消费者吃上放心的食品，还需要在哪些方面加强食品法律法规建设？又如何加以实施保障呢？

第一节　食品安全法制管理

　　法是指由国家制定或认可，并由国家强制力保证实施的，以权利义务为内容的规范体系。就我国现行法律而言，广义的法律指法律的整体，包括宪法、全国人大及其常委会制定的法律、国务院制定的行政法规、某些地方国家机关制定的地方性法规等，而狭义的法律仅指由全国人大及其常委会制定的法律。法不同其他规范的特征在于以下几个方面：法是调节人们行为的规范；法由国家制定或认可；法规定人们的权利和义务；法由国家强制力保证实施。

　　食品法律法规是我国法的重要组成部分，在调整和规范食品生产经营中起到了重要作用，它是由国家制定或认可，并由国家强制力保证实施的旨在调整保护人体健康活动中形成的各种社会关系的法律规范的总称。

　　食品法律法规的调整对象是国家与从事食品生产、经营的单位或个人之间，以及食品生产者、经营者与消费者之间在有关食品安全与卫生管理、监督中所发生的社会关系。目前，我国已基本形成了由食品法律、食品行政法规和食品行政规章为主体的食品法律法规体系。

一、食品法律法规的制定

　　食品法律法规的制定，也称食品立法，是指依照法定的权限和程序，制定、修改、废止食品法律规范的活动。它既包括拥有国家立法权的国家机关制定食品法律的活动，也包括依法授权的其他国家机关制定其他各种形式的食品法律规范的活动。

食品法律法规的实施,是指国家机关及其工作人员、社会团体和公民实现食品法律规范的活动,是食品法律规范在社会生活中的贯彻与实现。

二、我国食品法律的渊源

食品法律的渊源是指食品法律的各种具体表现形式,主要由不同国家机关制定或认可的、因而具有不同法律效力或法律地位的各种类别的规范性食品法律文件组成。

(一)宪法

宪法是国家的根本法,它规定和调整国家的社会制度和国家制度、公民的基本权利义务等最根本的全局性问题,在整个法律体系中具有最高法律效力。宪法中有关食品安全的内容是我国食品法的基本渊源,是制定食品法律、法规的来源和基本纲领依据。

(二)食品法律

食品法律是指由全国人民代表大会及其常务委员会经过特定的立法程序制定的规范性法律文件,它的地位和效力仅次于宪法。

中国食品法律是以《中华人民共和国食品安全法》为主导,辅之以《中华人民共和国产品质量法》《中华人民共和国消费者权益保护法》《中华人民共和国传染病防治法》《中华人民共和国进出口商品检验法》《中华人民共和国标准化法》等法律中有关食品质量安全的相关规定构成的规范整体。

(三)食品行政法规

食品行政法规是由国务院根据宪法和法律,在其职权范围内制定的有关国家食品行政管理活动的规范性文件,其地位和效力仅次于宪法和法律,如《进出口商品检验法实施条例》。

(四)地方性食品法规

地方性食品法规是指省、自治区、直辖市以及省级人民政府所在地的市和经国务院批准的较大的市的人民代表大会及其常委会制定的,适用于其管辖区域内的有关食品安全卫生的规范性文件,如《上海市食品安全法实施条例》。地方性食品法规和地方其他规范性文件不得与宪法、食品法律和食品行政法规相抵触,否则无效。

(五)食品自治条例和单行条例

食品自治条例和单行条例是由民族自治地方的人民代表大会根据宪法和法律的规定,依照当地民族的政治、经济和文化特点制定的食品规范性文件。自治区的自治条例和单行条例,报全国人民代表大会常务委员会批准后生效;自治州、自治县的自治条例和单行条例报省或自治区的人民代表大会常务委员会批准后生效,并报全国人民代表大会常务委员会备案。

(六)食品规章

食品规章有两种形式,一种是食品部门规章,由国务院行政部门依法在其职权范围内制定,在全国范围内具有法律效力,如卫生部发布的《保健食品管理办法》;还有一种是食品地方性规章,即由各省、自治区、直辖市以及省、自治区人民政府所在地和经国务院批准的较大的市的人民政府,根据食品法律在其职权范围内制定和发布的有关地区食品管理方面的规范性文件,在本行政管辖区域内有效。

（七）食品标准

相关食品标准、食品技术规范和操作规程是食品法律法规渊源的一个重要组成部分,它们不仅在食品的生产与经营中充当技术规范,同时也发挥了法律控制的作用,如《粮食卫生标准》《食用植物油卫生标准》等。

（八）国际条约

国际条约是我国与外国缔结的,或者我国加入并生效的国际规范性文件。这种与食品有关的国际条约虽不属于我国国内法的范畴,但其一旦生效,除我国声明保留的条款外,也与我国国内法一样对我国国家机关、社会团体和公民具有约束力。

以上各种食品法律法规的表现形式有机地构成了我国食品法律体系。

三、我国重要的食品法律法规

我国在食品领域的法律法规种类多、数量庞大,其中有些在食品安全卫生监督管理工作中发挥了极其重要的作用。

（一）食品安全法

自《中华人民共和国食品卫生法》实施以来,虽然在我国食品安全领域发挥了重要作用,但食品安全方面不断出现新情况、新问题,屡屡发生的食品安全事故折射出食品安全监管工作中还存在一些问题和缺陷。为了从制度上解决问题,我国于 2009 年 2 月 28 日,由十一届全国人大常委会审议通过了《中华人民共和国食品安全法》,并于 2009 年 6 月 1 日正式施行。《食品安全法》在规范食品生产经营活动中对于防范食品安全事故的发生,增强食品安全监管工作的规范性、科学性和有效性,提高我国食品安全整体水平,保障公众身体健康和生命安全等方面具有重要意义。

《食品安全法》共分 10 章 104 条,内容包括总则、食品安全风险监测和评估、食品安全标准、食品生产经营、食品检验、食品进出口、食品安全事故处置、监督管理、法律责任及附则。

《食品安全法》的调整范围为:食品生产和加工、食品流通和餐饮服务;食品添加剂的生产经营;用于食品的包装材料、容器、洗涤剂、消毒剂和用于食品生产经营的工具、设备的生产经营;食品生产经营者使用食品添加剂、食品相关产品;对食品、食品添加剂和食品相关产品的安全管理。

（二）产品质量法

从 1993 年 9 月 1 日起,我国开始实施《中华人民共和国产品质量法》。之后,根据 2000 年 7 月 8 日第九届全国人民代表大会常务委员会第十六次会议《关于修改 < 中华人民共和国产品质量法 > 的决定》修证,于 2000 年 9 月 1 日起施行。

《产品质量法》共 6 章 74 条,为加强对产品质量的监督管理,明确产品质量责任,保护用户、消费者的合法权益,维护社会经济秩序提供了法律保障。本法对生产者、销售者的产品质量责任和义务、损害赔偿及处罚等作了详细规定。

(三)保护消费者权益法

为保证消费者的合法权益不受侵犯,维持社会经济秩序,规范市场经济,促进经济建设繁荣发展,我国于1993年10月31日通过了《中华人民共和国消费者权益保护法》,自1994年1月1日起施行。该法共8章55条,对消费者的权利、经营者的义务、国家对消费者合法权益的保护、消费者组织的职能、争议的解决、法律责任等做了详细的规定。

(四)反不正当竞争法

为规范市场经济行为,保障社会主义市场经济健康发展,提倡公平交易和鼓励公平竞争,打击不正当竞争行为,确保经营者和消费者的合法权益不受侵犯,我国于1993年9月2日通过了《中华人民共和国反不正当竞争法》,自1993年12月1日起施行。该法共5章33条,对不正当竞争行为的规定、监督检查、法律责任等做了详细规定。

(五)进出口商品检验法及实施条例

《进出口商品检验法实施条例》是进出境检验检疫的行政法规。共6章63条,包括总则、进出口商品的检验、监督管理、法律责任等,特点主要体现在以下几个方面:制定了检验检疫机构的职能,检验的行政许可项目很明细,对代理报验企业管理规定强化,对违法检验的处罚力度较重,对检验机构人员的监督有制度保障。

另外还有《商标法》《计量法》《进出境动植物检疫法》等相关法律法规均在食品安全领域发挥了重要作用。

四、食品行政执法与监督

食品是关系到社会发展和人们生活的重要物资,对于食品行业来说,安全为第一要务,而法律法规在保障食品安全方面起到了不可估量的作用。为保障食品安全,必须要做好以下几项工作:一是完善相关的法律法规体系并贯彻实施,同时加强政府有关部门对食品安全卫生方面的监督管理工作;二是强化企业的自身管理机制,实施先进的食品安全卫生与质量管理体系;三是不断提高消费者的自我保护意识,发挥媒体的社会舆论监督机制,注重社会道德约束作用。其中对食品安全卫生的监督与管理是重要的一个方面。依法行政是监管工作的灵魂,而行政执法监督对促进依法行政能起到积极的作用。

以《食品安全法》为主体的食品法律法规对食品行政执法与监督进行了较为全面的规定,如《食品安全法》第四、五条确立了食品安全监管制度:"国务院卫生行政部门承担食品安全综合协调职责,负责食品安全风险评估、食品安全标准制定、食品安全信息公布、食品检验机构的资质认定条件和检验规范的制定,组织查处食品安全重大事故。国务院质量监督、工商行政管理和国家食品药品监督管理部门依照本法和国务院规定的职责,分别对食品生产、食品流通、餐饮服务活动实施监督管理"。"县级以上地方人民政府统一负责、领导、组织、协调本行政区域的食品安全监督管理工作,建立健全食品安全全程监督管理的工作机制;统一领导、指挥食品安全突发事件应对工作;完善、落实食品安全监督管理责任制,对食品安全监督管理部门进行评议、考核。县级以上地方人民政府依照本法和国务院的规定确定本级卫生行政、农业行政、质量监督、工商行政管理、食品药品监督管理部门的食品安全监督管理职责。有关部门在各自职

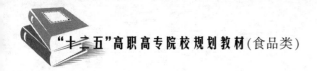

责范围内负责本行政区域的食品安全监督管理工作"。按照食品安全法规定,实行省以下垂直领导的质监部门应当在所在地人民政府的统一组织、协调下,依法做好食品安全监督管理工作。

另外,在食品行政执法与监督方面,相关法律法规还规定了食品卫生行政许可制度、食品卫生行政监督检查制度、食品卫生行政处罚制度、食品卫生行政强制措施制度、食品质量安全市场准入制度等内容,以进一步加强行政执法与监督的力度,在提高食品的质量和确保食品安全方面取得了明显成效。尽管在实施过程中,还存在着执法监督水平良莠不齐、对食品标准认识不统一、食品质量管理体系不完善、食品违法行为处罚力度不足等这样或那样的问题,但我国正在不断建立健全食品卫生与安全法律体系,为进一步明确行政执法监督主体、监督职责、监督程序和责任承担等问题,为执法监督工作提供有章可循、有据可依的制度规范,在切实规范行政执法监督行为的同时,为执法监督人员行使监督职责提供了法律保障。

 复习思考题

1.什么是食品法律法规?它的调整对象是什么?

2.我国食品法律法规的渊源有哪些?

3.我国食品法律法规可以分为哪些类别?

4.根据生活实践具体谈谈贯彻实施《食品安全法》的意义。

第二节　食品卫生标准

一、食品标准及其分类

食品标准是食品行业中的技术规范,涉及产品、卫生、包装材料及容器、添加剂等多个方面,具体规定了食品的技术要求和品质要求,在食品生产经营中具有极其重要的作用,是食品安全的基本保障。

(一)食品标准的作用

1. 保证食品的安全

为了防止因食物中的致病微生物、毒素、污染物(农药、兽药残留及外来物质)、食品添加剂等给人们带来健康和安全上的威胁,也为了方便消费者识别不合格食品,可以通过制定食品标准中的微生物指标、理化指标及检测方法等相关内容,对以上因素进行有效的控制,限制食品中可能存在的有害因素和潜在的不安全因素,从而保证食品的安全卫生和品质质量。

2. 国家管理食品行业的依据

食品标准是食品行业管理的技术手段,以食品标准作为国家有关部门进行食品安全卫生监督检查的重要依据和规范食品企业行为的准则,能达到保证食品质量、加强食品行业调控、规范食品市场的根本目的。如技术监督部门在对某些食品进行质量调查时,就是以相关食品标准为依据,对其生产设施、生产过程及产品质量进行检查与分析,从而确定产品质量合格状况。

3. 企业科学管理与经营发展的基础

食品标准是食品企业提高产品质量、保障安全卫生的前提，从"农田到餐桌"的全过程中的各个环节，都要以标准为准，统一生产和工作中各程序的要求，保证每项工作的质量，管理和控制生产的全过程，以确保产品最终合格。

4. 促进世界贸易与交流合作

在世界食品贸易中，食品标准已成为世界各国普遍采取的保护本国消费者健康以及动植物安全卫生的技术壁垒，只有符合相关国际标准的食品才有可能进入国际市场。通过食品标准的制定、采纳与实施，可以在国家间、地区间传播先进的食品技术信息，加强食品技术交流与合作，并推动食品国际贸易健康发展。

（二）食品标准的分级

1. 国际标准与国外先进标准

国际标准是指国际标准化组织（ISO）和国际电工委员会（IEC）所制定的标准，以及经国际标准化组织认可并公布的其他国际组织制定的标准，如国际食品法典委员会（CAC）、世界卫生组织（WHO）等发布的标准。

国外先进标准是指未经 ISO 确认并公布的其他国际组织的标准、经济发达国家的国家标准、区域性组织的标准、国际上有权威的团体标准和企业标准中的先进标准，如美国国家标准（ANS）、美国食品药物管理局（FDA）的法律法规、欧洲标准化委员会（EEC）标准等。

国际标准及国外先进标准是国际贸易中的共同技术依据，也是各国制定技术法规、管理条例和国家标准的技术基础，食品标准尽量与国际接轨是发展国际贸易的必然趋势。根据采用国际标准或国际先进标准程度不同，我国分为等同采用、等效采用和不等效采用三种。等同采用是指技术内容相同，编写方法完全相对应；等效采用是指技术内容等效，仅有不影响技术经济效果同国际标准或国外先进标准可以相互接受的差异，编写基本相对应；不等效采用指技术内容有增有减、编写方法不完全相同和对应，但标准水平应和被采用的标准水平相当。

在食品标准制定中，我国结合国内相关法律法规与政策，从我国经济发展和国际贸易的实际情况出发，积极采用 CAC 等国际标准或国外先进标准，以促进我国食品进出口贸易的发展。如我国的肉类、婴幼儿强化食品等都积极采用了国际标准，为加强产品质量、出口创汇创造了条件。

2. 国家标准

《中华人民共和国标准化法》第六条规定："对需要在全国范围内统一的技术要求，应当制定国家标准。国家标准由国务院标准化行政主管部门制定。"国家标准在全国范围内实施，其他各级标准不得与之相抵触。

国家标准可以分为强制性国家标准（GB）和推荐性国家标准（GB/T）。一般保障人民身体健康、人身财产安全的标准是强制性标准，由国家通过法律法规的形式明确要求执行，不符合强制性标准的产品，禁止生产、销售和出口。其他标准为推荐性标准，是指在标准规定的技术内容和要求具有普遍指导作用但又不宜强制执行的情况下，允许使用单位结合企业自身的实际情况灵活选用的标准。国家鼓励企业自愿采用推荐性标准。

食品行业中，基础性的卫生标准一般为国家标准，而产品标准多为行业标准。不论哪种标准,其中的食品安全卫生指标必须与国家标准相一致,或严于国家标准。

3. 行业标准

《中华人民共和国标准化法》第六条规定:"对没有国家标准而又需要在全国某个行业范围内统一的技术要求,可以制定行业标准。行业标准由国务院有关行政主管部门制定,并报国务院标准化行政主管部门备案,在公布国家标准后,该项行业标准即行废止。"我国食品类产品的行业标准主要有轻工行业标准(QB)、农业行业标准(NY)及国内贸易(SB)、林业(LY)、水产(SC)、化工(HG)、出入境检验检疫(SN)、医药(YY)等行业标准等。行业标准在行业范围内统一实施,不得与国家标准相抵触,也分强制性标准和推荐性标准两类。

4. 地方标准与企业标准

《中华人民共和国标准化法》第六条同时规定:"对没有国家标准和行业标准而又需要在省、自治区、直辖市范围内统一的工业产品的安全、卫生要求,可以制定地方标准。地方标准由省、自治区、直辖市标准化行政主管部门制定,并报国务院标准化行政主管部门和国务院有关行政主管部门备案,在公布国家标准或行业标准后,该项地方标准即行废止。""企业生产的产品没有国家标准、行业标准的,应当制定企业标准,作为组织生产的依据。""已有国家标准或者行业标准的,国家鼓励企业制定严于国家标准或者行业标准的企业标准,在企业内部适用。"经备案的地方标准和企业标准均具有法律效力。

中国地方标准代号由"DB"加上省、自治区、直辖市行政区划代码前两位数字表示。

中国企业标准代号用"Q"表示。

我国目前已初步形成了比较完整的食品标准体系。

二、食品卫生标准的内容和主要技术指标

食品标准按规定的内容可以分为食品产品标准、食品卫生标准、食品包装材料及容器标准、食品工业基础及相关标准、食品添加剂标准、食品检验方法标准及各类食品卫生管理办法等相关标准。它们从不同的方面对食品生产经营的每一个环节起到了规范监督作用。

在食品标准中,为了保证食品卫生,防止食品污染和有害因素对人体的危害,以此为目的制定的标准统称为"食品卫生标准"。它以保证产品卫生质量为宗旨,对食品企业的工厂设计与布局、生产车间及设备的卫生要求、人员与原料的卫生管理等方面提出规范要求。我国食品卫生标准由卫生部统一制订。

食品卫生标准的主要技术要求可以分为感官指标、理化指标和微生物指标三个部分。

1. 感官指标

感官指标一般规定食品的色泽、气味和组织形态。就是利用人体的感觉器官,通过视觉、嗅觉、触觉等对食品的色、香、味、形进行鉴定,根据不同食品应具有的感官性状特点对食品进行测量、分析与评价。

在食品的安全卫生质量鉴定中感官指标至关重要,是现代食品工业中不可缺少的技术。因为食品的色、香、味、形等感官品质是食品质量最敏感的部分,直接影响消费者的购买心理。而食品质量的变化往往在外观上可以得到反映,通过感官评价可以迅速地了解、掌握产品的性能变化,大大提高了工作效率,并能解决一般理化分析所不能解决的复杂的生理感受问题。感官鉴定最大的优点是方便易行,但因易受人的器官、经验、环境等各种因素影响,进行感官鉴定时认识判断有可能出现差异,结果容易引起争议。为了避免纠纷,对某些产品的感官性状,必

须要制定出相应的标准,如淀粉的白度、新鲜菜果的成熟度等。

2. 理化指标

理化指标是食品卫生标准中的重要组成部分,了解一种食品是否符合食用要求,通过感官鉴定只能掌握一部分外观性状,其内在质量则要通过理化分析才能准确认定。

理化指标包括食品中的金属离子和有害元素的限定(如砷、锡、铅、铜、汞的规定),还有食品中可能存在的农药残留、兽药残留、生物毒素(黄曲霉毒素)等有毒物质及放射性物质的量化指标。这些指标在不同的卫生标准中有所不同,不同食品的理化指标也可能有所差别。

为了避免争议,对有关分析方法、使用的仪器试剂、操作步骤必须做出统一规定,我国的食品卫生理化指标的测定方法统一执行卫生部颁布的《食品卫生检验方法(理化部分)》。

3. 微生物指标

不同的微生物有不同的习性,掌握和了解各种微生物生长和繁殖的规律,就能在食品中加以利用和限制,以保障食品安全卫生。食品标准中所规定的微生物指标,一般是指应加以控制或限制的含菌种类和数量。微生物指标通常包括细菌总数、大肠菌群和致病菌三项指标,有的还包括霉菌指标。

判别微生物的种类和数量需要通过仪器分析检测,我国通用的微生物检测方法统一执行卫生部颁布的《食品卫生检验方法(微生物部分)》。

三、无公害食品、绿色食品、有机食品及其标准

随着人民生活水平的逐步提高,人们对农产品的质量安全问题日益关注。由于农产品在种植、生产及销售过程中的种种原因,因食用有毒、有害物质超标的农产品引发的人畜中毒事件,以及出口农产品及加工品因农(兽)药残留超标而阻碍贸易交往的现象时有发生,提高农产品质量、发展无污染的健康安全食品已成为当前农业产业结构调整的主要目标。

安全食品指产自良好的生态环境,严格按照其特有的食品生产技术规程组织生产或加工,质量符合相应的食品安全卫生标准,并经专门机构进行认证后获准使用特有的安全食品标志的初级农产品及其加工产品。目前,在中国经质量认证的安全食品有无公害农产品、绿色食品和有机食品三大类。它们之间的关系是:无公害农产品是绿色食品和有机食品发展的基础,而绿色食品和有机食品是在无公害农产品基础上的进一步提高。

(一)无公害农产品

1. 概念

无公害农产品是指产地环境、生产过程和最终产品符合无公害农产品标准和规范,经专门机构认证合格获得认证证书并允许使用无公害农产品标志的未经加工或初加工的食用农产品。

无公害农产品侧重于解决农产品中有害物质严重超标问题,抓好农产品产地环境、生产过程、包装标志和市场准入等环节的管理,使农产品质量能符合国家食品卫生标准,以保证人们对食品质量安全最基本的需要。因此,在无公害农产品生产过程中允许限量、限品种、限时间地使用人工合成的安全的化学农药、兽药、渔药、肥料、饲料添加剂等,禁止使用对人体和环境造成危害的化学物质。

2. 无公害农产品的标准和相关法规

2001年,农业部决定启动实施"无公害食品行动计划",以提高农产品的质量安全水平为核心,以蔬菜、水果、肉、蛋、奶、鱼等产品为突破口,建立健全农产品质量安全保障体系,让居民能消费到安全的无公害食品,引导树立科学的食品消费理念和消费模式。

为了加强对无公害农产品的监督和管理,农业部在原有行业标准框架的基础上,单独设立了无公害农产品行业标准(NY 5000系列标准)。其内容主要包括产地环境条件、生产技术规范、加工技术规范、产品质量安全标准以及相应检测检验办法。以上除生产技术规范(包括饲养管理准则和加工技术规范)为推荐性标准外,其他均为强制性标准。

另外,国家还发布了《农产品安全质量标准》系列,具体包括蔬菜、水果、畜禽肉、水产品质量及相对应产地环境等要求。随后国家农业部和国家质量监督检验检疫总局进一步制定了《无公害农产品管理办法》《无公害农产品产地认定程序》《无公害农产品认证程序》《无公害农产品生产的技术规程》《无公害农产品标志管理办法》等规范,以提高农产品质量,全面实现"无公害食品行动计划"。

3. 无公害农产品的认证管理机构、标志及管理

专门从事无公害农产品认证工作的管理机构是农业部农产品质量安全中心,各省市认证工作由各地分中心或所在地省级无公害农产品认证归口单位负责。

无公害农产品标志图案主要由麦穗、对勾和无公害农产品汉字组成,标志整体为绿色,其中麦穗与对勾为金色,见图6-1。标志图案象征环保和安全,寓意成熟和丰收,易于识别。无公害农产品标志由农业部和国家认监委联合制定并发布,是用于获得全国统一无公害农产品认证的产品或产品包装上的证明性标识。

图6-1　无公害农产品标志

《无公害农产品认证证书》有效期为3年,期满后需继续使用的,应在规定的时限内重新申请认证。

(二)绿色食品

1. 概念

绿色食品是指产自优良环境,按照规定的技术规范生产,实行全程质量控制,经专门机构认定并许可使用绿色食品专用标志的无污染、安全、优质食用农产品及加工品。

绿色食品的产生顺应了农业可持续发展的潮流,从保护、改善生态环境入手,严密监测控制食品生产的各个环节的污染,以确保食品品质优良,富有营养价值。

2. 绿色食品标准和相关法规

1991年,国务院发布了《关于开发"绿色食品"有关问题的批复》。1993年,农业部发布了《绿色食品标志管理办法》,2012年经农业部第7次常务会议通过新的《绿色食品标志管理办法》,并于2012年10月1日施行。

中国的绿色食品标准是由中国绿色食品发展中心制定的统一标准,以"从土地到餐桌"全程质量控制理念为核心,由以下四个部分构成:

(1)绿色食品产地环境标准。

(2)绿色食品生产技术标准。

（3）绿色食品产品标准。

（4）绿色食品包装、储藏运输标准。

绿色食品标准分为 A 级和 AA 级两个技术等级。

A 级绿色食品的标准是参照发达国家食品卫生标准和联合国食品法典委员会（CAC）的标准制定的，要求产地环境质量评价项目的综合污染指数不超过 1，在生产加工过程中，允许限量、限品种、限时间地使用安全的人工合成农药、兽药、渔药、肥料、饲料及食品添加剂。

AA 级绿色食品的标准是根据国际有机农业运动联合会（IFOAM）有机产品的基本原则，参照有关国家有机食品认证机构的标准，再结合中国的实际情况而制定的。要求产地环境质量评价项目的单项污染指数不得超过 1，生产过程中不得使用任何人工合成的化学物质，且产品需要 3 年的过渡期。

无论是产品方面，还是在产地、生产规模等方面，绿色食品的标准都比无公害农产品高。

3. 绿色食品的认证管理机构、标志及管理

农业部于 1992 年成立的中国绿色食品发展中心（CGFDC），专门负责全国绿色食品的开发、论证和管理工作。绿色食品认证实行产前、产中、产后全过程质量控制，同时包括了质量认证和质量体系认证内容。

绿色食品标志由特定的图形来表示，绿色食品标志图形由三部分构成：上方的太阳、下方的叶片和中心的蓓蕾，颜色为绿色，象征着生命、农业、环保，标志为正圆形，意为保护、安全。绿色食品标志如图 6 - 2 所示。

绿色食品标志商标是已由中国绿色食品发展中心在国家工商行政管理局注册的产品质量证明商标，受《中华人民共和国商标法》保护。使用绿色食品标志，须按《绿色食品标志管理办法》提出申请，由农业部审核批准。绿色食品标志使用权自批准之日起 3 年有效。

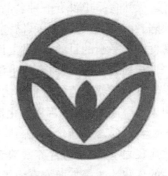

图 6 - 2　绿色食品标志

（三）有机食品

1. 概念

有机食品指来自有机农业生产体系，根据有机农业生产要求和相应标准生产加工，并且通过有机食品认证机构认证的农产品及其加工产品。

有机食品为高品质、无污染的健康食品，是国际上通行的环保型安全食品。目前经认证的有机食品一般有有机农作物产品、有机茶产品、有机食用菌产品、有机畜禽产品、有机水产品、有机蜂产品、采集的野生产品以及用上述产品为原料的加工产品，包括蔬菜、水果、饮料、牛奶、调料、油料、蜂蜜、药物与酒类等。中国市场销售的有机食品主要是蔬菜、大米、茶叶、蜂蜜等。

2. 有机食品标准

有机食品比绿色食品的环保标准更高，必须符合国家食品卫生标准和有机食品技术规范的要求，还应完全符合国际有机农业运动联盟的基本标准：原料必须来自有机农业生产体系，生产和加工过程中不能使用任何人工合成的农药、化肥、促生长剂、兽药、添加剂等物质，不采用辐照处理，也不使用基因工程生物及其产品。

中国国家环境保护总局有机食品发展中心（OFDC）制定的《有机（天然）食品生产和加工

技术规范》是有机食品生产加工、储运和检测的主要参考标准,也是颁证的重要依据。规范共分八部分,即有机农业生产环境、有机(天然)农产品生产技术规范、有机农业转变技术规范、有机(天然)食品加工技术规范、有机(天然)食品贮藏技术规范、有机(天然)食品运输技术规范、有机(天然)食品销售技术规范和有机(天然)食品检测技术规范。

3. 有机食品的认证管理机构、标志及管理

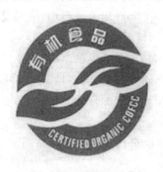

图6-3 有机食品标志

有机食品必须通过《有机食品认证管理办法》规定的认证机构认证,并使用有机食品标志。我国的有机食品管理机构是中国有机食品发展中心(OFDC),它主要负责有机食品标志、有机食品证书的审批和管理,并监督标志的使用,定期向社会公布授予有机食品标志的食品目录。

有机食品标志以人手和叶片为创意元素,寓意人类对自然和生命的渴望,人与自然需要和谐美好的生存关系,见图6-3。有机食品标志有效期为1年,若继续使用,需再次申请。

四、营养强化食品及其标准

天然食品中没有一种食品可以全面满足人体对营养素的需要,为了弥补天然食品的营养缺陷,并补充食品在加工、储藏中营养素的损失,以适应不同人群的生理需要和职业需要,达到膳食营养平衡的目的,世界上许多国家对有关食品进行了营养强化。

根据营养需要,向食品中添加一种或多种营养素,或者某些天然成分的食品添加剂,用以提高食品营养价值的过程称为食品营养强化,或简称食品强化。所添加的营养素(包括天然的和人工合成的)称为营养强化剂。

食品的营养强化是提高膳食营养质量,改善人们营养素不足,尤其是微量营养素不足的有效途径之一,在预防营养素缺乏病,满足特殊人群的营养需要,提高食品的感官质量和改善食品的保藏性能等方面均有积极的意义。

(一)食品营养强化的分类

1. 营养素的强化(fortification):即向食品中添加原来含量不足的营养素,如向谷类食品中添加赖氨酸。

2. 营养素的恢复(restoration):即补充食品在加工过程中损失的营养素,如向出粉率低的面粉中添加维生素等。

3. 营养素的标准化(standarization):使某一种食品尽可能满足食用者全面的营养需要而加入各种营养素,如对普遍奶粉进行某些营养素的强化和调整,以满足婴幼儿成长发育的需要。

4. 维生素化(vitaminization):即向原来不含某种维生素的食品中添加该种维生素,以满足人体的某种营养需求。

(二)食品营养强化的基本原则

1. 有明确的针对性

食品营养强化目的要明确,进行强化前必须对本国(本地区)的食物种类及人们的营养状

况进行全面细致的调查研究,根据营养素缺乏的实际情况选择需要进行强化的食品(载体)以及强化剂的种类和数量。如我国儿童普遍缺乏钙、铁、锌、维生素 A、D、B₁、B₂ 及叶酸等营养素,也有一些地区由于自然原因缺乏碘、硒等元素,可以经过调查分析后进行有针对性的营养强化。

2. 易被机体吸收利用

食品强化用的营养素应尽量选择那些易于吸收利用的强化剂,强化的营养素剂量要准确,符合食用者需要,强化后各营养素之间应保持平衡。如可作为钙强化作用的强化剂很多,有氯化钙、碳酸钙、磷酸钙、磷酸二氢钙、柠檬酸钙、葡萄糖酸钙和乳酸钙等。其中人体对乳酸钙的吸收最好,应尽量优先选用,而植酸钙、草酸钙难溶解难于吸收,强化时应尽量避免使用。

3. 符合营养学原理

营养强化时除了考虑营养素的生物利用率之外,还应注意保持各种营养素之间的平衡,以适应人体需要。还有强化的营养素剂量应适当,否则会造成某些新的不平衡,影响人体健康。一般需考虑的平衡关系大致有:必需氨基酸之间的平衡,产热营养素之间的平衡,维生素 B₁、维生素 B₂、烟酸与热能之间的平衡以及钙、磷平衡等。

4. 符合国家的卫生标准

食品营养强化剂的卫生和质量应符合国家标准,切忌滥用,在生产过程中要保证食品的安全卫生,实现工业化生产。特别是对那些人工合成的衍生物更应通过一定的卫生评价方可使用。对强化剂的剂量也应根据本国居民摄食情况以及每日膳食中营养素供给量标准来确定,以防止剂量过多对人体产生不良反应。

5. 尽量减少营养强化剂的损失

许多食品营养强化剂遇光、热和氧等会分解、转化,因此在食品的加工及储存中会发生部分损失。为使所强化的营养素达到预期效果,必须提高营养强化剂的保存率,通过改善强化工艺条件和储存方法,使其在食品加工、储存及货架期内不致被分解破坏。同时,考虑到营养强化剂在加工、储存过程中的损失,进行营养强化食品生产时需适当提高营养强化剂的使用剂量。

6. 保持食品原有的色、香、味等感官性状

在选择营养强化剂时,应避免因强化剂本身的性状而损害食品的原有感官性状,而致使消费者难以接受。如铁容易带来铁锈味,大豆粉有浓烈的豆腥味,鱼肝油则有令人难以耐受的腥臭味,在选用这些物质进行强化时应采取掩蔽或减轻异味的技术处理。

7. 经济合理、有利推广

通常食品的营养强化需要增加一定的成本,但应注意价格不能过高,否则不易推广。选择合适、经济的强化方式和价廉质优的营养强化剂,降低营养强化的成本,让绝大多数消费者能够承受,才能取得广泛的、较好的营养强化效果。

(三)合理使用食品营养强化剂

食品营养强化剂是指为增强营养成分而加入食品中的天然或人工合成的属于天然营养素范围的食品添加剂。食品营养强化剂主要包括维生素、矿物质、必需氨基酸三大类,此外,也包括用于营养强化的天然食品及其制品,如大豆蛋白、骨粉、麦麸等。

食品营养强化剂质量必须符合相应的国家标准、行业标准、地方标准或企业质量标准。为规范食品营养强化剂的使用,1994 年卫生部颁布了《食品营养强化剂使用卫生标准》和《食品营养强化剂卫生管理办法》,食品加工、经营部门使用食品营养强化剂时,必须符合 GB 14880—2012《食品安全国家标准　食品营养强化剂使用标准》或 GB 2760《食品安全国家标准　食品添加剂使用标准》规定的品种、使用范围和使用量。使用营养强化剂工艺必须合理,不得影响强化剂的性质。生产的强化食品,必须经省级食品卫生监督机构批准才能销售,并在该类食品标签上标注强化剂的名称和含量,在保存期内不得低于标志含量(强化剂标志应明确,与内容物含量相差不得超过 ±10%)。

我国从 20 世纪 90 年代开始实行了食盐加碘的强化,目前正在启动推广的食品强化项目有食用油中维生素 A 的强化、酱油中铁的强化、大米面粉中维生素和矿物质的强化等。

五、保健食品及其标准

目前,保健食品在国际上并没有统一的名称,虽然各国对保健食品的定义不尽相同,但有一点是一致的,即这类食品除了具备一般食品皆具备的营养功能和感官功能(色、香、味、形)外,还具有一般食品所没有的调节人体生理活动的功能,故称之为保健食品或功能食品。

我国国家技术监督局在 1997 年颁发的《保健(功能)食品通用标准》(GB 16740—1997)对保健食品定义为保健(功能)食品,是食品的一个种类,具有一般食品共性,能调节人体机能,适用特定人群食用,但不以治疗疾病为目的。

(一)保健食品的功效成分

保健食品的功效成分是指保健食品特定保健功能的物质基础和起关键作用的成分,又称为功能因子、活性成分、有效成分等。保健食品必须标注明确的功效成分或与保健功能有关的主要原料名称。

《中华人民共和国食品安全法》第五十一条规定:"声称具有特定保健功能的食品不得对人体产生急性、亚急性或者慢性危害,其标签、说明书不得涉及疾病预防、治疗功能,内容必须真实,应当载明适宜人群、不适宜人群、功效成分或者标志性成分及其含量等;产品的功能和成分必须与标签、说明书相一致。"

目前已明确的保健食品的功效成分有十余类,一百多种。主要有多糖类、功能性甜味剂类、功能性油脂(脂肪酸)类、自由基清除剂类、维生素类、活性肽与活性蛋白质类、活性菌类、微量元素类、其他活性物质如植物甾醇、黄酮、褪黑素等。

(二)保健食品的管理

为加强保健食品的监督管理,保证保健食品的质量,我国卫生部根据《中华人民共和国食品卫生法》的有关规定,制定了《保健食品管理办法》,并于 1996 年 6 月 1 日起实施。

1. 保健食品的审批

我国对保健食品、保健食品说明书以及保健食品的生产实行审批制度,对市售的保健食品实行标志管理。

2. 保健食品的基本要求

(1)安全无毒。即保健食品各种原料及其产品必须符合食品卫生标准及要求,对人体不产生任何急性、亚急性及慢性危害。

(2)功能确切。即经功能实验证实具有肯定的调节人体生理活动的功能。

(3)配方科学。即保健食品配方的组成及用量必须有科学依据,具有明确的功效成分,如在现有的技术条件下不能明确功效成分,应确定与保健功能有关的主要原料名称。

3. 保健食品的原料要求

为了保证保健食品安全无害,2002 年我国卫生部发出了《进一步规范保健食品原料的管理》的通知,确定了人参等 114 种"可用于保健食品的物品名单"、丁香等 87 种"既是食品又是药品的物品名单",对保健食品的原料取用范围作了明确的规定,同时还列出了八角莲等 59 种"保健食品禁用物品名单"。

六、转基因食品及其标准

随着生物技术的不断发展,基因工程技术已经在农业、食品领域显示出强大的生产和市场潜力。用基因工程方法将有利于人类的外源基因转入受体生物体内,改变其遗传组成,使其获得原先不具备的品质与特性的生物,称为转基因生物。转基因食品是转基因生物的产品或加工品。

通过转基因技术获得的食品,具有产量高、营养丰富、抗病力强、在不利气候条件下可获得好收成等优点,具有良好的发展前景。如科学家将北极鱼的基因移植到西红柿中,使西红柿可以抗寒;将人类生物激素基因移植到鲤鱼中,使鲤鱼可以生长得更快更大;将土壤微生物的毒蛋白基因移植到水稻中,使水稻抗病虫害性增强。

(一)转基因食品的分类

1. 转基因食品按照来源分为三类:

(1)转基因植物性食品

在转基因食品中数量最多,是由转基因农作物生产、加工而成。如转基因大豆、玉米、油菜、南瓜等。

(2)转基因动物性食品

由转基因动物生产的肉、蛋、奶等及其加工品。

(3)转基因微生物食品

指利用转基因微生物的作用而生产的食品,如转基因微生物发酵制得的葡萄酒、啤酒、酱油等。

目前生产技术较为成熟的转基因食品有转基因玉米、转基因水稻、转基因大豆、转基因西红柿、转基因油菜、转基因小麦以及以它们作为原料经过加工而得到的各种食品等。

2. 按转基因的功能分为五类:

(1)增产型

通过转基因技术转移或修饰相关的基因以达到增产效果。

(2)控熟型

通过转移或修饰与控制成熟期有关的基因使转基因生物成熟期延迟或提前,以适应市场需求。另外,还可以通过转基因技术使蔬菜水果的品质进行改造,延长它们的储藏期。

(3)高营养型

采用基因改造的方法,可以增加食物营养素的含量,改善食品的成分比例,提高食物的营养价值。如小麦中的麦谷蛋白和麦醇溶蛋白的组成比例可以通过转基因技术得到改良,从而提高其焙烤特性。

(4)保健型

通过转移病体抗原基因或毒素基因至粮食作物或果树中,人们吃了这些粮食和水果,相当于在补充营养的同时服用了疫苗,起到预防疾病的作用。

(5)新品种型

通过不同品种间的基因重组可形成新品种,由其获得的转基因食品在品质、口味和色香方面具有新的特点。

(二)转基因食品现状

1983年,首例转基因植物培育在美国研究成功,是一种含有抗生素的烟草,从此开创了转基因作物的新纪元。1985年,转基因鱼问世,揭开了转基因食品生产的序幕。1994年,第一个转基因延熟保鲜番茄获得美国农业部和美国食品药物管理局批准进入市场。此后,转基因食品迅猛发展起来。目前,全球进行商业化种植的最主要的转基因作物有大豆、玉米、棉花和油菜等。

我国转基因工程研究启动于20世纪80年代后期,90年代初进入了商业型转基因生产。由于转基因食品生产的迅速发展,我国转基因食品的品种和数量也在逐年增多。

(三)转基因食品的安全性问题

由于转基因食品引入了外源基因或修饰内源基因,打破了物种之间的界限,可能对上万年才形成的生态平衡造成意想不到的作用,因此人们对转基因食品心存疑虑。尽管迄今尚未发现转基因食品对人体造成危害的实例,但也不能证明转基因食品完全无害。转基因生物问题对食品安全、人类健康及生态环境产生直接影响,已成为公众关注的焦点问题之一。

目前认为转基因食品可能的潜在危害主要有以下几个方面:

1. 致敏性

在转基因食品的生产中,外来基因产生的新的蛋白质可能会给食用者带来过敏。例如,为增加大豆中蛋氨酸的含量,研究人员曾将巴西坚果中的2S清蛋白基因转入大豆中,而2S清蛋白具有过敏性,导致原本没有过敏性的大豆对某些人群产生过敏反应,最终该转基因大豆禁止商业化生产。美国也曾发生转基因大豆诱发食用者过敏的事例。

2. 抗药性

目前转基因工程中抗生素抗性标记基因应用最为广泛,在基因水平转移中,有可能将抗生素抗性标记基因传递给人肠道中的微生物,并获得抗药性,这就可能影响口服抗生素的药效,对食用者健康造成危害。为了彻底消除这一因素的潜在危险,科学家正设法在转基因植物食品中避免使用抗生素抗性标记基因,特别是不使用与临床上使用的抗生素抗性编号相同的标记基因。

3. 致毒致害作用

1989年在美国流行的嗜酸性肌痛综合症,患病人数多达5000多人,37人死亡,1511人因病长久丧失劳动力。美国疾病控制中心经调查发现,发病原因是因持续几个月食用标明添加色氨酸的特殊食品所致。另1998年苏格兰Rowett研究所Arpad Pusztai博士报道,用转雪花莲凝集素(GNA)基因的抗虫马铃薯喂养大鼠,引起大鼠体重严重减轻,免疫系统遭到破坏。虽然目前还没有对转基因食品致病的定论,但以上这类事件却引起了媒体与公众对转基因食品安全性的争论。

4. 增强食品中的毒素和抗营养因子

在转基因食品的生产中,基因被破坏或其不稳定性可能会带来新的毒素。另外,许多食品本身含有大量的毒性物质和抗营养因子,如蛋白酶抑制剂、神经毒素等用以抵抗病原菌的侵害。转基因食品由于基因的导入可能增加这类物质的含量或改变了这类物质的结构,产生各种毒素,造成对人体的危害。

（四）转基因生物安全管理

转基因生物安全是指防范农业转基因生物对人类、动植物、微生物和生态环境构成的危险或潜在的风险。转基因生物安全管理,是指要对转基因生物技术的开发和应用活动本身及其产品可能对人类和生态环境的不利影响及其不确定性和风险性进行评估,并采取必要的措施加以管理和控制,使之降低到可接受的程度。

1992 年,美国食品药物管理局(FDA)首次颁布政策,规定转基因食品若对人类健康产生危害则不能上市出售。1992 年,联合国环境与发展大会签署的两个纲领性文件《21 世纪议程》和《生物多样性公约》均专门提到了生物技术安全问题。2001 年,第一部有关转基因食品安全的国际法《生物安全议定书》产生,要求转基因食品在研制、装卸、运输、使用、转移和释放时,防止或减少其对人类和环境构成的风险,并特定规定了事先同意知情程序,即消费者有对转基因食品的知情权。目前,大多数国家均采纳《生物安全议定书》中的规定,对转基因食品进行安全评价和标识管理。

我国目前已初步建立了转基因食品安全管理体系。由国务院农业部负责全国农业转基因生物安全的监督管理工作,县级以上各级政府的农业行政主管部门负责本行政区域内的农业转基因生物安全的监督管理工作,其他相关部门如科技行政主管部门、环境保护行政主管部门依照有关法律法规的规定对转基因生物安全实施监督管理,并相继颁布实施了《农业转基因生物安全管理条例》《农业转基因生物安全评价管理办法》《农业转基因生物标识管理办法》等法律规范。

七、食品中有毒有害物质最高残留限量标准

为了保证食品的质量与安全,必须严格实施相关强制性标准。食品中有毒有害物质最高残留限量标准是食品基础标准中重要的一个方面。

食品中常见的有毒有害物质包括:天然毒素,如霉菌毒素;环境污染物,如砷、汞、镉、铅、放射性物质和敌敌畏、乐果等农药残留。

农药残留指使用农药后残留于生物体、农副产品和环境中的微量农药及其有毒的代谢产物。

农药残留超标已成为社会关注的热点问题,也是我国农产品食品出口的一大障碍。我国主要农药最大残留限量标准可参看 GB 2763—2005《食品中农药最大残留限量》。

八、国外食品卫生标准

国际标准是指国际标准化组织(ISO)和国际电工委员会(IEC)所制定的标准,以及经 ISO

确认并公布的其他国际组织制定的标准。涉及食品及相关产品的标准的国际组织有 ISO(国际标准化组织)、FAO(联合国粮食和农业组织)、WHO(联合国世界卫生组织)、CAC(食品法典委员会)、ICC(国际谷类加工食品科学技术协会)、IDF(国际乳制品联合会)、IWO(国际葡萄与葡萄酒局)。其中,CAC 和 ISO 的标准被广泛认同和采用。

(一)食品法典标准

CAC 制定并向各成员国推荐的食品产品标准、农药残留限量、卫生与技术规范、准则和指南等,通称为食品法典。CAC 标准的范围主要有:食品产品标准、检验及分析方法标准、兽药及农药残留限量标准、污染物限量标准、食品添加剂标准及其他相关的规范和准则。

食品法典一般准则提倡成员国最大限度地采纳法典标准。法典的每一项标准本身对其成员国政府来讲并不具有自发的法律约束力,只有在成员国政府正式声明采纳后才具有法律约束力。CAC 成员国可以参照遵循这些标准,这样既可以避免重复性工作,又可以节省大量财力。有许多成员国不制定自己的国家标准而直接采用 CAC 标准,而另一些制定自己国家食品标准的也尽量与 CAC 标准接轨。

(二)ISO 食品标准

国际标准化组织(ISO)成立于 1946 年,其成员国有 100 多个,下设许多专门领域的技术委员会(TC),其中 TC34 为农产食品技术委员会。TC34 主要制定农产品食品各领域的产品分析方法标准。ISO 还发布了适用广泛的系列质量管理标准,其中已在食品行业普遍采用的是 ISO 9000 质量管理体系。2005 年 9 月 1 日又颁布了 ISO 22000 标准,该标准通过对食品链中任何组织在生产(经营)过程中可能出现的危害进行分析,确定关键控制点,将危害降低到消费者可以接受的水平。该标准是对各国现行的食品安全管理标准和法规的整合,是一个可以通用的国际标准。

 复习思考题

1.什么是食品标准? 它可以分为哪几类?

2.食品卫生标准的基本内容有哪些?

3.无公害食品、绿色食品和有机食品三者之间的关系是什么样的? 无公害食品、绿色食品和有机食品的标志各是什么样的?

4.营养强化食品的目的有哪些? 营养强化的原则是什么?

5.什么是保健食品的功效成分? 它有哪些种类?

6.转基因食品可能的潜在危害主要有哪几个方面?

7.被各国广泛采用的国际食品卫生标准有哪些?

8.请对市场上的转基因食品进行调查,并谈谈对转基因食品的看法。

第三节 食品质量管理体系

食品企业为了生产出满足规定和潜在要求的产品,实现企业的质量目标,必须通过建立健全和实施食品生产质量管理体系来实现。当前在国际上取得广泛认可的食品质量管理体系主要有 ISO 9000 质量管理体系、GMP(良好操作规范体系)和 HACCP(食品质量安全体系)。

一、ISO 9000 质量管理体系

ISO 9000 族标准是国际标准化组织(ISO)所制定的关于质量管理和质量保证的一系列国际标准。ISO 9000 族标准主要针对质量管理,同时涵盖了部分行政管理或财务管理的范畴。ISO 9000 族标准规定了质量体系中各个环节的标准化实施规程和合格评定实施流程,实行产品质量认证或质量体系认证,以确保最终产品质量为目的。ISO 9000 族中规定的标准适用于所有行业或经济领域,无论其生产何种产品。

随着国际贸易的不断发展,国家、企业之间的技术合作与交流也日益频繁,但各国采用的评价标准和质量体系的要求不同,企业不得不付出很大的代价去分别满足各个国家的质量标准要求。另外,由于竞争的加剧,有的国家利用严格的标准和质量体系来阻挡商品的进口,这样就阻碍了国际间的经济合作和贸易往来。因此,有必要建立一套国际化的标准,使各国对产品的质量问题有统一认识以及共同遵守的规范。ISO 9000 就是在总结各个国家质量管理与质量保证成功经验的基础上产生的,并经历了由军用到民用,由行业标准到国家标准,进而到国际标准的发展过程。

(一)ISO 9000 族标准的原则

ISO 9000 是应用全面质量管理理论对具体组织制定的一系列质量管理标准,全面质量管理的理论基础是"以顾客为中心、领导的作用、全员参与、过程的方法、系统管理、持续改进、基于事实的决策、互利的供方关系"。ISO 9000 族标准主要从以下 4 个方面对质量进行规范管理。

1. 机构

标准明确规定了为保证产品质量而必须建立的管理机构及其职责权限。

2. 程序

企业组织产品生产必须制定规章制度、技术标准、质量手册、质量体系操作检查程序,并使之文件化、档案化。

3. 过程

质量控制是对生产的全部过程加以控制,从根据市场调研确定产品、设计产品、采购原料,到生产检验、包装、储运,其全过程按程序要求控制质量,目的是预防不合格产品的出现。

4. 改进

不断地总结、评价质量体系,不断地改进质量体系,使质量管理呈螺旋式上升。

(二)ISO 9000 族标准的构成和内容

ISO 9000 族标准规定了质量管理体系中各个环节的标准化实施规程和合格评定实施规

程,实行产品质量认证或质量体系认证。但无论是产品质量认证或是质量体系认证,取得认证资格都必须具备的一个重要条件是:企业要按照国际通行的质量管理和质量保证标准,即 ISO 9000 系列标准进行质量管理和质量认证。

2008 版 ISO 9000 族标准包括 4 项核心标准:

ISO 9000《质量管理体系——基础和术语》、ISO 9001《质量管理体系——要求》、ISO 9004《质量管理体系——业绩改进指南》、ISO 19011《质量和环境管理体系审核指南》。

我国已将 2008 版 ISO 9000 族标准等同采用为中国的国家标准,其标准编号及与 ISO 标准的对应关系分别为:

GB/T 19000—2008《质量管理体系 基础和术语》(idtISO 9000:2005)

GB/T 19001—2008《质量管理体系 要求》(idtISO9001:2008)

GB/T 19004—2011《追求组织的持续成功 质量管理方法》(idtISO9004:2009)

随着我国加入 WTO,在食品行业逐步实施 ISO 9000(GB/T 19000)系列标准的认证将是势在必行,这对提高食品产品的综合质量,规范市场行为和保护消费者权益,使我国的食品及农副产品与国际市场接轨都有重要意义。

二、GMP 食品生产操作规范体系

(一)概述

GMP(Good Manufacturing Practice),即良好的操作(生产)规范,是广泛应用于食品行业的产品质量管理方法,是生产符合安全卫生要求的食品应遵循的作业规范。它注重自主性管理,通过对生产过程中的各个环节提出一系列方法、具体的技术要求和质量监控措施而形成质量保证体系。GMP 的特点是将保证产品质量的重点放在成品出厂前整个生产过程的各个环节上,而不仅仅是着眼于最终产品,其目的是从全过程入手,从根本上保证食品质量。

GMP 的产生来源于药品生产领域,最早由美国食品药物管理局(FDA)发布,现已被世界发达国家和地区广泛推广应用,如日本、加拿大、新加坡、德国、澳大利亚、中国台湾等都积极推行 GMP 质量管理体系,并建立实施了相关法律法规。

我国推行 GMP 是从制药行业开始,从 20 世纪 80 年代开始食品企业质量管理规范制定工作。1998 年卫生部发布了首批食品 GMP 标准——《保健食品良好生产规范》(GB 17405)和《膨化食品良好生产规范》(GB 17404),标志着中国食品企业管理向高层次发展。

食品 GMP,即良好生产规范在食品中的应用,基本上涉及的是与食品卫生质量有关的硬件设施的维护和人员卫生管理,要求食品生产企业应具有良好的生产设备、合理的生产过程、完善的卫生与质量管理制度和严格的检测系统,着重强调食品在生产和储运过程中对微生物、化学性和物理性污染的控制,以确保食品的安全性和质量符合标准。

(二)GMP 的内容

GMP 实际上是一种包括 4M 管理要素的质量保证制度,即选用规定要求的原料(material),以合乎标准的厂房设备(machines),由胜任的人员(man),按照既定的方法(methods),制造出品质既稳定又安全卫生的产品的一种质量保证制度。具体来说有以下几方面:

1. 先决条件(premises)

先决条件主要包括适合的加工环境、工厂建筑、道路、地表供水系统、废物处理等。

2. 设施(facilities)

包括制作空间、储藏空间、冷藏冷冻空间的供给;排风、供水、排水排污、照明等设施条件;适宜的人员组成等。

3. 加工、储藏、操作

包括物料购买和储藏;机器、机器配件、配料、包装材料、添加剂、加工辅助品的使用及合理性;成品外观、包装、标签和成品保存;成品仓库、运输和分配;成品的再加工;成品抽样、检验和良好的实验室操作等。

4. 食品卫生和安全措施

包括特殊储藏条件如热处理、冷藏、冷冻、脱水和化学保藏等的卫生措施;清洗计划、清洗操作、污水管理、虫害控制;个人卫生的保障;外来物的控制、残存金属检测、碎玻璃检测以及化学物质检测等。

5. 管理职责

包括提供管理程序、管理标准、质量保证体系;技术人员能力建设、人员培训;提供卫生监督管理程序;产品撤销等。

GMP反映的是一般的管理指标,目的是为各种食品制造、加工、包装、储藏等方面制定出统一的指导原则。不同的食品企业应根据自己的实际情况,在GMP规定的基本框架的基础上再制定出适合本企业的具体的附加条款加以实施。

三、SSOP食品卫生操作程序

(一)概念

SSOP(Sanitation Standard Operation Procedures),即卫生标准操作程序,是食品企业为了满足食品安全的要求,消除与卫生有关的危害而制定的在环境卫生和加工过程中实施清洗、消毒和卫生保持的操作规范。

SSOP实际上是GMP中最关键的基本卫生条件,也是在食品生产中实现GMP全面目标的卫生生产规范。食品企业应根据本企业生产的具体情况,对各个岗位提出足够详细的操作规范,形成卫生操作控制文件。

(二)SSOP的内容

SSOP计划应描述企业与食品卫生和环境清洁相关的程序和实施情况,强调食品生产车间、环境、人员及与食品有接触的器具、设备中可能存在的危害的预防以及清洗的措施。FDA将这些问题总结成有关卫生的8个方面,即:

(1)与食品或食品表面接触的水的安全性或生产用冰的安全。

(2)食品接触表面的卫生情况和清洁度。

(3)防止不卫生物品对食品、食品包装和其他与食品接触表面的污染及未加工产品和熟制品的交叉污染。

(4)手的清洗、设施和厕所设施的卫生保持情况。

（5）防止食品、食品包装材料和食品接触表面掺杂润滑剂、燃料、杀虫剂、清洁剂、消毒剂、冷凝剂及其他化学、物理或生物污染物外来物的污染。

（6）有毒化合物的正确标识、储存和使用。

（7）员工个人卫生的控制。

（8）工厂内昆虫与鼠类的灭除及控制。

各个工厂的 SSOP 内容都是具体的，应根据企业实际情况制定，并易于使用与遵守。对 SSOP 文件中要求的各项卫生操作，都应记录其操作方式、场所、由谁负责等，还应考虑卫生控制程序的监测方式、记录方式以及如何纠正出现的偏差。

SSOP 与 HACCP（危害分析与关键控制点）也有密切关联，是实施 HACCP 体系的基础。SSOP 的正确制定和有效实施，可以减少 HACCP 计划中的关键控制点（CCP）数量，使 HACCP 体系将注意力集中在与食品或其生产过程中相关的危害控制上，而不仅仅在生产卫生环节上。

四、HACCP 食品安全控制体系

（一）概述

HACCP（Hazard Analysis and Critical Control Point）即危险分析与关键控制点，是一个以预防食品安全为基础的食品安全生产、质量控制的保证体系，由食品的危害分析（Hazard Analysis，HA）和关键控制点（Critical Control Points，CCPs）两部分组成。它是生产安全食品的一种控制手段，对原料、关键生产工序及影响产品安全的人为因素进行分析，确定加工过程中的关键环节，建立、完善监控程序和监控标准，采取规范的纠正措施。

HACCP 食品安全控制体系由美国太空总署（NASA）、陆军 Natick 实验室和美国皮尔斯柏利（Pillsbury）公司共同发展而成，是建立在良好操作规范（GMP）和卫生标准操作规程（SSOP）基础之上的控制危害的预防性体系，包括了从原材料到餐桌整个过程的危害控制。与其他的质量管理体系相比，HACCP 可以将主要精力放在影响食品安全的关键加工点上，而不是在每一个环节上都放上很多精力，这样在实施中更为有效。目前，HACCP 因其具有全面性、以预防为重点、提高产品质量和工作效率等特点被国际权威机构认可为预防食源性疾病、确保食品安全最有效的方法，被世界上越来越多的国家所采用，成为国际上通用的食品安全控制体系。

为规范世界各国对 HACCP 系统的应用，食品法典委员会（CAC）1993 年发布了《HACCP 体系应用准则》，并于 1997 年 6 月做了修改，形成新版的的法典指南，即《HACCP 体系及其应用准则》，使 HACCP 成为国际性的食品生产管理体系和标准。HACCP 于 20 世纪 80 年代开始传入中国，从 90 年代起陆续制定了《在出口食品生产中建立 HACCP 质量管理体系的导则》并出台了相关具体实施方案在企业中试行。2002 年卫生部颁布《食品企业 HACCP 实施指南》，国家认监委发布《食品生产企业 HACCP 管理体系认证管理规定》，在所有食品企业中推行 HACCP 体系。并于 2005 年首次将保健食品 GMP 认证制度纳入强制性规定，将 HACCP 认证纳入推荐性认证范围。目前，我国已初步建立了规范统一的食品企业和餐饮业 HACCP 体系基础模式。

（二）HACCP 的基本原理

HACCP 体系经过实际应用与完善，已被食品法典委员会（CAC）所确认。HACCP 体系是鉴别特定的危害并规定控制危害措施的体系,是一种全面系统的控制方法,它对质量的控制不仅是最终检验环节,而是存在生产过程各环节中,宗旨在将可能发生的食品安全危害消除在生产过程之中。HACCP 主要包括 HA(危害分析)和 CCP(关键控制点),由以下 7 个基本原理组成。

1. 危害分析

危害是指食品中存在的有害于人体健康的各种因素。显著危害是指一旦发生就会对消费者产生不可接受的健康风险的因素。危害分析是估计可能发生的危害及危害的严重性,并制定具体有效的预防控制措施。

危害分析是建立 HACCP 的基础。

2. 确定关键控制点

即对每个显著危害确定适当的关键控制点。

关键控制点(Critical Control Point, CCP)是指可应用控制手段以使一种危害能被防止、消除或减少到可接受水平的一个点、步骤或过程。它们可能是食品生产加工过程中的某一操作方法或流程,也可能是食品生产加工的某一场所或设备。例如,原料生产收获与选择、加工、产品配方、设备清洗、储运、雇员与环境卫生等都可能是 CCP。通过危害分析确定的每一个危害,必然有一个或多个关键控制点来控制,使潜在的食品危害被预防、消除或减少到可以接受的水平。

3. 建立关键限值

对确定的关键控制点的第一个预防措施就是确定关键限值。

关键限值(Critical Limit, CL)是与一个 CCP 相联系的每个预防措施所必须满足的标准,是确保食品安全的界限,具体包括温度、时间、物理尺寸、湿度、水活度、pH、有效氯、细菌总数等参数。每个 CCP 必须有一个或多个 CL 值,一旦操作中偏离了 CL 值,则视为失控,因此必须采取相应的纠正措施来确保食品的安全。

4. 确定监控措施

监控是指实施一系列有计划的测量或观察措施,用以评估 CCP 是否处于控制之下,并做好精确记录,以应用于未来的评价。监控计划包括监控对象、监控方法、监控频率、监控记录和负责人等内容。

5. 建立纠偏措施

当控制过程发现某一特定 CCP 出现偏离临界值时,要采取纠偏措施,包括在控制范围内重新决定 CCP 的工作以及在控制范围之外对产品加工所采取的管理控制。

6. 建立有效记录系统

建立有效的记录程序对 HACCP 体系加以记录。HACCP 实施过程中应有各关键控制点监控记录、偏离或失控与纠正措施的记录,还应有 HACCP 体系正常运转的记录及 HACCP 体系修改的记录。

7. 验证程序

验证是除监控方法外用来确定 HACCP 体系是否按计划运作、原制定的 HACCP 计划是否适合目前实际生产过程及是否需要修改所使用的方法、程序或检测。验证程序的正确制定和执行是 HACCP 计划成功实施的基础,目的是确保 HACCP 系统处于准确工作状态中。

(三)HACCP 计划的制定和实施

食品生产企业应根据自身实际情况具体制定 HACCP 计划。HACCP 计划即针对给定的食品根据 HACCP 的基本原则、有关法规以及企业的具体情况制定,并正式确认的应予遵循的书面文件。由于各企业的产品特性不同,加工条件、生产工艺、人员素质等各有差异,因此其HACCP 计划也各不相同。企业制定的 HACCP 计划必须得到政府有关部门的认可。

HACCP 计划的实施步骤如下:组建 HACCP 工作小组;确定 HACCP 体系的目的与范围;产品描述;绘制和验证产品工艺流程图;危害分析;确定关键控制点(CCP);建立关键限值(CL)建立监控程序;建立纠偏措施;建立验证程序;建立 HACCP 文件和记录管理系统。

五、食品质量安全市场准入制度(QS 认证)

(一)概述

食品质量安全市场准入制度是为保证食品的质量安全,具备规定条件的生产者才允许进行生产经营活动、具备规定条件的食品才允许生产销售的监管制度。其英文名称用 Quality Safety 的缩写"QS"来表示,又称为"QS 认证"。

食品质量安全市场准入制度是一种政府行为和一项行政许可制度,在根本上保证了食品的质量安全。2002 年国家质量监督检验检疫总局下发的《关于进一步加强食品质量安全监督管理工作的通知》中明确提出"食品生产企业必须具备保证产品质量的必备条件,获得食品质量安全生产许可证后,方可生产加工食品"等相关规定,标志着我国开始正式实施食品质量安全市场准入制度。

目前,我国实行食品质量安全市场准入制度的法律依据是《中华人民共和国食品安全法》《中华人民共和国产品质量法》《中华人民共和国标准化法》《工业产品生产许可证试行条例》等法律法规以及相关监管制度。如《中华人民共和国食品安全法》第二十九条规定:"国家对食品生产经营实行许可制度。从事食品生产、食品流通、餐饮服务,应当依法取得食品生产许可、食品流通许可、餐饮服务许可。"《中华人民共和国产品质量法》第十三条规定:"可能危及人体健康和人身、财产安全的工业产品,必须符合保障人体健康和人身、财产安全的国家标准、行业标准;未制定国家标准、行业标准的,必须符合保障人体健康和人身、财产安全的要求。禁止生产、销售不符合保障人体健康和人身、财产安全的标准和要求的工业产品。"

(二)建立食品质量安全市场准入制度的意义

1. 提高食品质量,保障消费者身体健康

近年来,食品中毒事件屡屡发生,极大地影响了消费者的身体健康和生命安全,食品质量安全问题日益受到广大消费者及政府的关注。为从食品生产加工及流通的各个环节确保食品质量安全,必须制定实施行之有效的食品质量安全监管制度。

2. 保证食品生产加工基本条件,加强食品生产监督管理

我国的食品企业在规模、加工设备、环境条件、技术力量、质量意识上差别较大,总体技术水平距离国际先进水平还有一定差距,难以全面保证食品的质量安全。为保证消费者吃上安全放心的食品,必须严格控制食品企业的生产技术条件,加强食品生产加工各环节的监督管理,并从根本上提高食品企业人员的质量安全法律意识水平。

3. 规范市场秩序、创造良好经济运行环境

食品生产和流通领域中,以假充真、以次充好等违法现象层出不穷,屡屡给广大消费者身心健康带来严重影响,也扰乱了正常的市场秩序。必须严格实行食品质量安全市场准入制度,采取审查生产条件、强制检验、加贴标识等措施,对食品生产经营活动各环节实施有效监督管理,达到规范市场经济秩序、维护市场公平竞争的目的。

(三)食品质量安全市场准入制度的内容

1. 许可证制度

对食品生产企业实施食品许可证制度。对于具备基本生产条件、能够保证食品质量安全的企业,发放《食品生产许可证》,准予其生产获证范围内的产品;未取得《食品生产许可证》的企业不准生产食品。

2. 强制检验制度

对食品企业生产的出厂产品实施强制检验,有效把住食品出厂安全质量关。未经检验的或经检验不合格的食品不准出厂销售,对于不具备自检条件的生产企业强令实行委托检验。

3. 市场准入制度

对实施食品生产许可制度的食品加贴市场准入标志,即 QS 标志,没有加贴 QS 标志的不准进入市场销售。这种向社会做出的"质量安全"承诺,便于广大消费者识别和有关行政执法部门监督检查,也有利于促进食品生产企业加强对于食品质量安全的责任感。

食品质量安全市场准入制度适用于中华人民共和国境内一切从事食品生产加工并且其产品在国内销售的公民、法人或者其他组织。适用产品为按照时间表列入国家质检总局公布的《食品质量安全监督管理重点产品目录》且在国内生产和销售的食品。进口食品按照国家有关进出口商品监督管理规定办理。

(四)食品生产许可证及 QS 标志管理

《食品生产许可证》编号为英文字母 QS 加 12 位阿拉伯数字。编号前 4 位为受理机关编号,中间 4 位为产品类别编号,后 4 位为获证企业序号。《食品生产许可证》一般有效期为 3~5年,企业应当在《食品生产许可证》有效期满前 6 个月提出换证申请。

QS 认证的食品市场准入标志由"QS"和"质量安全"中文字样组成,标志主色调为蓝色,字母"Q"与"质量安全"四个中文字样为蓝色,字母"S"为白色。该标志的式样、尺寸及颜色都有具体的制作要求,使用时可根据需要按比例放大或缩小,但不得变形、变色。

标志管理规定如下:实行《食品生产许可证》管理的食品出厂必须加印或加贴食品市场准入标志。没有食品市场准入标志的食品不得出厂销售。取得《食品生产许可证》的企业,其生产加工的食品,经自行出厂检验或者委托出厂检验合格后,方可加印(贴)食品市场准入标志。食品市场准入标志应当加印或加贴在食品的最小销售包装上。

 复习思考题

1. ISO 9000 族标准分为哪几类?

2. 简述 GMP、SSOP、HACCP 之间的关系。

3. 实施食品 GMP 的意义是什么?

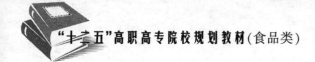

4. 什么是 HACCP？它由哪七个基本原理组成？

5. 什么是关键控制点？什么是关键限值？

6. 什么是 SSOP？它的基本内容包括哪些方面？

7. 食品质量安全市场准入制度的内容有哪些？

第七章　实训项目

项目一　一日营养素需要量的确定

【实训目的】

了解一日能量需要量的计算方法,掌握根据人体一日能量的需要量,计算产热营养素的一日需要量。

【实训内容】

一、人体一日能量需要量的确定

确定人体一昼夜能量需要量的关键是确定一日能量的消耗量。人体能量消耗的测定有直接测定法和间接测定法。直接测定法是指测定机体 O_2 耗量和 CO_2 产生量的各种方法,如活动时间记录法、要因加算法、双标记法、热量计法等;间接测定法是通过总能量摄入量计算和心律记录推算出能量的消耗,如心率监测法、能量摄入量计算法等。下面介绍两种在日常工作中使用较多的方法。

1. 活动时间记录法

通过详细记录每人一天各种活动的持续时间,然后按每种活动的能量消耗率计算出全天的活动能量消耗量,同时,计算出基础代谢的能量消耗及食物特殊动力作用的能量消耗。将三方面能量消耗相加,即得出一日总能量的消耗量,也是人体一日能量需要量。

(1)基础代谢耗能量的计算。基础代谢是指人体在清醒而又极端安静的状态下,不受肌肉活动、环境温度、食物及精神紧张等影响时的能量代谢。基础代谢水平用基础代谢率表示。其体表面积按改良体表面积公式计算,即体表面积 $A(m^2) = 0.00659 \times$ 身高 $(cm) + 0.0126 \times$ 体重 $(kg) - 0.1603$;单位时间单位体表面积能量消耗按年龄和性别查本书表 $1-1$。

一昼夜基础代谢耗能量 = 基础代谢率 × 体表面积 × 24h

(2)各种劳动和活动耗能量的计算。按照人体一昼夜各项活动内容,查表 $7-1$,计算出每种活动能量消耗量 $[kJ/(kg \cdot h)]$,然后,根据人体体重计算出一日活动总耗能量。

(3)食物特殊动力作用耗能量的计算。一般来说,人们采用混合膳食,其食物特殊动力作用耗能量相当于基础代谢耗能量的 $10\% \sim 15\%$,这里以 10% 计算。

一昼夜总能量需要量 = 基础代谢耗能量 + 各种活动耗能量 + 食物特殊动力作用耗能量。

此方法是了解能量消耗量最常用的方法之一,但是测定结果的影响因素较多,个体差异较大。因此,往往作为确定个体能量需要量的方法。采用该方法时,要求记录活动的种类和时间十分准确。

表 7 - 1　各项活动能量消耗率　　　　　　　　　　单位:kJ/(kg·h)

活动内容	能量消耗率	活动内容	能量消耗率
骑车(慢)	10.50	个人卫生	5.46
骑车(快)	31.92	穿脱衣	2.94
骑马(慢)	5.88	吃饭	1.68
骑马(快)	18.06	洗碗碟	4.20
骑马(奔)	28.14	洗衣服	5.46
打乒乓球	18.48	缝衣服	3.78
滑冰	14.70	扫地(轻)	5.88
体操	13.02	扫地(重)	7.14
游泳	33.18	洗地	5.04
跑步	29.40	高声朗读	1.68
走路(慢)	8.40	听课	1.68
走路(快)	14.28	看书	1.34
走路(极快)	34.86	写字	1.68
跳舞	15.96	打字	4.20
唱歌	3.36	实验室工作	4.20
睡醒静卧	0.42	闲谈	1.51
站立	2.25		

2. 要因加算法

应用基础代谢率(BMR)乘以体力活动水平(PAL)来计算人体能量消耗量或需要量。

能量的消耗量或需要量 = BMR × PAL

BMR 的计算按中国营养学会的建议,采用 Schofield 推算公式计算。

PAL 的确定根据中国营养学会建议的中国成人活动强度分级标准,男:轻 1.55,中 1.78,重 2.10;女:轻 1.56,中 1.64,重 1.82。

二、人体一昼夜生能营养素需要量的确定

生能营养素包括蛋白质、脂类、碳水化合物。按照合理营养的要求,成年人膳食中蛋白质、脂类和碳水化合物三大生能营养素供能应分别占一日总能量的 10% ~15%、20% ~30% 和 55% ~65%,蛋白质、脂类和碳水化合物的能量系数,即每克蛋白质、脂类和碳水化合物在体内氧化产生的能量值,分别是 16.81kJ/g、37.56kJ/g 和 16.74kJ/g。根据一日总能量需要量以及生能营养素能量分配比和能量系数,可计算出人体一昼夜生能营养素的需要量。

蛋白质的需要量(g) = 能量需要量(kJ) ×10% ~15%(以 15% 计)/16.81(kJ/g)

脂类的需要量(g) = 能量需要量(kJ) ×20% ~30%(以 25% 计)/37.56(kJ/g)

碳水化合物的需要量(g) = 能量需要量(kJ) ×55% ~65%(以 60% 计)/16.74(kJ/g)

【实训作业】

根据个人一日活动量,确定一昼夜能量消耗量和产热营养素的需要量。

项目二 用24h回顾法进行膳食调查

【实训目的】

通过实训,使学生掌握膳食调查的主要内容和方法,获得某个人3天的食物品种、数量的数据,从而为要进行的膳食评价提供依据。

【实训内容】

一、设计膳食调查表

在调查前根据调查目的和调查对象设计好调查用的记录表。见表7-2。

二、准备每份食谱的重量

根据学校食堂提供的数据,计算每份食谱的生重。

三、调查和记录

记录调查对象个人资料;记录调查时间内每日每餐所食食物的种类和数量。将结果都登记在附表1。

四、计算能量和各种营养素摄入量

应用"食物成分表"计算各种食物能量和各营养素的摄入量,结果填入表7-3;参照2000年中国营养学会"中国居民膳食中营养素参考摄入量 ChineseDRIS"标准,查出与自己年龄、劳动强度相符的推荐摄入量,计算摄入量占推荐摄入量的百分比,结果填入表7-3。

附表1:

调查对象个人资料:

姓名:　　　　　　　姓别:　　　　　　　年龄:　　　　　　　身高:

体重:　　　　　　　劳动强度:

表7-2 24h膳食回顾调查表

姓名		性别		住址		电话
餐次	食品名称	原料名称	原料编码	原料重量	备注	进餐地点
早						

续表

姓名		性别		住址		电话
餐次	食品名称	原料名称	原料编码	原料重量	备注	进餐地点
中						
晚						

表7-3　能量和营养素统计分析表

类别	原料名称	质量/g	能量/kcal	Pro/g	Fat/g	CHO/g	VA/μgRE	VB$_1$/mg	VB$_2$/mg	VPP/mg	VC/mg	钙/mg	铁/mg	锌/mg	硒/μg

项目三　食谱编制——大学生营养午餐食谱编制

【实训目的】

通过实训,使学生全面了解和掌握营养配餐的重要性:营养配餐可以将各类人群的膳食营养素参考摄入量具体落实到用膳者的每日膳食中,使其能按需要摄入足够的能量和各种营养素,同时又防止营养素或能量的过高摄入。

【实训内容】

食谱就是把一日各餐主副食品种类、数量、烹调方法成表,根据期限不同,有一餐食谱、一日食谱、一周食谱。

一、制定食谱的目的

(1)使每日膳食中的热量、营养素的分配能保证满足食用者的需要。

(2)帮助食堂管理人员、炊事员和家庭主妇有计划地供给用膳者膳食。

食谱的编制是根据各种生理情况与劳动情况下,居民每日膳食中供给的各种营养素的数量,按膳食调配的原则为基础,以达到合理膳食的一种措施。

二、制定食谱的原则

(1)要使膳食中含有满足用膳者生理需要的热能和各种营养素。

(2)充分考虑到影响膳食选择的各种因素,根据当时当地生产供应情况,按食物的比例和食物营养互补原理,尽可能包括多种食物。

(3)考虑食堂和厨房的设施条件以及炊事人员的技术水平。

(4)膳食感官性状及每餐数量应满足用餐者的食欲、饱腹感及饮食习惯。

(5)根据用餐者劳动或生活的特点,安排合理的进餐制度。

三、制定食谱的步骤

(1)了解用餐者的劳动类别及年龄、性别等生理状况,并计算出平均热能及营养素需要量。

(2)根据热能需要量,按三大营养素,供能比例关系,求出三大营养素的需要量。

(3)根据三大营养素的需要量,推算出主食、豆类食品和鱼、肉、禽、蛋等食品的需要量。

(4)根据维生素 C、维生素 A(胡萝卜素)、纤维素的需要量,估计蔬菜和水果的需要量。

(5)根据用餐者的经济状况,当地食物种类,食物的色、香、味、多样化等特点和上述计算结果以及一日三餐的分配比例,配制成一餐或一日、一周食谱。

(6)食谱初步确定后,计算该食谱的营养成分,并与用餐者的营养供给量标准进行比较,如果大致相符,则不予更动,否则就需要增减、更换食物种类。

大学生的年龄多在 20 岁左右,由于几乎每天都在学校食堂用餐,所以良好的学校营养餐是保障学生健康的基础。学生食堂食谱应充分考虑保证身体健康和经济实惠的原则。

四、大学生营养午餐的编制

1. 大学生营养素需要特点

目前,中国大学在校生年龄大多数在 18~25 周岁,处于青春期的后期,是由青春期型成熟期转变的阶段,饮食已成人化。这一特定阶段的年轻人,生理上趋于成熟,表现在身体形态、机能、神经系统、内分泌及性的发育变化,不仅身体发育需要有足够的能量和各种营养素,而且繁重的脑力劳动和较大量的体育锻炼也需要消耗大量的能源物质。其能量及各种营养素的需要量相当于中等体力活动的成年人。由于大学生的学习任务较重,在餐次能量分配上应为 30%、35%、35%。另外,因大学生晚上学习时间较长,能量消耗较大,应有一定的加餐。

目前,有较多的大学生饮食结构不合理,存在不良的饮食习惯,例如,不吃早餐,或者早餐吃得马虎;个别女大学生盲目减肥,实际上,女性在发育成熟后,生理上要求有一定的皮下脂肪积存,如果用控制进食来减少皮下脂肪的积存,很容易造成营养缺乏。

另外,大学生要注意不要酗酒,以免影响健康。

2. 工作程序

准备记录笔、记录本、食物成分表、计算器、《中国居民膳食营养素参考摄入量》表。

(1)确定能量摄入量

根据中国居民膳食能量推荐摄入量(RNIs),中等体力活动能量的 RNI 值,男性为 2700kcal/d,女性为 2300kcal/d。大学生三餐的能量分配以早餐 30%,中餐 35%,晚餐 35% 左右为宜。因此,中餐摄入为:

男性:2700×35% = 945kcal

女性:2300×35% = 805kcal

(2)宏量营养素参考摄入量计算

大学生宏量营养素的供给比例:

蛋白质占 12%,脂肪占 25%,碳水化合物占 63%。据此计算:

男性:膳食中蛋白质参考摄入量 = 945kcal×12%÷4kcal/g = 28g

膳食中脂肪参考摄入量 = 945kcal×25%÷9kcal/g = 26g

膳食中碳水化合物参考摄入量 = 945kcal×63%÷4kcal/g = 148g

女性:膳食中蛋白质参考摄入量 = 805kcal×12%÷4kcal/g = 24g

膳食中脂肪参考摄入量 = 805kcal×25%÷9kcal/g = 22g

膳食中碳水化合物参考摄入量 = 805kcal×63%÷4kcal/g = 126g

(3)食物的品种和数量的确定

①主食品种、数量的确定

已知能量和三种宏量元素的膳食目标,根据食物成分表食物含量的多少,就可以确定主食的品种和数量了。

主食的品种主要根据用餐者的饮食习惯来确定,北方习惯以面食为主,南方则以大米居多。由于粮谷类是碳水化合物的主要来源,因此主食的数量主要根据各类主食原料中碳水化合物的含量确定。

如以大米为主食,根据《食物成分表 2002》查出米饭(粳米,标一米,可食部分 100%)含碳水化合物的百分含量为 25.6%。

主食数量 = 膳食中碳水化合物目标量 ÷ 某种食物碳水化物的百分含量

根据上一步的计算,午餐中米饭的摄入量为:

米饭数量(男)g = 148 ÷ 25.6% = 578g

米饭数量(女)g = 126 ÷ 25.6% = 492g

②副食品种、数量的确定

计算主食中含有的蛋白质数量。用应摄入的蛋白质质量减去主食中蛋白质质量,即为副食应提供的蛋白质质量。设定副食中蛋白质的 2/3 由动物性食物供给,1/3 由豆制品供给,据此可求出各自的蛋白质供给量。查食物成分表并计算各类动物性食物及豆制品的供给量。

由食物成分表知,米饭(粳米,标一米,可食部分 100%)中蛋白质含量为 2.5%:

主食中蛋白质含量(男)= 578g × 2.5% = 14g

主食中蛋白质含量(女)= 492g × 2.5% = 12g

则:

副食中蛋白质含量(男)= 28g − 14g = 14g

其中:动物性食物应含蛋白质数量 = 14g × 2/3 = 9g

植物性食物应含蛋白质数量 = 14g − 9g = 5g

副食中蛋白质含量(女)= 24g − 12g = 12g

其中:动物性食物应含蛋白质数量 = 12g × 2/3 = 8g

植物性食物应含蛋白质数量 = 12g − 8g = 4g

若选择的动物性食物和豆制品分别为猪肉(脊背)和豆腐,由食物成分表可知,每 100g 猪肉(脊背)中蛋白质含量为 20.2g,每 100g 黄豆芽蛋白质含量为 8.1g,则

猪肉脊背质量(男)= 9g ÷ 20.2% = 45g

豆腐质量(男)= 5g ÷ 8.1% = 62g

猪肉脊背质量(女)= 8g ÷ 20.2% = 40g

豆腐质量(女)= 4g ÷ 8.1% = 49g

③选择蔬菜的品种和数量

蔬菜的品种和数量可根据不同季节市场的蔬菜供应情况,以及考虑与动物食物和豆制品配菜来确定。

④确定纯能量食物的量

油脂的摄入应以植物油为主,有一定量动物脂肪摄入。因此以植物油作为纯能量食物的来源。由食物成分表可知,每日摄入不同种类食物提供的脂肪含量,将需要的脂肪总含量减去食物提供的脂肪量即为每日植物油供应量。

100g 米饭中脂肪含量为 0.2g,100g 脊背肉中脂肪含量为 6.2g,100g 豆腐中脂肪含量为 3.7g,蔬菜中脂肪含量忽略不计。则:

植物油质量(男)= 26g − (578g × 0.2% + 45g × 6.2% + 62g × 3.7%)= 20g

植物油质量(女)= 22g − (492g × 0.2% + 40g × 6.2% + 49g × 3.7%)= 17g

(4)食谱的评价与调整

根据以上步骤设计出营养食谱后,还应该对食谱进行评价。应参照食物营养成分表初步核算该食谱提供的能量和各种营养素的含量,与 DRIs 进行比较,相差在 10% 上下,可认为合乎要求,否则要培养或更换食品的种类或数量。

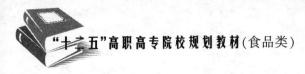

以下是评价食谱是否科学、合理的过程。

首先按类别将食物归类排序,并列出每种食物的数量。从食物成分表中查出每100g食物所含营养素的量,算出每种食物所含营养素的量,计算公式为:

食物中某些营养素的含量 = 食物量(g)×可食部分比例×100g食物中营养素含量/100

将所用食物中的各种营养素分别累计相加,计算出一日食谱中营养素参考摄入及其他营养素的量。将计算结果与中国营养学会制定的《中国居民膳食中营养素参考摄入量》(附录)中同年龄、同性别人群的水平比较,进行评价。根据蛋白质、脂肪、碳水化合物的能量折算系数,分别计算出蛋白质、脂肪、碳水化合物三种营养素提供的能量及占总能量的比例。计算出动物性及豆类蛋白质占总蛋白质的比例。

【实训作业】

按下列情况,设计出不同的食谱。

1. 一纺织孕妇,26岁,体重55kg,回族,江苏人,经济收入中等。
2. 一退休工人,男63岁,体重80kg,身高1.72m,汉族,北京人,经济收入中等偏上。

项目四 食品卫生管理状况调查

【实训目的】

通过实训进一步了解食品卫生管理的基本内容、选取某一环节(如食品生产企业、餐饭服务企业、食品销售环节)进行食品卫生管理方面的调查,并在调查的基础上练习调查报告的撰写方法,了解调查报告撰写的基本内容。

【实训内容】

一、调查设计

1. 阅读文献。
2. 设定调查环节,拟定调查主题。
3. 根据食品卫生管理的基本内容及设定的调查环节,列出调查重点。
4. 拟定调查提纲或设计调查问卷,确定调查方法。

调查设计中要注意调查内容要有针对性,调查方法设计要科学。

二、调查实施

根据确定的调查内容和方法,实施调查过程。

三、调查报告的撰写

1. 撰写提纲

提纲内容包括背景、目标、方法、结果、结论或分析等几个部分,其中结果的描述是重点内容,又可分为调查对象基本信息、调查对象食品卫生管理的现状、存在的问题及原因分析,以及改善管理的对策建议等。

2. 撰写背景和目标

这里要描述调查的根据、目的、意义,以及为什么要做这个调查,一般情况下要对大环境(全国情况、政策等)和小环境(调查地点)等进行描述,但应避免空洞。

3. 描述调查方法

描述调查方法是为了更好地理解结果的来源,也是数据分析和获得的正确性和可靠性的根据。如调查表设计和内容,调查方法、采用的分析软件等。

4. 描述调查对象的基本情况、食品卫生管理的现状、存在的问题及原因分析。

5. 结论和建议

结论是对以上主要结果的重点描述,常常起到画龙点睛的作用,短小精悍,一目了然。建议则是对结果的分析判断,指出改善措施。

6. 全文修改和完善

主要检查全文结构是否合乎逻辑、文字是否恰当、分析是否合理、结论是否有据、建议是否可行等。

【阅读文献】

1. 周群霞,张卫兵,戴卫平,等.干紫菜加工企业食品卫生状况调查[J].中国食物与营养,2010(9):32 – 34.

2. 高建国.保德县蜜饯食品生产企业卫生状况调查[J].预防医学论坛,1010,16(4):328 – 330.

3. 徐超,许晓晖,朱惠莲.广州市越秀区超市食品卫生管理及现状调查[J].华南预防医学,2009,35(2):64 – 66.

4. 武萍,曹琨.大东区前进乡66家餐饮单位食品安全情况调查[J].中国城乡企业卫生,2011(2):9 – 10.

5. 周利剑.南通市区外送盒饭卫生状况调查[J].中国校医,2011,25(4):269 – 270.

6. 王科,钱建强,史海根.秀洲区企业食堂卫生状况调查[J].浙江预防医学,2011,23(2):55 – 56.

7. 阮先成,鲁卫宏,付华娥,等.荆门市82家学校卫生状况调查[J].中国卫生检验杂志,2010,20(12):3464 – 3465.

8. 其他相关文献。

项目五　均衡膳食宣教活动

【实训目的】

进一步理解中国居民膳食指南的内容和要点,并能将所学知识用于宣传指导他人;通过宣教活动的准备和开展进一步了解糖尿病、高血压、心血管疾病等常见"富贵病"的膳食注意点。通过宣教活动进一步理解儿童、青少年、老年人等人群的膳食营养,提高宣教能力及与人交流的能力。

【实训内容】

一、宣教对象的选择

1. 大学校园师生。
2. 社区居民。
3. 中小学生。
4. 企业职工。

二、宣教内容的确定

根据选定的宣教对象及中国居民膳食指南及各类人群的营养,确定宣教的主题及内容。

三、宣教活动的组织

通过教师指导、学生自行拟定宣教活动的组织形式,可能结合主题采用展板、讲座、宣传册、宣传页等形式开展宣教活动。要注意宣教活动的可接受性和效果。宣教活动中还可以事先准备,开展一些健康饮食调查活动。学生可以分组,以小组为单位准备不同的内容,再统筹进行活动的实施。

四、活动总结

应重视活动的总结,可以采用不同的形式,如总结报告、交流发言等,对活动的内容、组织形式、活动的收获地行总结,提出建议。

参考文献

［1］王莉.食品营养学［M］.北京:化学工业出版社,2011.

［2］田克勤.食品营养与卫生［M］.大连:东北财经大学出版社,2010.

［3］蒋云升.烹饪卫生与安全学［M］.北京:中国轻工业出版社,2010.

［4］李凤林,夏宇.食品营养与卫生学［M］.北京:中国轻工业出版社,2009.

［5］中国就业培训技术指导中心.公共营养师［M］.北京:中国劳动社会保障出版社,2009.

［6］李润国,宁莉.公共营养师［M］.北京:化学工业出版社,2009.

［7］中国营养学会.中国居民膳食指南［M］.西藏:西藏人民出版社,2008.

［8］食品卫生学编写组.食品卫生学［M］.北京:中国轻工业出版社,2008.

［9］王丽琼.食品营养与卫生［M］.北京:化学工业出版社,2008.

［10］高永清,吴小南,蔡美琴.营养与食品卫生学［M］.北京:科学出版社,2008.

［11］皱凌燕,扬子艳.营养指导［M］.北京:中国人民大学出版社,2008.

［12］葛可佑.中国营养师培训教材［M］.北京:人民卫生出版社,2007.

［13］何计国,甄润英.食品卫生学［M］.北京:中国农业大学出版社,2007.

［14］王伟.食品安全与质量管理法律教程［M］.合肥:安徽大学出版社,2007.

［15］杨洁彬,王晶,王柏琴,等.食品安全性［M］.北京:中国轻工业出版社,2007.

［16］曲径.食品卫生与安全控制学［M］.北京:化学工业出版社,2007.

［17］劳动和社会保障部教材办公室,上海市职业培训指导中心组织.营养指导师［M］.北京:中国劳动社会保障出版社,2006.

［18］张晓燕.食品卫生与质量管理［M］.北京:化学工业出版社,2006.

［19］柳启沛,郭俊生.营养指导师［M］.北京:中国劳动社会保障出版社,2006.

［20］郑建仙.功能性食品［M］.北京:中国轻工业出版社,2006.

［21］鲍曼 B A,拉塞尔 R M.现代营养学［M］.8 版.荫士安,汪之顼,译.北京:化学工业出版社,2004.

［22］王喜萍,王立群.食品营养与卫生学［M］.吉林:吉林人民出版社,2003.

［23］王尔茂.食品营养与卫生［M］.北京:高等教育出版社,2002.

［24］李世敏.应用营养学与食品卫生管理［M］.北京:中国农业出版社,2002.

［25］糜漫天.军队营养与食品卫生学［M］.北京:军事医学科学出版社,2001.

［26］陈丙卿.营养与食品卫生学［M］.4 版.北京:人民卫生出版社,2001.

［27］王光慈.食品营养学［M］.2 版.北京:中国农业出版社,2001.

［28］孙远明,余群力.食品营养学［M］.北京:中国农业大学出版社,2002.

［29］杨月欣,王光亚,潘兴昌.中国食物成分表 2002［M］.北京:北京大学医学出版社,2002.